秘传中医特效处方集

MICHUAN ZHONGYI TEXIAO CHUFANGJI

主 编

王明惠 刘从明

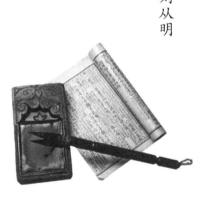

河南科学技术出版社

·郑州·

内容提要

本书精选古今中医名家配伍严谨、屡试屡验的经典名方、家传秘方、偏单验方，具体介绍处方的药物组成、制用方法、适应病症和资料来源，疗效可靠，有据可循。本书编排以病统方，分内科、儿科、妇科、骨伤科、外科、皮肤科、五官科及男科八章，条理层次清晰，查阅便捷方便，适合各级中西医临床医师、中医院校师生参阅使用，普通患者及家属可在医师指导下按病选方。

图书在版编目（CIP）数据

秘传中医特效处方集/王明惠，刘从明主编. －郑州：河南科学技术出版社，2021.8

ISBN 978-7-5725-0493-8

Ⅰ.①秘… Ⅱ.①王… ②刘… Ⅲ.①验方－汇编 Ⅳ.①R289.5

中国版本图书馆 CIP 数据核字（2021）第 120814 号

出版发行： 河南科学技术出版社

北京名医世纪文化传媒有限公司

地址：北京市丰台区万丰路 316 号万开基地 B 座 1-115 　邮编：100161

电话：010-63863186　010-63863168

策划编辑： 赵东升

文字编辑： 赵东升

责任审读： 周晓洲

责任校对： 龚利霞

封面设计： 中通世奥

版式设计： 崔刚工作室

责任印制： 苟小红

印　　刷： 河南瑞之光印刷股份有限公司

经　　销： 全国新华书店、医学书店、网店

开　　本： 720 mm×1020 mm　1/16　　**印张：** 18.50　　　**字数：** 332 千字

版　　次： 2021 年 8 月第 1 版　　2021 年 8 月第 1 次印刷

定　　价： 58.00 元

如发现印、装质量问题，影响阅读，请与出版社联系并调换

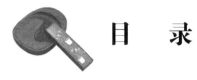

目　录

第一章　内科疾病特效处方 ………………………………………………………（1）

感冒 ……………………… （1）　　　乙型肝炎 ……………… （53）

慢性支气管炎 ………… （2）　　　肝硬化 ………………… （56）

支气管扩张 …………… （5）　　　胃下垂 ………………… （59）

支气管哮喘 …………… （7）　　　失眠 …………………… （60）

肺炎 …………………… （12）　　　面神经炎 ……………… （65）

肺结核 ………………… （15）　　　三叉神经痛 …………… （67）

肺脓疡 ………………… （16）　　　头痛 …………………… （69）

肺气肿 ………………… （20）　　　眩晕 …………………… （75）

肺源性心脏病 ………… （21）　　　癫狂 …………………… （79）

胸痹 …………………… （25）　　　糖尿病 ………………… （82）

中风 …………………… （27）　　　水肿 …………………… （87）

高血压病 ……………… （30）　　　淋证 …………………… （91）

心律失常 ……………… （32）　　　自汗、盗汗 …………… （96）

呕吐 …………………… （34）　　　肥胖病 ………………… （98）

胃痛 …………………… （39）　　　雷诺病 ………………… （100）

腹痛 …………………… （42）　　　囊虫病 ………………… （101）

腹泻 …………………… （44）　　　风湿性关节炎 ………… （102）

便秘 …………………… （47）　　　类风湿关节炎 ………… （105）

痢疾 …………………… （51）

第二章　儿科疾病特效处方 ………………………………………………………（111）

小儿肺炎 ……………… （111）　　　疳积 …………………… （117）

百日咳 ………………… （112）　　　夜啼 …………………… （119）

流行性腮腺炎 ………… （114）　　　小儿汗证 ……………… （120）

小儿夏季热 …………… （116）　　　鹅口疮及口疮 ………… （121）

厌食 …………………… （123）　　流涎 …………………… （131）

水痘 …………………… （124）　　胎黄 …………………… （132）

小儿腹泻 ……………… （126）　　小儿癫痫 ……………… （133）

小儿佝偻病 …………… （128）　　遗尿 …………………… （135）

小儿湿疹 ……………… （129）　　小儿肾疾病 …………… （137）

第三章　妇科疾病特效处方 ………………………………… （139）

月经不调 ……………… （139）　　子宫脱垂 ……………… （155）

闭经 …………………… （140）　　习惯性流产 …………… （157）

痛经 …………………… （142）　　先兆流产 ……………… （159）

崩漏 …………………… （144）　　胎位不正 ……………… （160）

盆腔炎 ………………… （145）　　妊娠咳嗽 ……………… （162）

阴道炎 ………………… （146）　　妊娠呕吐 ……………… （163）

宫颈炎 ………………… （148）　　缺乳 …………………… （164）

带下病 ………………… （150）　　回乳 …………………… （166）

不孕症 ………………… （151）　　乳腺炎 ………………… （167）

阴痒 …………………… （153）　　恶露不绝 ……………… （168）

子宫肌瘤 ……………… （154）　　产后腹痛 ……………… （169）

第四章　骨伤科疾病特效处方 ………………………………… （171）

颈椎病 ………………… （171）　　腰肌劳损 ……………… （188）

肩关节周围炎 ………… （176）　　腰椎间盘突出症 ……… （191）

肱骨外上髁炎 ………… （181）　　肋软骨炎 ……………… （194）

急性腰扭伤 …………… （182）　　坐骨神经痛 …………… （195）

肥大性脊柱炎 ………… （186）　　踝关节扭伤 …………… （197）

第五章　外科疾病特效处方 ………………………………… （199）

颈淋巴结结核 ………… （199）　　阑尾炎 ………………… （207）

烧伤 …………………… （200）　　血栓闭塞性脉管炎 …… （208）

胆石症 ………………… （202）　　痔疮 …………………… （210）

泌尿系结石 …………… （204）

第六章　皮肤科疾病特效处方 ………………………………… （213）

荨麻疹 ………………… （213）　　皮肤瘙痒症 …………… （219）

神经性皮炎 …………… （215）　　湿疹 …………………… （221）

虫咬皮炎 ……………… （224）　　体癣与股癣 ……………… （238）

寻常疣 ………………… （226）　　手足癣 ………………… （240）

扁平疣 ………………… （227）　　白癜风 ………………… （244）

传染性软疣 …………… （230）　　皮肌炎 ………………… （246）

毛囊炎 ………………… （232）　　带状疱疹 ……………… （247）

黄褐斑 ………………… （234）　　脂溢性皮炎 …………… （250）

疥疮 …………………… （236）　　银屑病 ………………… （252）

脓疱疮 ………………… （237）

第七章　五官科疾病特效处方 …………………………………… （256）

沙眼 …………………… （256）　　慢性咽炎 ……………… （266）

麦粒肿 ………………… （257）　　急性扁桃体炎 ………… （268）

天行赤眼 ……………… （259）　　白喉 …………………… （269）

耳胀、耳闭 …………… （260）　　牙痛 …………………… （271）

耳鸣、耳聋 …………… （261）　　齿衄 …………………… （272）

中耳炎 ………………… （262）　　龋齿 …………………… （273）

鼻衄 …………………… （264）　　舌疮 …………………… （275）

鼻窦炎 ………………… （265）　　口疮 …………………… （276）

第八章　男科疾病特效处方 …………………………………… （278）

阳痿 …………………… （278）　　前列腺炎 ……………… （286）

遗精 …………………… （280）　　前列腺肥大 …………… （287）

不射精 ………………… （282）　　睾丸炎 ………………… （288）

精子缺乏症 …………… （283）　　精液异常 ……………… （289）

精液不液化 …………… （285）

第一章

内科疾病特效处方

感 冒

感冒又称伤风、冒风、冒寒，是外邪侵袭人体所引起的以发热、恶寒、头痛、鼻塞、流涕、喷嚏等为主要临床表现的常见疾病。若病情较重，并在一个时期内广泛流行，症状多相类似者称为时行感冒。分别与西医学的普通型感冒和流行性感冒相类似。

姜糖苏叶饮

【处　方】　紫苏叶 30 克，生姜 30 克，红砂糖 15 克。

【制用法】　将苏叶、生姜洗净，切碎后，装茶杯中，以 200～300 毫升沸水注入，加盖浸泡 5～10 分钟，再入红糖搅匀，趁温热饮之。

【主　治】　风寒感冒见头痛、发热，伴恶心呕吐，以及哮喘者。也可以用于鱼虾中毒见上症者。

【方　源】　《本草汇言》

薄荷茶

【处　方】　薄荷 6 克，党参 8 克，生石膏 30 克，麻黄 3 克，生姜 4.5 克。

【制用法】　先将麻黄去根节，上药共研粗末，加水适量，煎取药汁，过滤去渣。1 日 1 剂，分 2 次温服。

【主　治】　感冒，头痛发热，咽喉肿痛，咳嗽不爽，且素体虚弱。

【方　源】　《太平圣惠方》

葱豉糊

【处　方】　生姜 60 克，豆豉 30 克，食盐 30 克，葱白适量。

【制用法】　将上药共捣为糊，贴脐部，用消毒纱布或净布覆盖，并用热水袋敷其上，1 日 2 次。头痛甚者，加用葱汁涂双侧太阳穴。

【主　治】　流行性感冒。

【方　源】　《针灸医学集验》

榄葱茶

【处　方】　橄榄250克,葱头、生姜各390克,紫苏叶444克。

【制用法】　将上药共研为细末,和匀,晒干,制成每包7.5克。1次1包,1日2次,开水泡服,也可加盐少许。

【主　治】　风寒感冒,且有肠胃症状者。

【方　源】　《中成药学》

川芎芥穗露

【处　方】　川芎100克,荆芥穗200克。

【制用法】　将上药共研为粗末,加水共煮,蒸馏,收集饱和芳香水1000毫升即成。每服20毫升,1日3次。

【主　治】　风寒感冒头痛明显者。

【方　源】　《中药制剂汇编》

白胡椒热汤面

【处　方】　白胡椒末、葱白各适量。

【制用法】　煮热汤面条1碗,加入葱白及胡椒面拌匀,趁热吃下,盖被而卧,汗出即愈。

【主　治】　风寒感冒。

【禁　忌】　避风。

【方　源】　《巧吃治百病》

慢性支气管炎

慢性支气管炎是指气管、支气管黏膜及其周围组织的慢性非特异性炎症,临床以咳嗽、咳痰或伴有喘息及反复发作的慢性过程为特征。属中医学"咳嗽""喘证""痰饮"等范畴。

川贝丸

【处　方】　川贝母180克,法半夏120克,生姜汁30克。

【制用法】　制药汁为丸。1日2次,每次服6克。

【主　治】　咳嗽痰多,胸脘痞闷,饮食无味。

【方　源】　《中医学大辞典》

玉兰露

【处　方】　白玉兰叶 500 克。

【制用法】　加水 1000 毫升,经两次蒸馏取回蒸馏液 250 毫升即成。每服 20 毫升,频服,10 天为 1 个疗程。

【主　治】　慢性气管炎痰多者。

【方　源】　《新医学通讯》

玄麦甘桔茶

【处　方】　玄参、麦冬、桔梗各 9 克,甘草 3 克。

【制用法】　将上药共制为细末,和匀过筛,分为 2 包;1 次 1 包,开水泡饮。

【主　治】　肺阴不足的咳嗽。

【方　源】　《疡医大全》

紫麻凤凰衣末

【处　方】　麻黄 3 克,紫菀 6 克,凤凰衣 14 枚。

【制用法】　将上 3 味焙干,共研为末。每次服 6～9 克,开水送服。

【主　治】　久咳气结。

【方　源】　《本草纲目》

茯苓粉

【处　方】　茯苓适量。

【制用法】　将上药碾为细粉。每次冲服 6～10 克,1 日 3 次。

【主　治】　痰饮咳喘,心悸,头痛,脾虚水冷之水肿,阴黄,寒湿带下及湿热阻络痿证和着痹等。

【方　源】　《实用中医营养学》

治嗽得效方

【处　方】　人参、款冬花、白矾、佛耳草、甘草各 6 克。

【制用法】　将上药锉碎作 1 服,用水 1000 毫升,生姜 3 片,枣 1 枚,乌梅半个,煎至 700 毫升。食后服。

【主　治】　诸嗽久不瘥。

【方　源】　《类方准绳》

安眠汤

【处　方】　款冬花、麦冬、乌梅肉、佛耳草各 1.2 克,橘红 1.5 克,炙甘草 0.9

克,粟壳(蜜炙)3克。

【制用法】 上为末,水600毫升,煎至500毫升,入黄蜡如枣核许煎化。临睡温服。

【主　治】 咳嗽久而不止。

【方　源】《景岳全书》

六安煎

【处　方】 陈皮4.5克,半夏6～9克,茯苓9克,甘草、杏仁(去皮尖)各3克,白芥子(老年气弱者不用)1.5～2克。

【制用法】 加生姜3～7片,水煎。食后服。

【主　治】 咳喘痰黏,不易咯出者。

【方　源】《景岳全书》

竹衣麦门冬汤

【处　方】 竹衣3克,竹茹(弹子大)1丸,竹沥、麦冬各6克,甘草、橘红各1.5克,白茯苓、桔梗各3克,杏仁(去皮尖,研末)7粒。

【制用法】 上为粗末,水900毫升,加竹叶14片,煎630毫升,入竹沥100毫升和匀服。

【主　治】 一切痨瘵,痰嗽,声哑不出。

【方　源】《景岳全书》

神术泻肺汤

【处　方】 苍术、石膏、桑皮、地骨皮、桔梗、甘草各等分。

【制用法】 水煎服。

【主　治】 湿热壅肺,咳嗽。

【方　源】《症因脉治》

导痰汤

【处　方】 半夏6克,南星、枳实(麸炒)、茯苓、橘红各3克,甘草5克。

【制用法】 水煎服。

【主　治】 痰涎壅盛,胸膈痞塞,或咳嗽恶心,饮食少思,以及肝风夹痰,呕不能食,头痛眩晕,甚或痰厥者。

【方　源】《妇人大全良方》

澄清饮

【处　方】 南星,蚌粉,知母,贝母,半夏,白矾。

【制用法】 上药等分锉散,每服 9 克,水 70 毫升,生姜 5 片,去渣,澄清。俟温徐徐吸服,食后临睡服,小儿用亦得效。

【主 治】 诸证痰嗽,服他药不效者。

【方 源】 《世医得效方》

橘苏半夏汤

【处 方】 橘红、半夏、贝母各 2.1 克,紫苏、白术、杏仁、桑白皮各 1.5 克,五味子、甘草各 0.9 克,桔梗、黄芩各 1.5 克。

【制用法】 上药作 1 服,用水 500 毫升,生姜 3 片,煎至 250 毫升。食后服。

【主 治】 小儿咳嗽,身热有痰。

【方 源】 《奇效良方》

三子养亲汤

【处 方】 紫苏子 9 克,白芥子 6 克,莱菔子 9 克。

【制用法】 上药 3 味各洗净,微炒击碎。看何证多,则以所主者为君,余次之。每剂不过 9 克。用生绢小袋盛之,煮作汤饮。代茶饮水啜用,不宜煎熬太过。若大便素实者,临时加熟蜜少许,若冬寒加生姜 3 片。

【主 治】 咳嗽喘逆,痰多胸痞,食少难消,舌苔白腻,脉滑等。

【方 源】 《韩氏医通》

路边黄儿猪心肺汤

【处 方】 路边黄儿(栽秧花根)100 克,猪心 1 个,猪肺 1 个。

【制用法】 均用鲜品,洗净切片,共煮。连猪心、猪肺、药汤服用,1 日 2 次,早晚各服 1 次。

【主 治】 本方治疗肺气肿,有减轻症状、改善呼吸困难、化痰止咳的疗效。

【禁 忌】 服药期间忌食酸冷、辛辣、油腻。

【方 源】 云南文山医院雷翠芳献方。

小百部汤

【处 方】 小百部 15～30 克。

【制用法】 药用干品,水煎服。1 日 1 剂,日服 3 次。

【主 治】 支气管炎。

【方 源】 《西双版纳傣药志》

支气管扩张

支气管扩张是由于支气管及其周围组织慢性化脓性炎症和纤维化,使支气管壁的肌肉和弹性组织破坏,导致支气管变形和持久扩张。临床主要表现为慢性咳嗽、大量脓痰和反复咯血。与中医学的"咳嗽""咯血""肺痈"等病症有类似表现。

支扩成方

【处　方】　参三七、蒲黄炭、甜杏仁、款冬花、川贝母、橘白、橘络、阿胶(烊)、党参各 15 克,海蛤粉、南天竹、百合、生白术、牡蛎各 30 克,糯米 60 克,白及 120 克。

【制用法】　上药(贝壳类如牡蛎等采用浸膏入药)研末制成散剂,或组成片剂。粉剂:1 日 15 克,分 2 次服。片剂:咯血时 1 次 15 片(含生药 5 克),1 日 3 次;未咯血时 10～15 片,1 日 1～2 次。每疗程 1 个月。发病前和发病时均可服用。

【主　治】　支气管扩张肺阴不足型。

【方　源】　张赞臣验方。

沙参黄芩汤

【处　方】　南沙参 15 克,黄芩 10 克,麦冬、茜草炭、槐花炭各 15 克。

【制用法】　水煎服。1 日 1 剂。

【主　治】　支气管扩张咯血。

【方　源】　江阴邢鹏江验方。

降气纳肾汤

【处　方】　黄芪 10 克,旱莲草、阿胶(烊化)各 30 克,沉香(后下)12 克。

【制用法】　水煎服。1 日 1 剂。

【主　治】　顽固性咯血。

【方　源】　广东江门张振波验方。

镇冲止血剂

【处　方】　代赭石(先煎)60 克,生地黄、太子参各 30 克,百合 15 克,桑白皮(吴茱萸汁炒)12 克,白及 15 克,阿胶(烊化)10 克,侧柏炭 10 克,藕节 7 枚。

【制用法】　水煎服。1 日 1 剂,日 2 服。

【主　治】　肝肾阴虚之支气管扩张咯血。

【方　源】　九江市吴崇城验方。

白桔三黄苇茎汤

【处　方】　白及粉 30 克,桑白皮 25 克,桔梗 30 克,黄芩 20 克,黄连 12 克,生大黄(后下)15 克,苇茎 60 克。

【制用法】　水煎服。1日1剂,日2服。
【主　治】　痰热内蕴型支气管扩张。
【方　源】　湖南王明义验方。

虎荞汤

【处　方】　虎杖250克,金荞麦100克,猪肺1具。
【制用法】　上方加水炖后去药渣,服汤吃肺脏,1日2～3次,每剂服3天。
【主　治】　支气管扩张咯血。
【方　源】　郫县龙会全验方。

支气管哮喘

　　支气管哮喘是在支气管高反应状态下,由变应原或其他因素引起的广泛气道狭窄的疾病,其临床特点为间歇发作,往往经治疗或自行缓解。属中医学的"哮喘"范畴。

龙胆截喘方

【处　方】　地龙20克,胆南星15克,北杏仁15克,桔梗15克,防风15克,瓜蒌15克,枇杷叶12克,川贝12克,甘草8克。寒痰者加款冬花12克,细辛10克;气喘重者加葶苈子15克,苏子15克;热痰者加连翘15克,制南星15克。
【制用法】　1日1剂,水煎1次服。
【主　治】　哮喘。
【方　源】　中西医结合杂志,1989,9(1):22

咳喘外熨散

【处　方】　白芥子40克,紫苏子40克,莱菔子40克,生姜5片,食盐250克。
【制用法】　将上药焙干,混合共研细末,炒热至50℃左右,装入薄纱布袋,扎紧袋口,在患儿背部两侧肺区及腋下来回熨烫30～40分钟,1日2～3次。1剂药可连续使用2日。每次治疗前,药末必须经过再加热。
【主　治】　小儿顽固性咳喘。
【方　源】　广西中医药,1990,13(2):6

冰醋饮

【处　方】　冰糖500克,陈醋500毫升。
【制用法】　将冰糖置入锅内,倒入陈醋加热煮沸,待糖全部溶解,候凉灌瓶备用。每次服10毫升,1日2次。

【主　治】　咳嗽,哮喘。

【方　源】　浙江中医杂志,1989,24(10):477

二黄二子汤

【处　方】　炙麻黄2克,生大黄(后下)10克,浙贝母10克,杏仁10克,葶苈子(布包)15克,橘红5克。

【制用法】　1日1剂,水煎服。

【主　治】　小儿热哮。便溏者去大黄;腹胀者加焦楂曲、莱菔子;咽红肿者加桔梗、甘草、山豆根;发热者去麻黄,加连翘、薄荷、山栀。

【方　源】　湖北中医杂志,1989,(4):21

麻片糖

【处　方】　麻黄30克,冰糖200克。

【制用法】　将麻黄、冰糖加清水1碗,在砂锅内煎数开,澄清放石板上即成片糖。每次服9克,早晚1次。

【主　治】　哮喘。

【方　源】　《常见病单方验方选》

麻杏豆腐汤

【处　方】　麻黄30克,豆腐120克,杏仁15克。

【制用法】　共煮1小时,去药渣。吃豆腐喝汤,分2次服完。

【主　治】　支气管哮喘,受凉发作。

【方　源】　《常见病单方验方选》

哮喘外敷方

【处　方】　白芥子21克,细辛21克,延胡索12克,甘遂12克。

【制用法】　上药研末,分3次外用。用时取生姜75克,捣汁调药末成糊状,摊在6块油纸上,贴在肺俞、心俞、膈俞上,用胶布固定,贴4~6小时取下,每10天贴1次,共贴3次。多在暑伏天贴用。

【主　治】　支气管哮喘、慢性支气管炎。

【方　源】　《常见病单方验方选》

七子定喘汤

【处　方】　葶苈子10克,莱菔子9克,苍耳子8克,五味子5克,蔓荆子9克,白芥子8克,紫苏子9克。

【制用法】 布包煎,每日1剂。

【主 治】 哮喘。

【方 源】 经验方。

夜露饮

【处 方】 熟地黄、麦冬、芡实各30克,山茱萸15克,贝母1.5克。

【制用法】 水煎服,10剂痊愈。

【主 治】 久喘而不愈者,口吐白沫,气带血腥,实为肺金之燥。

【方 源】 《辨证录》

天邪汤

【处 方】 柴胡3克,茯苓6克,当归3克,黄芩3克,麦冬6克,射干3克,桔梗6克,甘草、半夏各3克。

【制用法】 水煎服。

【主 治】 忽感风邪,寒入于肺经,以致一时喘急,抬肩大喘,气逆痰吐不出,人不能卧。

【方 源】 《石室秘录》

安喘至圣汤

【处 方】 人参20克,牛膝9克,熟地黄15克,山茱萸12克,枸杞子3克,麦冬15克,北五味3克,胡桃3个,生姜5片。

【制用法】 水煎服。

【主 治】 气喘而上逆。

【方 源】 《石室秘录》

贝母瓜蒌汤

【处 方】 贝母5克,瓜蒌31克,花粉、茯苓、橘红、桔梗各2.5克。

【制用法】 水煎服。

【主 治】 肺燥有痰。症见咯痰不利,咽喉干燥哽痛,上气喘促等。

【方 源】 《医学心悟》

宣白承气汤

【处 方】 生石膏15克,生大黄9克,杏仁粉6克,瓜蒌皮4.5克。

【制用法】 水5杯,煮取汁2杯,先服1杯,不效再服。

【主 治】 痰热阻肺,腑有热结。症见潮热便秘,痰涎壅滞,喘促不宁,苔黄腻或黄滑,脉右寸实大。

【方　源】《温病条辨·卷二·中焦篇》

升陷汤

【处　方】生黄芪 15 克,知母 9 克,柴胡 4.5 克,桔梗 4.5 克,升麻 3 克。

【制用法】水煎 3 次,1 天服完。

【主　治】症见气促气短,呼吸困难,脉沉迟微弱。

【方　源】《医学衷中参西录》

丹溪治喘方

【处　方】苏子、陈皮、桑白皮、生姜、茯苓、人参各 15 克,木香 6 克。

【制用法】上为粗末,水煎温服。

【主　治】水气逆上乘肺,肺浮而气不通,卧则喘。

【方　源】《丹溪手镜》

无心饮

【处　方】远志(不以多少,无心者)。

【制用法】　上为细末,每服 3 克,用绵裹同水 50 毫升,煎至 30 毫升,服之立效。

【主　治】哮喘。

【方　源】《鸡峰普济方》

平肺汤

【处　方】天冬 30 克,马兜铃、百部各 15 克。

【制用法】上药为粗末。水 100 毫升,煎至 50 毫升,去滓。每服 15 克,食后,临睡服。

【主　治】哮喘。

【方　源】《鸡峰普济方》

人参胡桃汤

【处　方】人参寸许(切片),胡桃 5 个(取肉切片),生姜 5 片。

【制用法】水煎。每日 1 剂,分 2 次温服。

【主　治】肺、肾不足所致的喘急胸满,不能睡卧。

【方　源】《济生方》

神秘汤

【处　方】　橘皮(洗)、生姜、紫苏叶、人参、桑白皮(锉炒)各15克。

【制用法】　上为粗末,以水3000毫升,煎至1000毫升,去滓温服,分3次服。

【主　治】　病人不得卧,卧则喘。

【方　源】　《御药院方》

金水六君煎

【处　方】　当归6克,熟地黄15克,陈皮4.5克,半夏6克,茯苓6克,炙甘草3克。

【制用法】　水2盅,生姜三五片,煎至七八分,食远温服。

【主　治】　肺肾不足,或年迈阴虚所致湿痰内盛,咳嗽呕恶,喘逆多痰等症。

【方　源】　《景岳全书》

参桃汤

【处　方】　人参6克,胡桃肉(去壳不去皮)2枚。

【制用法】　用生姜3片,大枣2枚,水煎,食后临卧时服。

【主　治】　肺虚发喘,少气难以布息。

【方　源】　《古今医鉴》

前胡枳壳汤

【处　方】　前胡、枳壳、赤茯苓、酒大黄、炙甘草各等分。

【制用法】　为散,每服9克,水煎温服。

【主　治】　喘嗽上气,烦渴引饮,便实溺赤。

【方　源】　《张氏医通》

神仁住喘汤

【处　方】　黑丑(头末)3克,明矾0.9克,皂角1.2克,木香0.9克,人参0.3克。

【制用法】　煎汤,莱菔汁调下,10服愈。

【主　治】　哮喘。

【方　源】　《医碥》

防风温胆汤

【处　方】　半夏、枳壳(麸炒)、茯苓各15克,橘红、防风各7.5克,炙甘草

3 克。

【制用法】 上加姜 3 片,紫苏 7 叶,水煎服。

【主　治】 哮喘属于痰饮壅盛者。

【方　源】 《诚书》

肺　炎

肺炎是一种常见的呼吸道疾病,以寒战发热、咳嗽咯痰、气促胸痛,甚则发绀为主要临床特征。引起本病的主要原因是细菌、病毒、支原体、立克次体等致病微生物的原发或继发感染。根据致病因素的不同而有多种不同的名称,如肺炎球菌肺炎、肺炎支原体肺炎、病毒性肺炎等。

寒解汤

【处　方】 生石膏 30 克,蝉蜕 6 克,知母 24 克,连翘 10 克。

【制用法】 水煎服,1 日 3 次。

【主　治】 大叶性肺炎。

【方　源】 《百治百验效方集》

前胡汤

【处　方】 前胡 12 克,桑叶 12 克,知母 12 克,麦冬 9 克,黄芩 10 克,金银花 12 克,杏仁 6 克。

【制用法】 水煎服,1 日 3 次,饭后服。

【主　治】 大叶性肺炎,症见痰黄,难以咯出,舌苔黄而胸膺痛。

【方　源】 《百治百验效方集》

润燥养阴汤

【处　方】 南沙参、北沙参各 15 克,天冬 12 克,知母 12 克,玄参 12 克,生地黄 15 克,枸杞子 10 克,百部 24 克,甘草 6 克。

【制用法】 水煎服,每日 2 次,早晚各 1 次。

【主　治】 大叶性肺炎中期。

【方　源】 《百治百验效方集》

抗菌汤

【处　方】 金银花 15 克,紫花地丁 15 克,野菊花 10 克,蒲公英 15 克,大青叶 10 克,金钱草 10 克,连翘 20 克,栀子 10 克。

【制用法】 水煎服。

【主　治】　大叶性肺炎、支气管肺炎。

【方　源】　黑龙江省哈尔滨市医学院附属医院于长义方。

清热解毒汤

【处　方】　生石膏45克,炙甘草9克,荆芥穗12克,黄芩10克,杏仁10克,连翘10克,蒲公英20克,芦根15克。

【制用法】　每剂加水煎成400毫升药液。每日200毫升分2～3次服。

【主　治】　肺热咳嗽发热。

【方　源】　中西医结合杂志,1985,5(9):537

加味止嗽散

【处　方】　荆芥、桔梗、甘草、白前、百部、蜜紫菀、陈皮、仙鹤草、芋环干、蝉蜕。

【制用法】　水煎服。1日1剂。

【主　治】　过敏性肺炎。症见咳嗽,夜间尤甚,无或痰黏难咯,喉痒气促或咳喘胸闷。初期有发热者加连翘、枯芩、鱼腥草;气促或喘者加麻黄、杏仁;痰黏难咯者加茯苓、法夏、贝母。另加牛黄解毒片。1日2次,每次2片。

【方　源】　福州陈以君验方。

清金泻肺汤

【处　方】　鱼腥草30克,百部12克,蒲公英20克,瓜蒌15克,炒杏仁、黄芩、茜草各12克,桔梗9克,甘草6克。

【制用法】　水煎服。1日1剂。

【主　治】　痰热证。若属肺气肿、肺源性心脏病有炎症感染,兼喘满、下肢肿胀者加川椒目、葶苈子、防己、大黄。

【方　源】　河南崔玉衡老中医验方。

银麻汤

【处　方】　金银花、连翘各9克,鲜芦根30克,杏仁、桃仁各9克,桔梗4.5克,生麻黄、冬瓜子各12克,淡豆豉9克,生薏仁12克,生石膏30克,竹叶9克,生甘草4.5克。

【制用法】　水煎服。1日1剂,1日2服。

【主　治】　风热犯肺之大叶性肺炎。

【方　源】　上海中医学院张鸿祥验方。

养阴清肺汤

【处　方】　北沙参12克,元参15克,麻黄6克,生石膏30克,枇杷叶10克,杏仁 10 克,百部 12 克,紫菀 12 克,玄参 10 克,陈皮 12 克,黄芩 12 克,地骨皮 15 克,瓜蒌皮 15 克。

【制用法】 水煎服。1 日 1 剂,1 日 2 服。

【主　治】 大叶性肺炎。

【方　源】 中国中医科学院西苑医院郭士魁验方。

清肺解毒汤

【处　方】 板蓝根、大青叶、鱼腥草、白花蛇舌草、银花、山海螺各 15 克,蒸百部、炙僵蚕、玄参各 8 克,甘草 3 克。

【制用法】 水煎服,每日 1 剂,日 2 服。

【主　治】 痰热壅肺之大叶性肺炎。

【方　源】 南通朱良春验方。

清肺化痰汤

【处　方】 银花 20 克,连翘 20 克,鱼腥草(后下)20 克,炒黄芩 15 克,黄连 10 克,炙麻黄 9 克,杏仁 10 克,生甘草 9 克,生石膏 30 克,知母、贝母各 10 克,桔梗 10 克。

【制用法】 水煎服。1 日 1 剂,1 日 2 服。

【主　治】 热痰壅肺之大叶性肺炎。

【方　源】 解放军总医院陈树森验方。

漓痰汤

【处　方】 瓜蒌 10 克,柴胡 10 克,沙参 10 克,葶苈子 5 克,前胡 5 克,黄芩 10 克。

【制用法】 水煎服。1 日 1 剂,1 日 2 服。

【主　治】 热痰型迁延性肺炎。

【方　源】 长春中医学院李宏伟验方。

咳喘灵

【处　方】 鱼腥草 30 克(鲜品 100 克),广地龙、炒苏子、炒葶苈子(布包)、杏仁各 12 克,蜜炙麻黄 10 克,五味子、甘草各 6 克(成人量)。

【制用法】 水煎服。1 日 1 剂。

【主　治】 各型咳喘,如肺炎、急性支气管炎、支管哮喘。肺热咳嗽加石膏 50 克,麦冬、银花各 15 克,前胡 12 克;胸痛痰稠加薏苡仁、冬瓜仁各 30 克,瓜蒌仁、川贝各 10 克;便秘加大黄 10 克(泡服,便通即止);肺寒加半夏 12 克,细辛 6 克,射干

15 克。小儿肺炎抽搐,加天竺黄、僵蚕各 10 克,全蝎 3 克,竹沥 5 毫升。

【方　源】　泸县龚其恕祖传方。

肺 结 核

肺结核是由结核杆菌引起的一种慢性肺部感染性疾病。常见的全身症状有周身不适,精神萎靡,易倦乏力,烦躁,心悸,食欲减退,体重减轻,盗汗,不规则低热,两颧潮红,妇女月经不调等。本病属中医学"痨瘵"范畴,亦称"肺痨"。

抗痨丸

【处　方】　百部 500 克,白及 500 克,天冬 500 克,百合 500 克,大贝母 500克,牡蛎 250 克,胆南星 250 克。

【制用法】　共为细面,每 500 克药面加卤碱粉 100 克,炼蜜为丸,每丸重 9 克。每服 1 丸,1 日服 2 次,2～3 个月,为 1 个疗程。

【主　治】　肺结核。

【方　源】　《常见病单方验方选》

茜茅方

【处　方】　白茅根 10 克,茜草根 10 克,大黄 6 克,侧柏叶 6 克。

【制用法】　各药烧灰,研极细末,用纸包好放地上,过 1 夜,去火毒。用时将白藕捣汁或用萝卜捣汁调服 15 克。

【主　治】　肺结核咯血。

【方　源】　《简易中医疗法》

复方夏枯草汤

【处　方】　夏枯草 30 克,青蒿 3 克,鳖甲 1.5 克。

【制用法】　水煎服,1 日 1 剂。

【主　治】　肺结核。

【方　源】　《常见病单方验方选》

清金宁血饮

【处　方】　牡丹皮、栀子、当归、生地黄、川芎、生白芍、桑白皮、侧柏叶、牛膝各等量。

【制用法】　水煎服,1 日 1 剂。

【主　治】　浸润型肺结核咯血。

【方　源】　江苏中医,1989,10(7):29

噙化丸

【处　方】　玉露霜、柿霜、川贝母(去心)、百合各60克,白茯苓、海石(淘净)各30克,甘草15克,秋石9克。

【制用法】　入薄荷细末9克,白硼砂少许,炼蜜为丸,如龙眼大。每噙化1丸。

【主　治】　劳嗽。

【方　源】　《程氏简易方论》

本事鳖甲丸

【处　方】　五味子600克,鳖甲、地骨皮各900克。

【制用法】　上药为末,蜜丸,梧子大。空腹食前盐汤送12克,妇人醋汤送下。

【主　治】　虚痨咳嗽,耳鸣眼花。

【方　源】　《医宗必读》

黄芪鳖甲丸

【处　方】　知母15克,黄芪(蜜炙)30克,鳖甲(炙)30克,天冬(去心)30克,桑皮30克,地骨皮18克,黄芩30克,白芍(炒)15克,生地黄21克,秦艽20克,半夏21克,桔梗6.6克,茯苓21克,紫菀21克,玄参30克,甘草15克,柴胡20克。

【制用法】　上药为末,蜜为丸。每服9克,米汤送下。

【主　治】　咯血成痨。

【方　源】　《程氏简易方论》

二母散

【处　方】　知母(去皮,盐酒炒)、贝母(去心,糯米炒)各等分。

【制用法】　上药为末,舌舐频服。

【主　治】　肺痨有热,干咳气喘,不能服温补者。

【方　源】　《程氏简易方论》

芩部丹

【处　方】　黄芩10克,丹参10克,百部18克。

【制用法】　水煎服。

【主　治】　肺痨兼夹瘀血,潮热、咳嗽,胸痛如刺,或胸中肌肤甲错。

【方　源】　经验方。

肺 脓 疡

肺脓疡是由多种病原菌所引起的肺组织化脓性病变。早期为化脓性肺炎,继而形成脓肿。本病起病急骤,以高热、咳嗽和咳吐大量脓臭痰为主要症状。体温可高达39~40℃,常伴有出汗、畏寒、胸痛、气急,其他还有精神萎靡,周身无力,饮食减退。有时痰中带血或中等量咯血。1周左右脓肿自行破溃,痰量骤增,往往每日可咳出300~500毫升脓性臭痰。本病属中医学"肺痈"范畴。

李鸣皋验方

【处　方】　苇茎、冬瓜仁、薏苡仁各20克,桃仁9克,贝母、鱼腥草各15克,黄芩10克。

【制用法】　水煎服。

【主　治】　肺痈,咳嗽,发热胸痛者。

【方　源】　《全国名老中医验方选集》

张一士验方

【处　方】　苇根15克,生石膏12克,知母9克,甘草4.5克,金银花15克,全瓜蒌9克,牛蒡子9克,黄芩9克。

【制用法】　水煎服。

【主　治】　肺痈(肺脓疡),热壅于肺,蕴毒化脓型。

【方　源】　《全国名老中医验方选集》

张濂卿验方

【处　方】　苇茎50克,柴胡15克,黄芩15克,川贝15克,瓜蒌皮15克,款冬花15克,连翘15克,青蒿15克,杏仁15克,苏子15克,白芥子15克。

【制用法】　水煎服。

【主　治】　包裹性脓胸、饮证,热邪与痰水互结者。

【方　源】　《全国名老中医验方选集》

清热解毒汤

【处　方】　金银花30克,蒲公英30克,芦根30克,败酱草30克,紫花地丁30克,薏苡仁30克,鱼腥草30克,桔梗20克,知母15克,连翘15克,桃仁10克,甘草6克。

【制用法】　水煎服。

【主　治】　急性肺脓肿。有发热、畏寒表证者加荆芥10克、牛蒡子10克;热毒炽盛,体温高达39℃以上者加生石膏(先煎)30克,黄芩15克,栀子10克;胸胁疼痛者加乳香10克,没药10克,合欢皮15克;咯血、痰中带血者加三七粉(冲服)30克,白及10克,血余炭10克,藕节炭10克;气虚汗多者加黄芪30克,麻黄根20

克,党参 15 克。

【方　　源】　山东赵永兴方。

肺痈方

【处　　方】　麻黄 5 克,鹿角胶(烊化,分冲)10 克,炮姜、肉桂各 6 克,白芥子、桔梗、贝母各 10 克,熟地黄 25 克,瓜蒌仁、鱼腥草各 20 克,炙甘草 5 克。

【制用法】　水煎服。1 日 1 剂,1 日 2 服。

【主　　治】　寒痰型肺痈。

【方　　源】　江苏省涟水丁学成验方。

加味桔梗白散

【处　　方】　桔梗 15 克,川贝母 10 克,巴豆(去皮,研细,压去油成霜,分成 2 包,以温开水调服)1.5 克,甘草 10 克,桃仁、薏苡仁各 12 克,冬瓜子 12 克,败酱草 12 克。

【制用法】　水煎服。1 日 1 剂,1 日 2 服。

【主　　治】　痰热壅肺之肺脓疡。

【方　　源】　江苏省泰兴张连波验方。

芪黄汤

【处　　方】　生黄芪 15 克,鱼腥草 30 克,赤芍 9 克,牡丹皮 6 克,桔梗 6 克,瓜蒌 9 克,生大黄(后下)9 克。

【制用法】　水煎服。1 日 1 剂,1 日 2 服。

【主　　治】　热毒壅肺之肺脓疡。

【方　　源】　江苏省李汉俊验方。

加味苇茎汤

【处　　方】　芦根 60 克,冬瓜仁 30 克,薏苡仁 12 克,桃仁 12 克,银花 9 克,连翘 9 克,蒲公英 30 克,鱼腥草 15 克,野荞麦根 30 克。

【制用法】　水煎服。1 日 1 剂,1 日 2 服。

【主　　治】　肺脓疡。

【方　　源】　上海顾文华验方。

肺痈唾脓血方

【处　　方】·生地黄(切)6 克,石膏 24 克,淡竹茹 3 克,杏仁 12 克,羚羊角 9 克,芒硝 9 克,赤蜜 30 克,麻黄(去节)15 克,升麻 9 克。

【制用法】 以水 420 毫升,煮取 120 毫升,去渣,下蜜后 2 沸,分 3 次服。

【主 治】 肺热,喘息,短气,如唾脓血。

【方 源】《备急千金要方》

泻肺汤

【处 方】 桑白皮(锉烧)、甜葶苈(隔纸焙)各 30 克。

【制用法】 上 2 味为粗末,每服 9 克。水 120 毫升,煎至 80 毫升,去渣,食后温服,以利为度。

【主 治】 肺痈喘急,坐卧不安。

【方 源】《儒门事亲》

桔梗杏仁煎

【处 方】 桔梗、杏仁、甘草各 3 克,阿胶、金银花、麦冬、百合、夏枯草、连翘各 6 克,贝母、红藤各 9 克,枳壳 4.5 克。

【制用法】 水煎,食后服。

【主 治】 肺痈病久,兼有阴虚证候,症见口干咽燥,低热盗汗,咯吐脓血。

【方 源】《景岳全书》

肺痈吐脓方

【处 方】 桔梗(炒)30 克,甘草(炙)15 克。

【制用法】 每服 30 克,水 750 毫升,煎至 600 毫升。空腹服,吐尽脓为效,后用黄芪散。

【主 治】 肺痈吐脓。

【方 源】《明医指掌》

清金解毒汤

【处 方】 元参、麦冬各 27 克,生甘草 9 克,金银花 30 克,当归 21 克。

【制用法】 水煎服。

【主 治】 肺经生痈疡。

【方 源】《石室秘录》

河车桔梗汤

【处 方】 桔梗 50 克,甘草 50 克,草河车 50 克,红曲 50 克。

【制用法】 以上 4 味,分别挑选。粉碎成细粉,过筛,混匀,即得。1 日 3～4 次,1 次 2～4 克。用水 50～100 毫升,煎 30 分钟,等凉服。

【主　治】　肺热,咳嗽,多痰,胸背刺痛等肺热疾病。

【方　源】　《医学四续》

肺气肿

肺气肿是指终末细支气管远端的气腔弹性减退、过度膨胀、充气和肺容积增大。与中医学"咳喘""痰饮""肺胀"等病证类似。

益肺清热汤

【处　方】　花粉9克,麦冬9克,川贝粉(冲服)9克,百合12克,山药12克,地骨皮9克,桑白皮9克,瓜蒌21克,苇茎9克,冬瓜仁12克,薏苡仁9克,甘草3克。

【制用法】　水煎服。

【主　治】　肺气肿、气胸。

【方　源】　民间验方。

三冬汤

【处　方】　冬瓜仁15克,苏子9克,前胡9克,桑白皮9克,紫菀9克,天冬9克,麦冬9克,花粉9克,玄参9克,竹茹15克,杏仁9克,知母9克,甘草3克。

【制用法】　水煎服。

【主　治】　支气管炎、肺气肿。证属阴虚燥热,痰气上逆者宜。

【方　源】　经验方。

补肺丸

【处　方】　黄芪、党参各200克,白术150克,防风30克,蛤蚧5对。

【制用法】　水煎服。1日1剂,1日2服。

【主　治】　肺肾不足之肺气肿。

【方　源】　广西齐幼龄验方。

定喘化痰汤

【处　方】　山药30克,芡实12克,白果、白术各9克,茯苓12克,甘草9克,黄芪15克,苏子、牛蒡子、莱菔子各12克。

【制用法】　水煎服。1日1剂,1日2服。

【主　治】　脾虚痰湿之肺气肿。

【方　源】　辽宁高铎验方。

理气冲剂

【处　方】　黄芩、丹参各30克,前胡、郁金、枳壳、瓜蒌各15克。

【制用法】 制成冲剂服。1日1剂,分3次服。

【主　治】 慢性支气管炎、肺气肿、肺部感染,并有多器官功能损害的急性发作期。

【方　源】 黑龙江苗林等验方。

纳气定喘汤

【处　方】 紫河车9克,仙灵脾、紫石英各15克,沉香14克,潞党参、生白术各10克,茯苓12克,炙甘草6克,法半夏9克,陈皮6克,炒白芥子、炒莱菔子、炒苏子各9克。

【制用法】 煎服,1日1剂。

【主　治】 慢性支气管炎并发阻塞性肺气肿。症见咳嗽气促,动则尤甚,呼多纳少,痰稀难咯等。

【方　源】 季汉源验方。

化痰清肺汤

【处　方】 陈皮、杏仁、茯苓、甘草各10克,丹参、黄芩各15克,鱼腥草30克,清半夏、桔梗各12克,生姜3片,大枣5枚。

【制用法】 水煎服。

【主　治】 肺气肿合并感染,痰热壅肺型。

【方　源】 河南省南阳市张国敏验方。

加味升陷汤

【处　方】 生黄芪25克,党参20克,白术、柴胡、升麻、肉豆蔻、莪术、赤芍各10克,桔梗、川芎、肉桂各6克,补骨脂、制附子各15克,干姜5克。

【制用法】 水煎服。1日1剂,日服2次。

【主　治】 肺胀。

【方　源】 江苏省泰州市徐生生验方。

肺源性心脏病

慢性肺源性心脏病是由于肺、胸廓或肺动脉慢性病变所致的心脏病。简称肺心病。主要由慢性支气管炎发展而形成,支气管哮喘、支气管扩张、重症肺结核、尘肺等,以及胸廓运动障碍性疾病和肺血管疾病也可引起本病;本病常在冬春季急性发作,发作时表现为气急、心悸、呼吸困难、唇甲发绀、颈静脉怒张、下肢水肿等。与中医学的"痰饮""喘证""水肿"类似。

宽胸理肺汤

【处　方】　法半夏、茯苓各 15 克,全瓜蒌 30 克,薤白、杏仁、陈皮、桃仁、地龙各 12 克,麻黄 9 克,甘草 6 克。

【制用法】　1 日 1 剂,1 天 4 次,每次 250 毫升,7 天为 1 个疗程,一般 1～3 个疗程。

【主　治】　慢性肺源性心脏病。外感偏寒者用生麻黄,偏热者加生石膏,水肿者加制附片、白芍、白术、生姜。

【方　源】　湖北省方邦江验方。

麻黄细辛附子汤

【处　方】　麻黄 6 克,细辛 6 克,附子 9 克。

【制用法】　水煎服。1 日 1 剂。

【主　治】　肺源性心脏病心功能不全。形寒怕冷者加桂枝、干姜;喘促不得卧者,加紫石英、鹅管石、射干;水肿明显者,加凤尾草、车前草;白沫痰多者,加苏子、白芥子;发热者,加生石膏、黄芩;汗出、口干、舌绛者,加南沙参、北沙参、麦冬、五味子。

【方　源】　上海市董福轮验方。

肺心汤

【处　方】　熟附子、黄芪、茯苓、地龙、葶苈子、桑白皮、陈胆星、款冬花、川芎、当归各 10 克。

【制用法】　1 日 1 剂,水煎。熟附子先煎 20～30 分钟,以减其毒性。分 2 次服用。

【主　治】　肺源性心脏病。

【方　源】　江苏省涟水唐开武验方。

加味大柴胡汤

【处　方】　柴胡、黄芩各 15 克,生大黄(后下)、枳实、芒硝、法半夏、白芍、生姜、大枣、红参、葶苈子(布包)各 10 克。

【制用法】　1 日 1 剂,水煎取汁 300 毫升,分 2 次服,1 个月为 1 个疗程。

【主　治】　慢性肺心病。

【方　源】　湖南省朱戊蒿验方。

健脾活血汤

【处　方】　鸡血藤、茯苓、猪苓、泽泻、木通、车前草各 30 克,红花、生姜、桂心各 9 克,赤芍、丹参各 15 克,郁金 18 克,附片 24 克,白术 12 克。

【制用法】 水煎。1 日 1 剂,分 2 次服。

【主　治】 肺源性心脏病,心力衰竭。

【方　源】 中西医结合杂志,1984(10)

补气化痰汤

【处　方】 党参、车前子、炒丹参各 15 克,麦冬、炙桑皮、瓜蒌皮、冬瓜仁各 12 克,葶苈子、五味子、川贝母、沉香各 9 克。

【制用法】 水煎。1 日 1 剂。

【主　治】 肺源性心脏病肺虚夹痰夹热。

【方　源】 肖俊逸名老中医验方。

健脾宁心汤

【处　方】 西洋参、远志、甘草各 6 克,麦冬、天冬、知母、杏仁、茯苓各 9 克,蒲公英 20 克,黄精、瓜蒌皮各 12 克。

【制用法】 水煎。1 日 1 剂。

【主　治】 肺源性心脏病(右心衰竭并感染)。

【方　源】 赵金铎验方。

活血通肺汤

【处　方】 丹参、川芎、赤芍、当归各 15 克,红花 10 克,全蝎 4 克,桂枝 9 克,地龙 15 克,郁金 12 克,瓜蒌 12 克,枳壳 15 克,炙甘草 9 克。

【制用法】 水煎服。1 日 1 剂。

【主　治】 慢性肺源性心脏病。咳痰黄稠者加鱼腥草 30 克,银花 15 克;体温高加生石膏 30 克,黄芩 10 克,知母 20 克;大便秘结者加大黄 10 克,玄参 15 克;心悸、畏寒、水肿、尿少者加温阳利水之品,如附子 10 克,茯苓 30 克,车前子 15 克;痰迷心窍,神昏、嗜睡者加石菖蒲 15 克,远志 10 克。

【方　源】 雁北全斌验方。

宣肺通降汤

【处　方】 桔梗 10 克,荆芥 9 克,前胡 15 克,桑白皮 10 克,瓜蒌仁 12 克,葶苈子 30 克,款冬花 12 克,炙杷叶 10 克,贝母 12 克,橘红 9 克,沉香 6 克。

【制用法】 水煎服。1 日 1 剂。

【主　治】 肺源性心脏病急性发作期。发热或热象明显者,加银花、黄芩、知母;痰多黏稠,胸脘痞闷者,去荆芥、杷叶,加竹沥、茯苓、半夏、黄芩;腹胀满,尿少,水肿者,去枇杷叶、桔梗,加车前子、泽泻、大腹皮;喘甚,胁痛,有胸腔积液者去枇杷叶、荆芥、瓜蒌仁、桔梗,加车前子、泽泻,桑白皮加至 30 克,便干、腹胀者,加炒莱菔子、熟大黄;咳唾脓痰或痰黄黏稠者,去荆芥、枇杷叶,加薏苡仁、冬瓜仁、黄芩、知母;唇甲发绀,舌淡紫,紫绛或红绛者,去荆芥、枇杷叶,加地龙、赤芍、桃仁、丹参;口燥咽干,舌红或绛,少苔,肺阴虚甚者,去荆芥、枇杷叶、桔梗,加麦冬、沙参、知母、百合;伴发肺性脑病或有神志改变者,去荆芥、枇杷叶、桔梗,加石菖蒲、郁金、胆南星、天竺黄、地黄、全虫、羚羊粉。

【方　源】　天津李津峰验方。

加减血府逐瘀汤

【处　方】　桃仁 15 克,红花 10 克,当归、桔梗、枳实、赤芍、白芍各 15 克,川芎、柴胡、附子各 10 克,茯苓 20 克,白术 15 克,生姜 3 片。

【制用法】　水煎服。1 日 1 剂。

【主　治】　慢性肺源性心脏病,心功能不全。

【方　源】　辽源贾凤兰验方。

散寒宣肺饮

【处　方】　麻黄、桂枝、干姜、半夏、杏仁各 10 克,细辛 2.5 克,五味子 5 克,苏子、葶苈子各 15 克,茯苓 20 克。

【制用法】　水煎服。1 日 1 剂,1 日服 2 次。

【主　治】　寒痰壅肺之肺源性心脏病。

【方　源】　谭天福验方。

益肺固肾汤

【处　方】　肉桂、人参、杏仁、米壳、木香、五味子各 10 克,熟地黄、山茱萸、补骨脂、蛤蚧、桔梗、当归各 20 克。

【制用法】　水煎服。1 日 1 剂,1 日 2 服。

【主　治】　肺肾两虚之肺源性心脏病。

【方　源】　谭天福验方。

扶正冲剂

【处　方】　党参 15 克,薏苡仁 30 克,枸杞子 12 克,白术 10 克,山药 12 克,茯苓 12 克,法半夏 10 克,橘红 12 克,杏仁 10 克,五味子 5 克,甘草 6 克。

【制用法】　水煎服。1 日 1 剂,1 日 2 服。

【主　治】　脾肾两虚,痰湿犯肺之肺源性心脏病。

【方　源】　叶明波验方。

益气强心汤

【处　方】　黄芪 30 克,党参 20 克,肉桂 10 克,红花 6 克,紫丹参 30 克,泽兰、泽泻各 15 克,益母草 20 克,葶苈子(包)、桑白皮各 15 克。

【制用法】　水煎服。1 日 1 剂,1 日服 2 次。

【主　治】　慢性肺心病。

【方　源】　淮阴汪再舫经验方。

胸　痹

胸痹是指胸膺部闷痛,或以胸痛彻背、短气喘息不得卧为主症的一种疾病。本病轻者仅感胸闷如室,呼吸欠畅;重者可有胸痛,甚者心痛彻背,背痛彻心。西医学的心肌梗死、冠心病心绞痛等病均属本病范畴。

冠心通痹汤

【处　方】　全瓜蒌 30 克,桂枝 18 克,炙甘草 10 克,枳壳 10 克,川厚朴 10 克,熟附块 10 克,川贝母、象贝母各 6 克,法半夏 10 克,党参 18 克,生牡蛎 30 克。

【制用法】　水煎服,1 日 1 剂。

【主　治】　胸痹。症见心悸,胸闷,胸痛,少气懒言,苔腻,脉弦。

【方　源】　中国中医药报,第 3 版,1990 年 11 月 19 日。

枸杞膏

【处　方】　枸杞子 45 克,炒赤小豆 90 克,炒酸枣仁 30 克,槐花 24 克,当归 30 克,丹参 9 克,人参 9 克,红糖 125 克。

【制用法】　将上药制成内服膏滋补药 1 日 2 次,每次 2 汤匙,温水送服。

【主　治】　胸痹、心悸、胸闷、胸痛。

【方　源】　《全国中药成药处方集》

朱砂蛋黄油

【处　方】　鸡蛋 25 枚,朱砂 3 克,珍珠粉 3 克。

【制用法】　将鸡蛋煮熟,取出蛋黄,放锅内文火炒,黑烟为度,然后放在双层纱布里榨取蛋黄油。榨后再炒,至第 3 次为止。再将朱砂、珍珠粉加入蛋黄油内搅匀。每次服 1 剂,连服 10 剂。

【主　治】　冠状动脉粥样硬化性心脏病。

【方　源】　《偏方治大病》

愈梗通瘀汤

【处　方】　生晒参 10～15 克,生黄芪 15 克,紫丹参 15 克,全当归 10 克,延胡索 10 克,川芎 10 克,广藿香 12 克,佩兰 10 克,陈皮 10 克,半夏 10 克,生大黄 6～10 克。

【制用法】　水煎服,1 日 1 剂。也可制成丸剂,康复期应用,1 日 3 次,1 次 3 克。

【主　治】　急性心肌梗死。

【方　源】　中国中医科学院西苑医院陈可冀方。

三参菊花饮

【处　方】　丹参、党参、三七参、菊花各适量。

【制用法】　以沸水泡 10 分钟饮用。1 日 1 剂,疗程视病情而定。

【主　治】　冠状动脉粥样硬化性心脏病、心肌炎、肺源性心脏病等。

【方　源】　《急难重症新方解》

桂心三物汤

【处　方】　桂心 60 克,胶饴 250 克,生姜 60 克。

【制用法】　上药切,以水 240 毫升,煮 2 味,取 180 毫升,去渣,入饴,分 3 次服。

【主　治】　心下痞,诸逆悬痛。

【禁　忌】　忌生葱。

【方　源】　《备急千金要方》

泄胸中喘气方

【处　方】　桃皮、芫花各 30 克。

【制用法】　以水 2400 毫升,煮取 600 毫升,去渣,以旧布手巾纳汁中:敷胸温四肢,有盈数日即歇。

【主　治】　胸中肺热闷不止,喘急惊悸,客热来去欲死。

【方　源】　《备急千金要方》

疗膈汤

【处　方】　瓜丁 28 枚,赤小豆 20 枚,人参 0.3 克,甘草 0.3 克。

【制用法】　捣为散,酒服 3 克,1 日服 2 次。

【主　治】　心上结痰实,寒冷心闷。

栀子汤

【处　方】　栀子60克,炮附子30克。

【制用法】　每服9克,水80毫升,薤白3寸,同煎至40毫升,温服。

【主　治】　胸痹彻痛。

【方　源】《苏沈内翰良方》

橘皮枳实生姜汤

【处　方】　橘皮9克,枳实9克,生姜9克。

【制用法】　以水1000毫升,煮取400毫升,分温再服。

【主　治】　胸痹兼胃证。症见胸中气塞,短气,呕吐,脘闷,食少,腹满等。

【方　源】《金匮要略》

中　风

中风又称"脑卒中",是由脑部的动脉血管破裂或堵塞所致。一般分为出血性和缺血性两大类。出血性发病急,病情危重;缺血性中风发病缓慢,神志一般清楚,多遗留偏瘫。

急救稀涎散

【处　方】　皂荚30克,白矾30克。

【制用法】　上药制成散剂,取细末1.5～3克,用温水调服灌下。

【主　治】　中风闭证,气粗,痰涎壅盛咽喉不能言语,脉实有力。

【方　源】《圣济总录》

五虫四藤汤

【处　方】　蜈蚣3条,虻虫6克,乌梢蛇、地鳖虫各9克,地龙15克,忍冬藤、钩藤各15克,鸡血藤25克,络石藤20克。

【制用法】　水煎服,1日1剂。

【主　治】　脑血管意外所致偏瘫。

【方　源】《急难重症新方解》

皂角地龙糊剂

【处　方】　皂角15克,地龙15克,胆南星15克,五味子10克,陈醋适量。

【制用法】　先将前4味共研极细末,瓶贮勿泄气。用时取药粉适量,用淡陈醋少许调成厚糊状,然后涂敷在健侧面部,外以消毒纱布覆盖,待恢复正常,以温水洗之。

【主　治】　中风口眼㖞斜。

【方　源】　《中草药外治验方选》

黄芪猪肉羹

【处　方】　黄芪 30 克,大枣 10 枚,当归 10 克,枸杞子 10 克,猪瘦肉 100 克,精盐少许。

【制用法】　将猪肉洗净切成薄片,与黄芪、大枣、当归、枸杞子一并入锅,加水适量炖汤,肉将熟时加少许精盐调味。

【主　治】　中风后遗症,手足麻木,半身不遂。

【方　源】　《补药和补品》

天虫地龙散

【处　方】　炒广地龙 300 克,炒蜈蚣 5 条,白芷 150 克,僵蚕 90 克。

【制用法】　将上药研成细粉,混匀即可,1 日 3 次日服,1 次 6～8 克。

【主　治】　脑梗死后遗症,肢体瘫痪,手足麻木,语言障碍。

【方　源】　《偏方妙用》

大豆紫汤

【处　方】　独活 45 克,大豆 40 毫升,酒 250 毫升。

【制用法】　上先以酒浸独活,煎一二沸,另炒大豆极焦,烟出,急投酒中,密封,候冷,去豆,每服 8～15 毫升,得少汗则愈,1 日数服。

【主　治】　中风头眩,恶风,自汗,吐冷水,及产后百病,或中风痱疭,背强,口噤,直视,烦热。如妊娠折伤,胎死腹中,服此得愈。

【方　源】　《鸡峰普济方》

竹沥汤

【处　方】　威灵仙、附子(炮)、苦梗、蔓荆子、防风、枳壳(去穰,麸炒)、川芎、当归各等分。

【制用法】　上为粗末,每服 12 克;水 250 毫升,竹沥 250 毫升,姜 3 片,煎至320 毫升,温服,1 日 4 服。忌茶。

【主　治】　中风入肝脾,终年四肢不遂,舌强语謇。

【方　源】　《妇人大全良方》

排风汤

【处　方】　白鲜皮、白术、白芍、桂心、川芎、当归、防风、杏仁(去皮尖;麸炒)、甘草各 60 克,白茯苓、麻黄(去节)、独活各 90 克。

【制用法】　上为粗末,每服 10 克,水 300 毫升,生姜 4 片,煎成 250 毫升,去滓温服。

【主　治】　男子、妇人风寒湿冷,邪气入脏,狂言妄语、精神错乱等。

【方　源】　《妇人大全良方》

涤痰汤

【处　方】　半夏(姜制)、胆星各 7.5 克,橘红、枳实、茯苓各 6 克,人参、菖蒲各 3 克,竹茹 2 克,甘草 2 克。

【制用法】　加姜、枣,水煎服。

【主　治】　中风痰迷心窍,舌强不能言。

【方　源】　《济生方》

瘫痪秘方 2 号

【处　方】　蛤蚧 1 对,麻黄 120 克,川乌 60 克,草乌 60 克,透骨草 120 克,艾 1 把,川椒 120 克,白花蛇 12 克,防风 120 克,紫花地丁 80 克,大盐 120 克,槐枝 1 条。

【制用法】　上方用水 2 桶煎。用大锅半埋在地,待水温时,坐上洗。再用水 2 桶煎渣,候冷时,再入热水,或 1 日,或 1 夜,临出时,用水洗患肢数次,再用芥末贴患处,纸绢裹。热炕上睡,汗出尽为度。忌早起、饮食就卧。

【主　治】　瘫痪。

【方　源】　《寿世保元》

摄生饮

【处　方】　苍术(生)3 克,南木香 4.5 克,天南星(湿纸煨)4.5 克,半夏(汤泡) 4.5 克,辽细辛 3 克,甘草(生)3 克。

【制用法】　上药为末,生姜 7 片,水煎温服。初作即用此。

【主　治】　一切卒中,不论中风、中寒、中暑、中湿及痰厥气厥之类,不省人事者。

【方　源】　《古今医鉴》

三化汤

【处　方】　厚朴(姜汁炒)、羌活、大黄、枳实各等分。

【制用法】 上药为末,姜3片,水1000毫升,煎至500毫升,温服。以利为度,不利再服。

【主　治】 中风外有六经之形证。先以加减续命汤随证治之;内有便溺之阻隔,复以此药导下。

【方　源】 《古今医鉴》

祛风除湿汤

【处　方】 当归(酒洗)3克,川芎2.4克,橘红3克,赤芍药3克,半夏(姜制)3克,苍术(米泔制)3克,片术3克,白茯苓3克,乌药3克,枳壳3克,桔梗2.4克,黄连(酒炒)3克,黄芩(酒炒)3克,白芷2~7克,防风2.4克,羌活3克,甘草1.5克。

【制用法】 上药为末,生姜5片,水1000毫升,煎至800毫升,空腹服。

【主　治】 中风瘫痪,筋骨疼痛。

【方　源】 《古今医鉴》

资寿解语汤

【处　方】 防风、附子、天麻、枣仁各6克,羚羊角、肉桂各2.4克,羌活、甘草各1.5克。

【制用法】 水200毫升,煎至160毫升,入竹沥15克,姜汁7.5克服。

【主　治】 中风,舌强不语,半身不遂。

【方　源】 《医学三字经》

高血压病

高血压是指体循环动脉血压高于140/90毫米汞柱(19/12千帕),是一个常见的临床表现。高血压病是指以动脉血压增高为主的临床综合征。属中医学"眩晕""头痛"范畴。诊断要点:凡血压持续增高,特别是舒张压持续超过90毫米汞柱(12千帕),且排除症状性高血压,即可诊断为高血压病。

养血平肝汤

【处　　方】 杭芍、生地黄、川芎、杭菊、钩藤、石菖蒲、远志、牛膝、决明子、胆草炭、川楝子、夏枯草各适量。

【制用法】 水煎服,1日1剂,常规用量。

【主　治】 高血压病,阴血亏虚型。适应于高血压Ⅰ、Ⅱ期而偏血虚者,此型患者常兼有心脉失养见症。

【方　源】 陕西中医,1987,8(2):1

养血调冲汤

【处　方】　生赭石、钩藤、菊花、杭芍、生地黄、川芎、菖蒲、远志、川断、仙灵脾、枸杞子、夏枯草各适量。

【制用法】　水煎服,1日1剂。

【主　治】　高血压病,血虚肝旺、冲任失调型。常见于更年期高血压患者。

【方　源】　陕西中医,1987,8(2):1

泻热镇肝汤

【处　方】　龙胆草、黄芩、白芍、生地黄、丹皮、钩藤、菊花、怀牛膝、生赭石、生石决明、川楝子、夏枯草各适量。

【制用法】　水煎服,1日1剂。

【主　治】　高血压病,肝阳上亢型。多见于体质较盛而偏热之Ⅰ期高血压患者。

【方　源】　陕西中医,1987,8(2):1

平肝熄风汤

【处　方】　磁石、生石决明、钩藤、菊花、胆南星、竹茹、枳实、石菖蒲、远志、僵蚕、黄连、桑叶各适量。

【制用法】　水煎服,每日1剂。

【主　治】　高血压病,风痰上扰清窍型。常用于高血压危象。

【方　源】　陕西中医,1987,8(2):1

杞菊地膝煎

【处　方】　枸杞子、熟地黄、山萸肉、旱莲草、滁菊花、决明子、钩藤、泽泻、桑枝、怀牛膝各适量。

【制用法】　水煎服,每日1剂。

【主　治】　高血压病,证属肾阴虚者。

【方　源】　中医杂志,1986,(2):91

黄芩泻火汤

【处　方】　黄芩、山栀、制军、白芍、甘草、生地黄、钩藤、怀牛膝。

【制用法】　水煎服,1日1剂。

【主　治】　高血压病初起收缩压高者。

【方　源】　《名医特色经验精华》

降压调肝汤

【处　方】　谷精草、夏枯草、野菊花、钩藤、决明子、地龙、旱莲草、桑寄生、怀牛膝各适量。

【制用法】　水煎服,每日 1 剂。

【主　治】　高血压病,年久收缩压与舒张压均持续升高者。

【方　源】　《名医特色经验精华》

山楂疗法

【处　方】　鲜山楂 10 枚,冰糖 50 克。

【制用法】　捣碎加糖煎煮至烂,吃山楂饮汤,1 日 1 次。

【主　治】　高血压症。

【方　源】　《偏方大全》

心律失常

心律失常是指各种原因引起的心律不规则的跳动,多见心动过速、心动过缓、早搏、房室传导阻滞、束支传导阻滞等。属于中医学"心悸"范畴。

壮元丸

【处　方】　人参 6 克,白茯神、当归(酒洗)、酸枣仁(炒)各 9 克,麦冬(去心)、远志、龙眼肉、生地黄(酒洗)、玄参、朱砂、石菖蒲各 9 克,柏子仁(去油)6 克。

【制用法】　上药为细末,猪心血为丸,如绿豆大,金箔为衣。每服 20～30 丸,糯米汤送下。

【主　治】　心律失常。

【方　源】　《万病回春》

除颤汤

【处　方】　丹参 20 克,苦参 15 克,炙甘草 15 克,柏子仁 10 克,三七参 10 克,川芎 10 克,五味子 15 克。

【制用法】　水煎服,1 日 1 剂。

【主　治】　心悸,快速型心房纤颤。

【方　源】　吉林中医药,1989(1):14。

四参复脉汤

【处　方】　人参 6 克,参三七(冲服)2～5 克,丹参、苦参各 20～40 克,麦冬、五味子、生地黄、当归、瓜蒌、茯苓各 12～15 克,炙甘草 6～12 克。

【制用法】 1 日 1 剂,水煎服。随症加减。服汤剂至早搏消失或基本消失后,以原方研细末,装入胶囊。1 次 3～5 粒,1 日 3 次,连服 1～2 个月巩固疗效。

【主　治】 冠状动脉粥样硬化性心脏病频发室性早搏。

【方　源】 中国医学文摘-中医,1985,9(3):141

心率减速汤

【处　方】 伏龙肝 100 克,沙参 20 克,首乌 20 克,枸杞子 15 克,丹参 15 克,山药 30 克,菟丝子 18 克,牡蛎 20 克,厚朴 8 克。

【制用法】 1 日 1 剂,水煎服。

【主　治】 窦性心动过速。

【方　源】 中国医学文摘-中医,1985,9(3):141

加味小柴胡汤

【处　方】 柴胡、炒黄芩各 12 克,清半夏 6 克,党参 15 克,云苓 40 克,龙齿、龙眼肉各 30 克,炙甘草 10 克,大枣 7 枚,生姜 5 克。

【制用法】 1 日 1 剂,水煎服。午饭前、夜间入睡前各温服 1 次。

【主　治】 心悸,每当中午发作,惊惕不宁,胸前憋闷,静时慢慢缓解,愈时如常人。

【方　源】 浙江中医杂志,1987,22(12):558

平补镇心丹

【处　方】 党参、怀山药、龙骨各 15 克,五味子、炙远志各 5 克,酸枣仁、熟地黄各 12 克,茯苓、朱麦冬各 10 克,肉桂 2 克,炙甘草 3 克。

【制用法】 1 日 1 剂,水煎服。

【主　治】 心悸怔忡,胆怯少寐,胸闷,眩晕,腰脊酸痛,脉细数结代。

【方　源】 浙江中医杂志,1987,22(12):558

黄连生脉散

【处　方】 黄连、炙五味子各 6 克,麦冬、党参(重症用人参 6 克)各 12 克,酸枣仁 20 克,夜交藤 15 克。

【制用法】 1 日 1 剂,水煎,分 3 次服。7 天为 1 个疗程,根据病情治疗 1～3 个疗程,可随症加减。

【主　治】 早搏,心悸,怔忡,脉结代。

【方　源】 浙江中医杂志,1987,22(10):445

益气温阳活血汤

【处　方】　党参、黄芪、丹参各30克,补骨脂、附子各9克,川芎12克,桂枝、甘草各6克。

【制用法】　1日1剂,水煎服。阴虚加生地黄、麦冬、五味子;下肢水肿加车前子;早搏频繁加甘松。

【主　治】　老年人心律失常。

【方　源】　中国医学文摘-中医,1988,7(1):137

呕　吐

　　呕吐是指胃失和降,气逆于上,迫使胃中之物从口中吐出的一种病症。呕吐既可单独发生,亦是临床常见的一个症状,可伴见于急性热病、伤食、暑湿、霍乱、关格、反胃、妊娠恶阻等病。现代医学多种疾病,如神经性呕吐、急性胃肠炎、幽门梗阻、急慢性胆道疾病,以及多种传染性疾病伴有脑部损伤时,均可出现呕吐。

安胃降逆汤

【处　方】　金石斛12克,半夏9克,甘草3克,橘红10克,竹茹15克,茯苓12克,生姜5片。

【制用法】　水煎服,1日1剂,分2次服。

【主　治】　呕吐。

【方　源】　《评琴书屋医略》

清热养阴茶

【处　方】　甘菊9克,霜桑叶9克,带心麦冬9克,羚羊角15克,云苓12克,广陈皮4.5克,炒枳壳4.5克,鲜芦根2支。

【制用法】　将芦根切碎,上药共研为粗末。1日1剂,水煎代茶饮,温服。

【主　治】　肝旺胃弱之干呕、恶心,嗳气吐酸,口苦咽干等症。

【方　源】　《慈禧光绪医方选议》

参姜饼

【处　方】　人参15克,半夏15克,干姜5克,生姜汁10毫升,鲜生地黄汁30毫升,面粉适量。

【制用法】　先将半夏用温水淘洗数次,去矾味,与人参、干姜一起焙干,共为细面,加入面粉、生姜汁、鲜生地黄汁,做成小圆饼,上笼蒸熟即可。每日吃饭时佐餐。

【主　治】　脾胃虚弱之呕吐。

【方　源】《卫生简易方》

明矾贴法

【处　方】明矾适量。

【制用法】明矾研为细末,和米饭做饼,贴双足心,待呕止后去药。

【主　治】小儿急性呕吐。

【方　源】《中医外治法》

姜夏膏

【处　方】生姜12克,半夏10克。

【制用法】将上药共捣烂,入铁锅内炒热后贴敷胃脘、脐中处。

【主　治】呕吐。

【方　源】《中国民间敷药疗法》

一颗珠

【处　方】雄黄30克,五倍子30克,枯矾15克,葱头5个,肉桂3个,麝香0.3克。

【制用法】将上药共捣碎成饼,贴脐窝,用热物熨其上。

【主　治】呕吐、泄泻、不思饮食者。

【方　源】《中医外治法类编》

姜橘饮

【处　方】橘皮10克,生姜6克。

【制用法】水煎取汁,去渣,趁温频频少饮。

【主　治】胃寒呕吐、腹胀食少。

【方　源】《家庭食疗手册》

前胡半夏汤

【处　方】前胡、人参各0.9克,陈橘皮、半夏曲、枳壳、甘草、木香各15克,紫苏叶、茯苓各0.9克。

【制用法】上药为细末。每服9克,水70毫升,生姜7片,煎至50毫升,去滓,热服,1日2～3服。

【主　治】痰气客于上焦,呕逆不思饮食,头目昏眩。

【方　源】《鸡峰普济方》

不换金正气饮

【处　方】　厚朴、藿香、甘草、半夏、苍术、陈皮(去白)。

【制用法】　原方等分为锉散,每服 3～6 克,水 1 盏半,生姜 3 片,大枣 2 枚,煎至 8 分,去滓,食前稍热服。

【主　治】　湿浊内停,兼有外感,呕吐泄泻,恶寒发热。

【方　源】　《太平惠民和剂局方》

六君子汤

【处　方】　人参、白术、茯苓各 9 克,炙甘草 6 克,陈皮 9 克,半夏 12 克。

【制用法】　加生姜、大枣,水煎服。

【主　治】　脾胃气虚兼有痰湿。症见不思饮食,恶心呕吐,胸脘痞闷,大便不实,或咳嗽痰多稀白等症。

【方　源】　《校注妇人良方》

如神汤

【处　方】　半夏子(炒神曲不拘多少,炒黄色去半夏留神曲)、丁香各适量。

【制用法】　上 2 味,水 75 毫升,煎至 60 毫升,其药煎成浓汁为妙。通口服,其疾即止。用此药下养正丹,甚妙。

【主　治】　痰证呕吐,连日不效。

【方　源】　《类编朱氏集验医方》

茯苓半夏汤

【处　方】　茯苓(去皮)0.3 克,半夏 3 克,生姜(取汁)0.3 克。

【制用法】　上锉如麻豆大,水 50 毫升,煎至 20 毫升绞下生姜汁。温服,不计时候。

【主　治】　伤寒杂病,一切呕吐或喘咳疼痛,痞满头痛者。

【方　源】　《宣明论方》

益脾饮

【处　方】　人参、白术、茯苓各 3 克,陈皮、厚朴各 2.1 克,木香、炙甘草各 0.9 克。

【制用法】　上作 1 服,用水 500 毫升,生姜 3 片,枣 1 枚,煎至 250 毫升。食前服。

【主　治】　小儿吐泻虚弱。

藿香安胃汤

【处　方】 藿香 4.5 克,丁香、人参各 6 克,橘红 15 克。

【制用法】 上药为细末,每服 6 克,水 100 毫升,生姜 3 片,同煎至 50 毫升,去渣。食前凉服。和渣服亦可。

【主　治】 脾胃虚弱,不进饮食,呕吐不待腐熟。

【方　源】《类方准绳》

加味理中汤

【处　方】 人参、白术、干姜(炮)、甘草(炙)各 3 克,丁香 10 粒。

【制用法】 上药为粗末,生姜 10 片,水煎服。

【主　治】 胃感寒呕吐不止。

【方　源】《医学入门万病衡要》

厚朴散

【处　方】 厚朴 15 克,天南星 0.9 克,白术、人参、干蝎各 1.5 克。

【制用法】 上药为细末,每服 3 克,水 50 毫升,生姜 3 片,枣 1 枚,同煎至 25 毫升,食前温服。

【主　治】 胃虚呕吐,腹胀坚硬,饮食减少,因生虚风者。

【方　源】《鸡峰普济方》

橘皮汤

【处　方】 橘皮 12 克,生姜 9 克。

【制用法】 以水 1400 毫升,煮取 600 毫升,温服 200 毫升,下咽即愈。

【主　治】 胃虚寒所致干呕逆,脉迟,舌淡白等。

【方　源】《金匮要略·呕吐哕下利病脉证治第十七》

甘草饮

【处　方】 甘草(炙)、人参各 60 克,干姜 120 克,厚朴(炙)、白术各 60 克。

【制用法】 以水 300 毫升,煮取 90 毫升,去渣,分温三四服。禁忌:海藻、菘菜、桃、李、雀肉。

【主　治】 冷气乘心,痛闷吐利。

【方　源】《外台秘要》

急救回阳汤

【处　方】　党参 24 克,附子(大片)24 克,干姜 12 克,白术 12 克,甘草 9 克,桃仁(研)6 克,红花 6 克。

【制用法】　水煎温服。

【主　治】　吐泻见转筋,身凉、汗多。

【方　源】　《医林改错》

藿香饮

【处　方】　麦冬(去心焙)15 克,半夏曲 15 克,甘草(炙)15 克,藿香叶 30 克。

【制用法】　上为末,每服 1.5～3 克,水 90 毫升,煎七分,食前温服。

【主　治】　脾胃虚有热,面赤呕吐涎嗽。

【方　源】　《小儿药证直诀》

竹皮汤

【处　方】　青竹皮、炙甘草、川芎、黄芩、当归各 2 克,芍药、白术、人参、桂心各 30 克。

【制用法】　上为散,每服 15 克,水 100 毫升煎至 50 毫升去渣,温服。

【主　治】　血随呕出,胸中痞闷,呕毕则目睛痛而气怒。

【方　源】　《全生指迷方》

加减四君子汤

【处　方】　白扁豆(蒸熟,焙干)、藿香叶、炙甘草、黄芪各 6 克,人参、茯苓(去皮,焙)、白术各 12 克。

【制用法】　为细末,每服 3 克,入盐点服,或水煎温服。

【主　治】　小儿吐泻不止,不进乳食等。

【方　源】　《太平惠民和剂局方》

荜澄茄饮

【处　方】　荜澄茄、白豆蔻、丁香、人参、厚朴、诃黎勒各 0.9 克,沉香、木香、良姜、干姜、桂心、半夏各 15 克,白术、陈皮各 30 克。

【制用法】　上为粗末,每服 9 克,水 60 毫升,生姜 3 片,枣 3 枚,煎至 35 毫升。去滓温服。若以水煮,面糊为丸亦佳。

【主　治】　上焦气热所冲、暴吐。

【方　源】　《明医指掌》

胃　痛

胃痛又称胃脘痛,是以胃脘部近心窝处经常疼痛为主症的疾病。引起本病的主要原因有:饮食失调、情志刺激、劳累受寒、胃不健等。本病与西医学急、慢性胃炎,胃及十二指肠溃疡,胃痉挛,胃神经官能症,胃黏膜脱垂等相类似。

诊断要点:①胃脘部疼痛反复发作或骤然疼痛;②疼痛可呈胀痛、冷痛、热痛、隐痛、刀割样剧痛等;③常伴有痞闷或胀痛、嗳气、反酸、嘈杂、恶心、呕吐等症;④发病常与情志不畅、饮食不节、劳累受寒等有关。

胃炎饮

【处　方】　蒲公英 30 克,焦山楂 12 克,炒川楝子 12 克,白芍 15 克,五灵脂 10 克,炒苍术 12 克,法半夏 10 克,枳壳 12 克,甘草 3 克。

【制用法】　水煎服或制成丸散。如用丸散,1 次 5 克,1 日 3 次;如服用汤剂,每日 1 剂。

【主　治】　慢性胃炎,症见上腹部疼痛、胀闷、反酸或嘈杂、嗳气等。

【方　源】　《急难重症新方解》

养胃冲剂

【处　方】　黄芪、党参、白芍、甘草、山药、陈皮、生香附、乌梅、食糖各适量。

【制用法】　上药用量适当制成冲剂。1 日 3 次,1 次服用 15 克,空腹开水冲服,6 个月为 1 个疗程。

【主　治】　慢性萎缩性胃炎。

【方　源】　《急难重症新方解》

抑癌散

【处　方】　白术、半夏、瓦楞子各 30 克,木香、血竭各 9 克,雄黄 6 克。

【制用法】　将上药研极细末和匀,分成 30 份,每次一份,用开水冲服,1 日 3 次。每次同时服蛋白斑蝥素 1 剂。其制备方法是:取鲜鸡蛋一个,将蛋一端打一个直径约 0.5 厘米的小洞,用 1 只筷子插入洞内;把蛋内容物搅散后,放入 7 只斑蝥虫。再用潮湿的草纸包裹蛋,并涂上 1 层黄土浆,置炭上烘烤,烘到黄土干裂蛋熟为度。服用时打开蛋,去掉斑蝥虫,服蛋之内容物,1 日 3 次,1 次 1 个。

【主　治】　晚期胃癌疼痛。

【方　源】　《急难重症新方解》

扭胃汤

【处　方】　麦冬 15 克,玉竹 20 克,石斛 20 克,鸡内金 10 克,扁豆 30 克,枳壳

15 克,延胡索 15 克,炒莱菔子 12 克。

【制用法】 水煎服,每日 1 剂。

【主　治】 胃扭转。

【方　源】 《常见病单方验方选》

瓦甘散

【处　方】 瓦楞子 20 克,炙甘草 20 克,炒白术 20 克,延胡索 15 克。

【制用法】 研末。1 日 3 次,1 次 3 克。饭前 30 分钟温开水送服,儿童酌减。7 日为 1 个疗程。

【主　治】 胃脘痛。

【方　源】 浙江中医杂志,1989,24(5):198

胃复散

【处　方】 白术 10 克,陈皮 10 克,川楝子 10 克,五灵脂 10 克,蒲黄 10 克,延胡索 15 克,黄连 15 克,吴茱萸 9 克,乌贼骨 30 克,瓦楞子 20 克。

【制用法】 将上药共研细末,1 日 3～5 克,分 3 次口服。

【主　治】 胃脘痛。寒凝气滞加荜澄茄、香附,饮食停滞加砂仁、焦三仙;肝郁气滞加柴胡、木香;瘀血阻络加丹参、桃仁、红花;脾胃虚寒加黄芪、生姜、大枣。

【方　源】 天津中医,1990(1):22

舒肝和胃散

【处　方】 海螵蛸、浙贝母、红豆蔻、郁金、鸡内金、甘草、莨菪粉各等量。

【制用法】 上方制成散剂,每服 3 克,1 日服 2 次。

【主　治】 肝胃不和之胃脘痛伴吞酸者。

【方　源】 《实用中医学》

舒胃片

【处　方】 鸡蛋壳、延胡索、枯矾、橙皮油、蜂蜜各等量。

【制用法】 上药制成片剂。每服 4～6 片,日服 3 次。

【主　治】 胃痛、胃酸过多者。

【方　源】 《上海市标准药品》

大柴胡汤

【处　方】 柴胡 15 克,黄芩 9 克,芍药 9 克,半夏(洗)9 克,枳实(炙)12 克,大黄 6 克,大枣 12 枚,生姜 15 克。

【制用法】 上7味,以水2400毫升,煮至1200毫升,去滓,再煎,温服200毫升,日3服。

【主　治】 按之心下(包括胁脘)满痛,伴往来寒热、呕吐、口苦、大便秘结、舌苔黄、脉弦数。

【方　源】《金匮要略》

二姜汤

【处　方】 良姜、干姜(炮)各90克。

【制用法】 上为细末,酒煮糊为丸,桐子大。每服6～9克,空腹米汤送下。

【主　治】 虚寒胃痛。

【方　源】《儒门事亲》

进食饮

【处　方】 青皮、陈皮(去穰)各0.3克,草豆蔻3个,炮川乌头(去皮脐)1个,诃子(去核,煨)5个,高良姜(薄切,炒)0.3克,炙甘草0.3克,肉桂(去外皮)0.3克。

【制用法】 水50毫升,生姜2片,煎至35毫升,空腹时服,只一二服,便顿能食。

【主　治】 脾胃虚冷,不思食及久病脾虚,全不食者。

【方　源】《苏沈内翰良方》

厚朴温中汤

【处　方】 厚朴(姜制)、橘皮(去白)各30克,甘草(炙)、草豆蔻仁、茯苓(去皮)、木香各15克,干姜2克。

【制用法】 上为粗散,每服15克,水2盏,生姜3片,煎至1盏,去渣,食前温服,忌一切冷物。

【主　治】 脾胃寒湿,胃腹胀满,或客寒犯胃,时作疼痛。

【方　源】《内外伤辨惑论·卷中·肺之脾胃虚方》

连附六一汤

【处　方】 黄连18克,附子(炮,去皮脐)3克。

【制用法】 加生姜3片,大枣1枚,水煎,稍热服。

【主　治】 肝火炽盛,胃脘剧痛,呕吐酸水等症。

【方　源】《医学正传》

安胃饮

【处　方】　白术、茯苓各30克,人参、甘草、食盐各15克,砂仁9克,广陈皮10克(去白晒干)。

【制用法】　以上药加水2000毫升煎至1000毫升,滤去渣澄清,然后入橘红煮干,为末。每服3克,饮清汤。

【主　治】　胃痛、腹泻。

【方　源】　《景岳全书·新方八阵》

三黄枳实汤

【处　方】　黄芩3克,黄连3克,煨大黄3克,枳实6克,厚朴1.5克,甘草1.5克。

【制用法】　上锉,1剂水煎,空腹热服。

【主　治】　被热物所伤,致心下痞满作痛者。

【方　源】　《明医指掌》

五香汤

【处　方】　人参15克,白术27克,肉桂3克。

【制用法】　肥鸭1只,将药入鸭腹内煮之极烂,外加五味和之,葱椒之类俱不忌,更以腐皮同煮。恣其饮餐食尽,如不能食尽,亦听之,不必又食米饭也。一餐而痛如失矣。

【主　治】　胃口寒而痛,手按之而少止者。

【方　源】　《石室秘录》

廓清饮

【处　方】　枳壳6克,姜朴4.5克,大腹皮3克,白芥子3克,茯苓皮6克,莱菔子(生捣)3克,泽泻3~6克,陈皮3克。

【制用法】　水煎温服。如腹不甚胀,能食者莱菔子不必用。

【主　治】　胀而属热,脉实而滑。

【方　源】　《医学从众录》

腹　痛

　　腹痛是指胃脘部以下,耻骨以上部位发生的疼痛。引起腹痛的常见病因有情志刺激,饮食不节,寒温失调,虫积等。其基本病机为实邪内阻,气血壅滞,或气血亏虚,经脉失养。诊断要点:①胃脘以下,耻骨毛际以上部位发生疼痛。②有饮食不节、受寒、情志不畅、感染诸虫等病史。③腹痛性质可有冷痛、灼痛、隐痛、绞痛、满痛、胀痛、刺痛等。

高良姜粥

【处　　方】高良姜 10 克,粳米适量。

【制用法】取高良姜水煎,去渣,取汁加入粳米共煮,米熟粥成,即可服用。

【主　　治】虚寒型腹痛。

【方　　源】《食医心鉴》

甘松粥

【处　　方】甘松 5 克,粳米 50～100 克。

【制用法】将甘松洗净水煎,另将粳米煮粥,粥将成时兑入甘松药液,再煮 10 分钟即可。

【主　　治】气郁腹痛。

【方　　源】《饮食辨录》

红兰花酒

【处　　方】红兰花 30 克,白酒 200 毫升。

【制用法】将酒、药共煎至 100 毫升,去渣候温,1 次 50 毫升,不效再服。

【主　　治】妇人受风,风寒客于胞宫,血凝气滞,腹中刺痛。

【方　　源】《金匮要略》

乌药汤

【处　　方】乌药、香附、当归、木香、甘草各适量。

【制用法】水煎服。

【主　　治】妇女产后营血虚弱,小腹绞痛,喜得热按者,以及中焦虚寒,营血不足等证候。

【方　　源】《千金翼方》

清胰 1 号

【处　　方】龙胆草、生大黄、木香、延胡索、白芍各适量。

【制用法】水煎服。

【主　　治】急性胰腺炎上腹部急痛拒按、口苦、舌苔黄、大便秘、尿黄赤者。

【方　　源】《中西医结合治疗急腹症》

清胰 2 号

【处　方】　大黄、芒硝、厚朴、延胡索、白芍各适量。

【制用法】　水煎服。

【主　治】　急性胰腺炎有出血、坏死等倾向,腹满痛而实,大便秘结者。

【方　源】　《中西医结合治疗急腹症》

腹　泻

　　腹泻,又称泄泻。即指大便次数增多,质清稀,甚至大便如水样为特征的病症。本病一年四季均可发生,但以夏秋两季发病较多,主要是由于内伤生冷,外受寒邪,饮食过饱或温热积聚影响脾胃正常运化功能所致。中医学认为本病与脾虚的关系最为密切,故张景岳说:"泄泻之本,无不由于脾胃。"

硫黄茶

【处　方】　硫黄、诃子皮、紫笋叶各 9 克。

【制用法】　将硫黄研细,与其他药和匀。水煎代茶饮,1 日 1 剂,稍热服。

【主　治】　五更泻。

【方　源】　《太平圣惠方》

姜茶饮

【处　方】　绿茶、干姜丝各 3 克。

【制用法】　以沸水加盖浸泡 15 分钟,代茶频饮。

【主　治】　寒湿所致泄泻。

【方　源】　《圣济总录》

荔枝粥

【处　方】　干荔枝肉 50 克,山药 10 克,莲子 10 克。

【制用法】　上药水煎煮至熟烂时,加入大米适量,煮至米熟粥成。

【主　治】　肾阳虚弱之五更泻。

【方　源】　《泉州本草》

益脾饼

【处　方】　生白术 120 克,生鸡内金 60 克,干姜 60 克,熟枣 250 克。

【制用法】　先将白术、鸡内金研为细面,然后入锅焙热,再将干姜研细面,共合枣肉捣如泥状,做成小圆饼,放炭火上炙干,晨起空腹时当点心食用即可。

【主　治】 脾胃虚寒,中阳不振所致泄泻,不欲饮食者。

【方　源】 经验方。

易黄散

【处　方】 陈皮、青皮、丁香、诃子、甘草各适量。

【制用法】 制成散剂,开水冲服。

【主　治】 小儿脾胃不和,腹大身瘦,呕吐泄泻者。

【方　源】 《小儿药证直诀》

浆水散

【处　方】 干姜、炙甘草、肉桂、半夏、附子、良姜各适量。

【制用法】 制散剂,加浆水煎服(浆水,为炊粟米熟,投冷水中,浸5～6天;待酢生白花,色类浆者,故名)。

【主　治】 暴泻如水,周身汗出,身上尽冷,脉微而弱,气少不能语,甚则呕吐等。

【方　源】 《保命集》

附片羊肉汤

【处　方】 附片30克,羊肉2000克,生姜50克,胡椒6克,食盐10克。

【制用法】 将羊肉切成小块,以沸水烧至无血红色,去血水,将肉及洗净之葱、姜、附子以武火煮沸30分钟后,再用文火炖至羊肉熟烂,吃肉喝汤。

【主　治】 脾肾阳虚之腹泻。

【方　源】 《中国药膳学》

木鳖贴法

【处　方】 木鳖仁末5个,丁香5个,麝香0.3克。

【制用法】 将上药共为末,米汤调作膏,敷脐中,外以膏药贴紧。

【主　治】 急性胃肠炎,幼儿腹泻,又治噤口痢。

【方　源】 《中医外治法简编》

分水神汤

【处　方】 白术30克,车前子15克。

【制用法】 煎汤服之,立效。

【主　治】 水泻。

【方　源】 《串雅内编》

清中启脾汤

【处　方】　薏苡仁 9 克,干山药 4.5 克,白术(土炒)4.2 克,白扁豆(姜汁浸片时)、白茯苓(去皮)、贝母(真川者去心)、陈皮各 2.4 克,白芍药(炮)、枳实(麸炒)各 2.1 克,甘草(蜜炙)0.9 克。

【制用法】　上药用水 1000 毫升,姜 3 片,煎至 800 毫升,食远服。

【主　治】　脾胃虚弱,食饮不思,大泄如洞之出。

【方　源】　《内经拾遗方论》

调中益气汤

【处　方】　黄芪(蜜炙)3 克,人参(去芦)、甘草(蜜炙)、苍术(米泔浸)各 1.5 克,升麻(蜜水拌)、柴胡(蜜水拌)、橘皮各 0.6 克,木香 0.3 克。

【制用法】　上药用水 1000 毫升,煎至 300 毫升。食远服。

【主　治】　脾胃虚弱,饮食减少,肠鸣飧泄。

【方　源】　《内经拾遗方论》

白术豆蔻汤

【处　方】　草豆蔻 30 克,白术 30 克,诃子皮 30 克,大川芎 15 克,陈皮 15 克,甘草 0.4 克,藁本 0.4 克,独活 0.3 克,藿香 0.3 克。

【制用法】　上方为细末,空腹,水 250 毫升,姜 2 片,枣 2 个,同煎 9 克,取 100 毫升,和滓服。

【主　治】　脾湿而泄,腹痛,食减,甚则足痿,脚下痛。

【方　源】　《史载之方》

柴苓汤

【处　方】　柴胡 5 克,半夏 2.1 克,黄芩、人参、甘草各 1.8 克,泽泻 3.7 克,肉桂 1.5 克。

【制用法】　上药加水 500 毫升,生姜 3 片,煎至 250 毫升,温服。

【主　治】　发热泄泻,里虚。

【方　源】　《医学入门》

健脾饮

【处　方】　乌头 9 克,厚朴、甘草、干姜各 3 克。

【制用法】　上药为粗末。每服 3 克,水 50 毫升,姜 3 片,熬至 30 毫升,热服。

【主　治】　脾胃虚泻,老人脏泄。

龙骨厚朴汤

【处　　方】　厚朴、当归、龙骨、白术各15克,熟艾0.3克。

【制用法】　上药为细末。每服6克,水60毫升,煎至40毫升,去滓,温服,不计时候。

【主　　治】　诸肠胃阴阳二气不和,水谷气冷,肚痛或泄泻。

【方　　源】《鸡峰普济方》

升阳除湿防风汤

【处　　方】　苍术(泔浸)120克,防风6克,白术、白茯苓、白芍药各3克。

【制用法】　上药研为粗末,除苍术另作片子。水450毫升煮至140毫升,纳诸药同煎至70毫升。食前服。

【主　　治】　大便闭塞或里急后重,数至圊而不能便,或少有白脓,或少有血。

【方　　源】《脾胃论》

胃风汤

【处　　方】　人参(去芦)、白茯苓(去皮)、川芎、肉桂(去粗皮)、当归(去苗)、白芍药、白术各等分。

【制用法】　上方为散,每服6克,以水70毫升。人粟米数百粒同煎至50毫升,去渣,稍热服,空腹饭前服,小儿量力减之。

【主　　治】　风冷乘虚入客肠胃,水谷不化,泄泻注下,腹胁虚满,肠鸣疠痛,以及脾胃湿毒,下如豆汁,或下瘀血,日夜无度,并宜服之。

【方　　源】《脾胃论》

赤石脂汤

【处　　方】　赤石脂、干姜、附子各60克。

【制用法】　以上300毫升,煮取150毫升,去滓,温分3服。禁忌,忌猪肉。

【主　　治】　伤寒,下脓血。

【方　　源】《肘后备急方》

便　秘

　　便秘,即大便秘结不通,粪便在肠内停留过久,水分被吸收过多,粪质干燥而硬,以致排便困难,经常3～5天或6～7天,甚至更长时间才解大便一次。引起便秘的原因很多,大多由于热邪壅积、食物停滞或过食辛热厚味而引起,或因年老、病后气血虚弱、津液不足所致。

四味散

【处　方】　生大黄 15 克,火麻仁 50 克,陈皮 15 克,郁李仁 35 克。

【制用法】　上药共研为细末,炼蜜调和诸药,冷却后搓成条状,粗如手指,长 2 厘米左右,纳入肛门内,每次 1 枚。

【主　治】　热秘。

【方　源】　《医部全录》

橘杏丸

【处　方】　橘皮 30 克,杏仁 30 克。

【制用法】　2 药共为细末,炼蜜调诸药,冷却后搓成条状,粗如手指,长 3 厘米,每日 1 枚,纳入肛门内。

【主　治】　气秘。

【方　源】　《杂病源流犀烛》

通导散

【处　方】　黄芪 30 克,皂角 10 克,红糖 50 克,葱白 50 克。

【制用法】　将黄芪、皂角研末,葱白捣汁,再将红糖熬煎浓缩倒出,冷却后搓成条状。最后将糖条浸葱白汁再蘸上药末纳入肛门内。

【主　治】　虚秘。

【方　源】　《理瀹骈文》

竹叶绿矾汤

【处　方】　竹叶适量,绿矾 1 把。

【制用法】　烈火煮竹叶 1 锅,趁热倾桶内,撒绿矾 1 把,令病人坐上熏之。

【主　治】　便秘。

【方　源】　《理瀹骈文》

五仁丸

【处　方】　桃仁、杏仁、柏子仁、松子仁、郁李仁、陈皮各适量。

【制用法】　大粒丸剂。每次服 1 丸,1 日服 1 次。

【主　治】　年老体虚,或产后津枯肠燥便秘。

【方　源】　《世医得效方》

雪羹汤

【处　方】　荸荠 30 克,海蜇头 30 克。

【制用法】　将荸荠洗净去皮切片,海蜇头洗净切碎,两者同放入锅内加水烧开,煮 10 分钟左右即可食之。

【主　治】　阴虚痰热之便秘。

【方　源】　《古方选注》

柏子仁粥

【处　方】　柏子仁 15 克,蜂蜜适量,粳米 50～100 克。

【制用法】　将柏子仁去皮壳杂质,捣碎如粉,与粳米共煮待粥将成时放入蜂蜜,继煮 10 分钟即可食用。

【主　治】　便秘,心悸,失眠,健忘。

【方　源】　《粥谱》

秘结散

【处　方】　甘遂 3 克,麝香 0.3 克,食盐(炒)5 克。

【制用法】　上药混研细末,填脐窝,以艾炷放药物上灸之,一般 5～7 壮即通。轻者可不灸。

【主　治】　各种便秘。

【方　源】　《中医外治法》

润肠汤

【处　方】　生地黄、生甘草各 6 克,大黄(煨)、熟地黄、当归梢、升麻、桃仁、麻仁各 3 克,红花 0.9 克。

【制用法】　上药为粗末,水 500 毫升,煎至 250 毫升,去滓、食远温服。

【主　治】　大肠燥结不通。

【方　源】　《兰室秘藏》

通幽汤(一)

【处　方】　炙甘草、红花各 0.3 克,生地黄、熟地黄各 1.5 克,升麻、桃仁泥、当归身各 3 克。

【制用法】　上药作 1 服,水 500 毫升,煎至 250 毫升,去粗,调槟榔细末 1.5 克,稍热,食前服。

【主　治】　大便难,幽门不通,上冲吸门不开,噎塞,大便燥秘,气不得下。

【方　源】《兰室秘藏》

厚朴汤

【处　方】　厚朴、半夏、甘草各 90 克,白术 150 克,枳实、陈皮各 30 克。

【制用法】　煎服。

【主　治】　大便不通。

【方　源】《丹溪手镜》

济川煎

【处　方】　当归 9～15 克,牛膝 6 克,肉苁蓉(酒先去咸)6～9 克,泽泻 4.5 克,升麻 1.5～2.1 克或 3 克,枳壳 3 克(虚甚者不必用)。

【制用法】　水 1 盅半,煎 7 分,食前服。

【主　治】　老年肾虚之大便秘结,小便清长,头目眩晕,腰膝酸软。

【方　源】《景岳全书》

通幽汤(二)

【处　方】　熟地黄 3 克,生地黄 3 克,当归梢 3 克,红花 3 克,桃仁泥 3 克,大黄 3 克,升麻 0.6 克。

【制用法】　水煎服。

【主　治】　大便燥结,坚黑腹痛。

【方　源】《景岳全书》

鸡子清饮

【处　方】　鸡子(取清)2 枚,芒硝(细研)、寒水石(细研)各 6～9 克。

【制用法】　上药先用新汲水 70 毫升调药末,次下鸡子清搅匀,分 2 服。

【主　治】　热病,五六日壮热,大便秘结,狂言欲走者。

【方　源】《景岳全书》

灵效通便汤

【处　方】　川当归身(酒洗)、生地黄(酒洗)、黄芪(蜜炙)各 3 克,天冬 4.5 克,麦冬(去心)3 克,五味子 9 粒,片芩(去朽酒洗)1.5 克,瓜蒌仁 1.5 克,桃仁泥 1.5 克,酒红花 0.3 克,升麻 0.6 克。

【制用法】　上药为 1 剂,水 2 盏煎至 1 盏,温服,如大便燥结,加麻仁、郁李仁各 3 克。

【主　治】　虚寒便秘。

【方　源】《医学正传》。

蜜枣汤

【处　方】大枣7枚,蜂蜜50克。

【制用法】红枣煎汤,冲蜂蜜服,1日1次。

【主　治】气虚不运,大肠蠕动无力所致之习惯性便秘。

【方　源】福州郑英珠献方。

核桃粥

【处　方】粳米50克,核桃肉25克。

【制用法】将2药煮成稀饭,日服1次,连服3天。平时亦可常服,以巩固疗效。

【主　治】阴虚气弱之习惯性便秘。

【方　源】福州郑英珠献方。

调胃承气汤

【处　方】甘草(炙)6克,芒硝15克,大黄(清酒洗)12克。

【制用法】上药3味,切碎,以水600毫升,煮2物至200毫升,去滓,内芒硝,更上微火1~2沸,温顿服之,以调胃气。

【主　治】阳明病恶热,口渴便秘,腹满拒按,舌苔正黄、脉滑数者;对胃肠积热引起的发斑,口齿喉痛及疮疡等,亦可治疗。

【方　源】《伤寒论》

痢　疾

痢疾是以大便次数增多、腹部疼痛、里急后重、下痢赤白脓血便为特征。主要因湿热或病毒外侵而起,亦可因七情内伤或食入秽浊,积滞肠中、传导失常所致。

山楂酒

【处　方】山楂60克,红糖60克,白酒30克。

【制用法】文火将山楂炒至略焦时,离火加酒搅拌,再置火炉上炒至酒干即可。服时将焦楂加水200毫升,分去渣加入红糖再煎至沸,趁温1次服下,1日1剂。

【主　治】急性菌痢。

【方　源】《百病良方》

六神汤

【处　方】　炒黄连 60 克，车前子 60 克，地榆 15 克，栀子仁 15 克，炙甘草 15 克，陈皮（浸去白）30 克。

【制用法】　将上药共为粗末，每次 15 克，以浆水煎，空腹服。

【主　治】　赤痢腹痛或下纯血。

【方　源】　《奇效良方》

戊己丸

【处　方】　炒黄连 120 克，白芍 120 克，吴茱萸 120 克。

【制用法】　制水丸，1 日服 2 次，1 次 1～2 克。

【主　治】　下痢脓血，或脾胃湿热所致的腹痛腹泻，纳少呕吐，吞酸嘈杂。

【方　源】　《太平惠民和剂局方》

面醋蛋饼

【处　方】　白面 150 克，鸡蛋 3 枚，米醋 30 毫升。

【制用法】　将鸡蛋与白面和作饼；切碎用米醋炒熟。当主食吃，1 日服 2 次。

【主　治】　痢疾而有脐腹痛者。

【方　源】　《圣济总录》

加味白头翁汤

【处　方】　白头翁、黄柏、黄连、秦皮、白芍、黄芩、鲜贯众、鲜茉莉花各适量。

【制用法】　水煎服。

【主　治】　赤痢腹痛，里急后重者。

【方　源】　《通俗伤寒论》

参连开噤汤

【处　方】　人参、黄连、石莲子各适量。

【制用法】　水煎服。

【主　治】　噤口痢，呕不能食，身热，口渴喜饮凉，舌红，脉大者。

【方　源】　《医宗金鉴》

白头翁加阿胶甘草汤

【处　方】　白头翁、秦皮、黄连、黄柏、阿胶、甘草各适量。

【制用法】　水煎服。

【主　治】　妇女产后热痢,以及血虚而患热痢或痢久而伤阴血者。

【方　源】　《金匮要略》

乙型肝炎

乙型肝炎是由乙型肝炎病毒所引起的传染病,多通过输血或血制品、唾液及密切接触等途径传播,发病以儿童及青年为多。临床特点有食欲不振、恶心、乏力、肝大、肝功能异常,检查表面抗原(HBsAg)、e 抗原(HBeAg)、核心抗原(HBcAg)及其抗体阳性。部分病人可无自觉症状,而仅表现为肝功能异常,并具传染性。本病属中医学"湿阻""胁痛""虚劳"等范畴。

虎芪丹

【处　方】　黄芪、太子参、茯苓、虎杖、败酱草、黄柏、白花蛇舌草各 15～30 克,玄参、山楂、桑寄生、黄精各 10～30 克,白术、山豆根各 10～15 克,桂枝、干姜各 5～15 克,薏苡仁 15～40 克。

【制用法】　1 日 1 剂,水煎分 3 次服。

【主　治】　无症状乙型肝炎病毒携带者。

【方　源】　安徽中医学院学报,1980,8(3):42

通补奇经汤

【处　方】　苍术 20 克,乌梅 20 克,虎杖 20 克,贯众 25 克,黄芪 25 克,板蓝根 25 克。

【制用法】　1 日 1 剂,用清水 600 毫升煎取 400 毫升,分 2 次空腹热服,1 个月为 2 个疗程。

【主　治】　乙型肝炎表面抗原阳性。

【方　源】　四川中医,1990,8(4):17

复方水牛角片

【处　方】　水牛角粉 50 克,柴胡 15 克,茯苓 15 克,丹参 15 克,甘草 15 克,黄芪 15 克。

【制用法】　上药共烘干研成细粉,制成片剂,每片 0.5 克,含生药 0.45 克,1 次 10 片,1 日服 3 次,30 天为 1 个疗程,连服 6 个疗程。

【主　治】　慢性乙型肝炎,症见肝区疼痛,食少腹胀,神疲乏力,面色无华,舌红有瘀点,苔黄,脉弦。

【方　源】　辽宁中医杂志,1986(8):28

复肝宁

【处　方】　板蓝根 25 克,金银花 25 克,牡丹皮 15 克,柴胡 15 克,焦山楂 15 克。

【制用法】　上药按比例制成片剂,每片 0.25 克,每日服 2 次,1 次 6 片,1 个月为 1 个疗程,连服 2 个疗程。

【主　治】　慢性乙型肝炎。

【方　源】　辽宁中医杂志,1986(9):30

加味小建中汤

【处　方】　桂枝、饴糖、黄芪、丹皮、麦芽各 10 克,白芍、板蓝根各 25 克,干姜、甘草、薄荷各 6 克,肉桂粉(冲服)3 克,白术、茯苓各 15 克。

【制用法】　1 日 1 剂,连服 10 剂后,隔日 1 剂,疗程半年。

【主　治】　乙型肝炎。

【方　源】　中级医刊,1990,25(6):50

复肝煎

【处　方】　垂盆草 30 克,海金沙 30 克,生薏仁 30 克,平地木 15 克,蒲公英 15 克,广郁金 12 克,茯苓 12 克,茜草 12 克,赤芍 12 克,白芍 12 克,软柴胡 9 克,生甘草 4 克。

【制用法】　1 日 1 剂,水煎分 2 次服。

【主　治】　慢性乙型肝炎。气虚加黄芪、党参、白术;阴虚加生地、麦冬、女贞子、枸杞子;湿阻加苍术、川朴、制半夏;血瘀加丹参、红花。

【方　源】　上海中医药杂志,1989(8):50

强肝汤Ⅰ号

【处　方】　黄芪 12～30 克,丹参 12～30 克,当归 6～15 克,党参 6～15 克,白术 5～15 克,茯苓 6～15 克,黄精 6～15 克,生地黄 6～15 克,郁金 3～12 克,茵陈 6～15 克,板蓝根 8～12 克,泽泻 5～15 克,山楂 6～15 克,山药 6～15 克,甘草 3～12 克。

【制用法】　水煎服,1 日 1 剂。

【主　治】　慢性乙型肝炎。

【方　源】　中西医结合杂志,1986(9):526

强肝汤Ⅱ号

【处　方】　银花 10～30 克,败酱草 10～30 克,龙胆草 3～12 克,栀子 3～12

克,丹参 12～30 克,当归 6～15 克,白芍 6～15 克,党参 3～15 克,白术 3～15 克,茯苓 6～15 克,郁金 3～15 克,茵陈 6～45 克,车前子 10～15 克,香附 6～15 克,甘草 3～15 克,炒莱菔子 6～12 克。

【制用法】 水煎服,1 日 1 剂。

【主　治】 慢性肝炎。

【方　源】 中西医结合杂志,1986(9):526

复肝 2 号

【处　方】 茵陈 30 克,藿香 10 克,蒲公英 30 克,小蓟 30 克,泽兰 15 克,六一散 15 克,车前子、草各 15 克,大枣 7 个。

【制用法】 1 日 1 剂,每剂水煎 2 次,早晚分温服。

【主　治】 急性肝炎。

【方　源】 北京中医医院方。

经验方

【处　方】 青黛 5 克,紫草 12 克,贯众 10 克,寒水石 10 克,焦山楂 10 克,乳香 6 克,茜草 10 克,木瓜 10 克,绿茶 10 克。

【制用法】 水煎 2 次,合匀早、中、晚分温服。

【主　治】 小儿黄疸,尿短赤者加通草、竹茹、灯心草、黛蛤粉;尿深黄似血加侧柏、秦艽、伏龙肝;恶心者加草豆蔻、砂仁;腹痛者加乳香、没药;热重者加生石膏。

【方　源】 王鹏飞老中医方。

舒肝泄热汤

【处　方】 柴胡 9 克,川楝子 9 克,白芍 9 克,郁金 9 克,玄胡 9 克,青皮 9 克,陈皮 9 克,枳壳 9 克,平地木 10 克,鸡骨草 10 克,谷芽 10 克,麦芽 10 克,白花蛇舌草 10 克。

【制用法】 水煎,1 日 1 剂,2 次分服,忌食油腻、辛辣之品。

【主　治】 慢性肝炎湿热邪毒壅盛者。

【方　源】 陕西中医杂志,1987(1):5

疏肝健脾汤

【处　方】 柴胡 10 克,郁金 13 克,茯苓 13 克,泽泻 10 克,当归 10 克,赤芍 13 克,青皮 10 克,陈皮 10 克,枳壳 13 克,鸡内金 10 克,炒麦芽 10 克,神曲 15 克,车前子(包煎)20 克,茵陈 30 克,山栀子 10 克,黄柏 10 克,熟大黄 10 克。

【制用法】 水煎,1 日 1 剂,分 2 次服。

【主　治】　慢性肝炎迁延难愈而属肝郁脾湿者。

【方　源】　北京中医,1987(1):5

清利湿热复肝汤

【处　方】　田基黄 30 克,板蓝根 15 克,白芍 12 克,黄芩 9 克,鸡骨草 12 克,茵陈 12 克,柴胡 6 克,甘草 6 克,白背叶根 30 克。

【制用法】　水煎服,1 日 1 剂,2 次分服。

【主　治】　慢性肝炎因湿热内炽者。

【方　源】　浙江中医杂志,1988(2):61

健脾舒肝汤

【处　方】　党参 10 克,焦白术 10 克,茯苓 10 克,法半夏 5 克,陈皮 10 克,炒白芍 10 克,炒炙甘草 3 克,五味子 12 克,竹叶、柴胡各 12 克。

【制用法】　水煎服,1 日 1 剂,2 次分服,五味子研末冲服。

【主　治】　慢性肝炎而肝郁脾虚较甚者。

【方　源】　江西中医药,1984(3):13

茵岩清肝汤

【处　方】　茵陈、垂盆草、岩柏各 30 克,山楂 20 克,虎杖 15 克,炙内金、黄芩、焦山栀、制大黄、炙甘草各 10 克,制川朴、枳壳各 6 克。

【制用法】　茵陈、岩柏、虎杖、垂盆草、焦山栀先煎,余后煎,每剂煎成药汁 500 毫升,加白糖 30 克。1 日 1 剂,分 2 次服。15 剂为 1 个疗程。

【主　治】　病毒性肝炎。

【方　源】　上海中医药杂志,1984(8):7

肝 硬 化

　　肝硬化是肝炎后期肝细胞变性坏死后出现纤维组织增生,肝细胞结节状再生,假小叶形成而出现的一组症候群。属于中医学的"癥瘕""痞块"范畴。

水蛭三七散

【处　方】　水蛭、参三七各 20 克,丹参、三棱、莪术、白术各 30 克,枳实 15 克。

【制用法】　研末分装,每小包 5 克,1 日 3 次冲服。

【主　治】　肝硬化,脾肿大。

【方　源】　实用中医内科杂志,1994(1):8

自拟扶正软肝汤

【处　方】　黄芪、丹参各20克,白术30克,茯苓、当归、白芍、麦芽各15克,鸡内金、泽兰、鳖甲(先煎)各12克,沉香(研末冲服)3克。

【制用法】　水煎服,1日1剂。随症加减。

【主　治】　肝硬化。

【方　源】　刘国铎经验方。

免疫软坚汤Ⅰ号

【处　方】　大黄3克,当归、栀子、牡丹皮、白术各10克,赤芍、白芍各9克,丹参、败酱草、山楂、茵陈各20克,郁金、茯苓各12克,鳖甲、黄芪各30克,生地黄15克。

【制用法】　水煎服,2日1剂。

【主　治】　肝硬化失代偿期肝瘀热蕴型。

【方　源】　张占民经验方。

免疫软坚汤Ⅱ号

【处　方】　熘炒大黄3克,黑木耳、白木耳各5克,白芍、黄精、炙鳖甲各12克,丹参20克,郁金、苍术、木香、茵陈各10克,黄芪、山药各30克,红参、豆蔻各6克。

【制用法】　水煎服,2日1剂。

【主　治】　肝硬化脾虚气虚型。

【方　源】　张占民经验方。

免疫软坚汤Ⅲ号

【处　方】　大黄3克,黑木耳、白木耳各5克,赤芍、郁金、生地黄各12克,丹参、太子参、鳖甲各30克,小蓟、鸡血藤各20克,牡丹皮、炮山甲各10克,桃仁、砂仁各8克,茵陈15克。

【制用法】　水煎服,2日1剂。

【主　治】　肝硬化血瘀络阻型。

【方　源】　张占民经验方。

免疫软坚汤Ⅳ号

【处　方】　大黄3克,黑木耳、白木耳、灵芝、砂仁各5克,鸡骨草、丹参、枸杞子、枣仁各20克,柴胡、西洋参各6克,当归15克,白芍、郁金、生地黄、黄芪、茵陈各 12 克,丹参 10 克,鳖甲 30 克,知母 8 克,川断、狗脊各 9 克。

【制用法】 水煎服,2 日 1 剂。

【主　治】 肝硬化肝肾阴虚型。

【方　源】 张占民经验方。

调肝降球合剂

【处　方】 醋柴胡 5～10 克,广郁金 10～30 克,生黄芪 15～30 克,炒白术 10～15 克,蒸黄精 15 克,紫丹参 15～30 克,炒赤芍、炒白芍各 10 克,青、陈皮各 6～10 克,焦楂、曲各 10 克,云、茯苓各 10～30 克,绵茵陈、秦艽各 15 克,生甘草 5 克。

【制用法】 每剂煎 2 次,早晚分温服,1 日 1 剂。连服 30 剂为 1 个疗程。

【主　治】 适于肝炎、肝硬化、白、球蛋白比例倒置患者。肝脾肿大加炙鳖甲 30 克;HBsAg 阳性加苦参 15 克;谷丙转氨酶增高加败酱草 15 克。

【方　源】 陈卫平经验方。

自拟腹水汤

【处　方】 黄芪 30 克,党参 15 克,白术 10 克,云苓 12 克,泽泻 12 克,木通 12 克,厚朴 12 克,车前子(包)15 克,椒目 10 克,冲天草 30 克,半边莲 30 克,木香 10 克,枳壳 12 克,大腹皮 15 克,黑白丑 20 克,三棱 10 克,莪术 10 克,附子 10 克,姜皮 6 克,郁李仁 15 克,甘遂末(冲)1.5 克。

【制用法】 水煎服,日 1 剂。

【主　治】 肝硬化腹水。

【方　源】 董国立经验方。

愈肝软坚汤

【处　方】 黄芪、丹参各 30 克,党参、当归、白芍、鳖甲、郁金、黄花败酱草、茵陈各 15 克,茯苓、白术、熟地黄各 20 克,莪术 12 克。

【制用法】 水煎服,1 日 1 剂。

【主　治】 肝炎后顽固性肝硬化腹水。

【方　源】 梁超科验方。

平臌汤

【处　方】 丹参 30 克,茜草 10 克,木香 6 克,香附 9 克,郁金 9 克,柴胡 6 克,白芍 12 克,当归 9 克,白术 9 克,茯苓 15 克,陈皮 9 克,半夏 10 克,猪苓 10 克,泽泻 10 克,姜皮 6 克,乌药 9 克,甘草 3 克。

【制用法】 水煎服,1日1剂。

【主　治】 肝硬化。

【方　源】 刘霭如经验方。

胃 下 垂

胃下垂系站立位时,胃下缘达盆腔,胃小弯弧线最低点降到髂嵴连线以下的一种疾病。中医学的"腹胀""恶心""嗳气"等病证中可找到类似的描述。

益气举陷汤

【处　方】 炙黄芪120克,防风3克,炒白术9克,炒枳实15克,煨葛根12克,山茱萸15克。

【制用法】 水煎,1日1剂,分2次服。

【主　治】 胃下垂。病重加柴胡6克、升麻6克;脾虚泄泻加煨肉蔻6克,罂粟壳6克;便秘加肉苁蓉15克;脘闷胁胀、腹部坠胀、嗳气呕逆等肝脾不和者,本方枳实3倍于白术,柴胡改为9克,加麦芽15克。

【方　源】 民间验方。

补胃散

【处　方】 鲜猪肚1个(洗净,正面朝外),白术片250克(用水浸透)。

【制用法】 将白术入猪肚内,两端用索线扎紧,放入瓦内,加水令满(罐内须用洗净碎瓦片垫在底上,以免猪肚在罐底上),置火上,煮1日,将猪肚内白术取出晒干,焙枯,研成极细末(猪肚可切细烂食)。每次服3克,1日3次。空腹时用米汤送下,开水亦可,服完之后,可继续按法配制,以5剂为1个疗程。轻症1个疗程可愈,重症可连用3个疗程。

【主　治】 胃下垂,平时神倦体乏。

【方　源】 民间验方。

枳实参朴汤

【处　方】 白术20克,人参(先煎)6克,茯苓12克,枳实10克,陈皮10克,半夏曲10克,川厚朴10克,莱菔子10克,槟榔10克,砂仁5克,黄连5克,干姜5克,炒麦芽15克,炙甘草3克。

【制用法】 水煎,1日1剂,分2次服。

【主　治】 胃下垂。

【方　源】 南阳名医李鸣皋验方。

益气畅中汤

【处　方】　炒党参9克,黄芪9克,当归9克,白芍9克,升麻9克,香附9克,郁金9克,八月札9克,厚朴花2.4克,砂仁(后下)3克,沉香1.2克,清灵草9克,钩藤9克,磁石30克,宁志丹(包)9克。

【制用法】　水煎,1日1剂。

【主　治】　胃下垂(张力低下型)。胃脘胀满,腹泻,体重下降,苔薄质润,脉细。

【方　源】　白明光验方。

失　眠

失眠是指经常不易入寐,或寐而易醒,甚至彻夜难眠,常伴心烦、头晕耳鸣,甚则五心烦热、多汗等症。西医学中的神经官能症、高血压、脑动脉硬化、贫血、更年期综合征及某些精神病等所出现的失眠均可参照本病治疗。

半夏白术汤

【处　方】　半夏12克,白术、天麻各15克,茯苓30克,陈皮9克,甘草9克,生姜、大枣适量为引。

【制用法】　1日1剂,水煎服。

【主　治】　顽固性失眠属脾虚痰滞者。

【方　源】　陕西中医,1987,8(2):74

镇心安神汤

【处　方】　生龙骨10~30克,生牡蛎30克,朱茯苓12克,丹参、炒枣仁、夜交藤各30克,合欢皮12克。

【制用法】　1日1剂,水煎服,可随症加减。疗程3天。头煎药均于睡前服,下午或傍晚服2煎药,或早醒者待醒服2煎药。

【主　治】　严重失眠症,表现为入睡困难,易醒,每夜眠累计不足3小时,或早醒后不能再入睡。

【方　源】　中国医学文摘中医,1985,9(1):100

养阴镇静丸

【处　方】　党参、当归、茯苓各100克,丹参、玄参、寸冬各75克,柏子仁5克,五味子62克,生地黄、远志、桔梗、夜交藤各50克,珍珠母125克,朱砂12.5克,蜂蜜适量。

【制用法】 将上药共为细末,每 100 克药粉加蜂蜜 110 克,制成重 9 克蜜丸,每服 1 丸,1 日 3 次,10 日为 1 个疗程。

【主　治】 失眠症。

【方　源】 中国医学文摘中医,1986,10(4):234

润燥交心汤

【处　方】 白芍、当归、熟地黄、玄参各 30 克,柴胡、石菖蒲各 3 克。

【制用法】 1 日 1 剂,水煎,下午 3 点、晚 8 点各服 1 次。

【主　治】 顽固性失眠。

【方　源】 山东中医杂志,1986,29(3):42

补心安神膏

【处　方】 黄芪 60 克,党参 30 克,沙参 60 克,生地黄 6 克,当归 60 克,赤芍 60 克,白芍 60 克,川芎 60 克,阿胶 30 克,黄芩 20 克,黄连 10 克,女贞子 30 克,旱莲草 60 克,金樱子 60 克,五味子 60 克,远志 30 克,生牡蛎 80 克,珍珠母 80 克,焦麦芽 60 克,鸡内金 60 克,桑椹子 60 克,鲜葡萄 2500 克,鲜苹果(切片)4000 克,蜂蜜 150 克,冰糖 60 克。

【制用法】 将上药(除阿胶外)共入锅中,煎煮 4 小时,去净药渣,置文火上浓缩,加鲜葡萄和鲜苹果,再煎,再去净渣,加蜂蜜 150 克、冰糖 60 克,徐徐吸膏,同时将阿胶熔化于膏内,以滴水成珠为度,贮于瓶中。每日早、晚各服 1 匙,开水化服。

【主　治】 用脑过度,失眠,食欲不佳,大便秘结。

【方　源】 中医杂志,1988,29(7):59

一百三白汤

【处　方】 百合 30 克,白芍 12 克,白薇 12 克,白芷 12 克。

【制用法】 1 日 1 剂,水煎,分早、晚 2 次温服。7 天为 1 个疗程。

【主　治】 神经衰弱失眠。

【方　源】 河北中医,1989,11(4):15

丹硫膏

【处　方】 丹参 20 克,远志 20 克,石菖蒲 20 克,硫黄 10 克。

【制用法】 上药共研为细末,装瓶备用。用时加白酒适量,调成膏状,贴于脐中,再以棉花填至与脐平齐;用胶布固定,每晚换药 1 次。

【主　治】 失眠。

【方　源】 民间验方。

宁志丸

【处　方】　人参、白茯苓、茯神、柏子仁、琥珀、当归、酸枣仁(温酒浸半日,去壳,隔纸炒香)、远志(酒浸半日,新布裹,捶,取肉,焙)各15克,乳香、朱砂(另研)、菖蒲各7.5克。

【制用法】　上药研末,炼蜜丸,梧桐子大。1次30丸,食后枣汤下。

【主　治】　心血不足,心气亦虚,惊悸失眠。

【方　源】　《仁斋直指》

交泰丸

【处　方】　生川连15克,肉桂心1.5克。

【制用法】　上2味,研细,白蜜为丸,每服1.5~2.5克,空腹时用淡盐汤下。

【主　治】　心火偏亢,心肾不交,怔忡,失眠。

【方　源】　《韩氏医通》

安神丸

【处　方】　黄连30克,朱砂30克,当归15克,生地黄15克,炙甘草15克。

【制用法】　汤浸蒸饼为丸,黍米大。每服15丸,津液咽下。

【主　治】　不眠。

【方　源】　《方症会要》

珍珠丸(一)

【处　方】　珍珠、麝香各10克,熟地黄、当归各45克,枣仁、人参、柏子仁各30克,茯神、沉香各15克,冰片3克。

【制用法】　上药研末,炼蜜为丸,如梧桐子大,朱砂、金箔为衣。日午、夜卧各用薄荷汤下50丸。

【主　治】　肝虚不寐。

【方　源】　《杂病源流犀烛》

珍珠丸(二)

【处　方】　珍珠母(贝壳的真珠层,研如粉)22克,当归(洗,去芦,薄切,焙干后称)、熟干地黄(酒洒,九蒸九曝,焙干)各45克,人参(去芦)、酸枣仁(微炒,去皮,研)、柏子仁各30克,茯神(去木)、沉香、龙齿各15克。

【制用法】　上为细末,炼蜜为丸,如梧桐子大,辰砂为衣。每服40~50丸,金银薄荷汤下,日午、夜卧各1服。

【主　治】　肝阳偏亢,气血两亏,心神不宁,卧则自觉神魂离体,惊悸多魇,通夕无寐。

【方　源】　《普济本事方》

熟寐丸

【处　方】　人参、乳香、朱砂各90克,枣仁(炒黑)15克。

【制用法】　上药为末,炼蜜为丸,弹子大。临卧时用龙眼汤下1～2丸。

【主　治】　不寐。

【方　源】　《仙拈集》

鳖甲丸

【处　方】　鳖甲(淡醋煮,去裙膜,洗,酸醋炙黄,称)、酸枣仁(微炒,去皮,研)、羌活(去芦)、黄芪(蜜水涂炙)、牛膝(浸酒,水洗,焙干)、人参(去芦)、五味子(拣)各等分。

【制用法】　上为细末,炼蜜杵匀为丸,如梧桐子大。每服30～40丸,温酒下。

【主　治】　胆虚不得眠,四肢无力。

【方　源】　《普济本事方》

酸枣仁丸

【处　方】　酸枣仁(微炒,捣,研)60克,人参、白术、白茯苓(去粗皮)、半夏(汤洗七遍,切,焙)、干姜(炮)各45克,陈橘皮(去白,焙)、榆白皮(铧)、旋覆花、前胡(铧)各30克,槟榔5枚(捶碎)。

【制用法】　上11味,捣罗为末,炼蜜为丸,如梧桐子大。每服20丸,空腹时枣汤送下。再服加至30丸。

【主　治】　胆虚睡眠不安,精神恐怯。

【方　源】　《圣济总录》

无忧散

【处　方】　人参3克,石膏9克,陈皮、半夏(制)、茯苓、枳实、麦冬(去心)、枣仁、甘草各4.5克。

【制用法】　加龙眼肉5个,水煎服。

【主　治】　心胆虚怯,昼夜不寐,百方无效者。

【方　源】　《仙拈集》

茯神散

【处　方】　茯神、酸枣仁、黄芪、人参各30克,柏子仁、远志、五味子、熟地黄、干地黄各 15 克。

【制用法】 上为细末,每服 3 克,不计时候,以温酒调下。

【主　治】 胆虚不得睡,神思不安。

【方　源】 《鸡峰普济方》

疏肝散

【处　方】 柴胡、苏梗、青皮、钩藤、山栀、白芍药、广皮、甘草各适量。

【制用法】 上药研为粗末。水煎服。

【主　治】 恼怒伤肝,肝火怫逆,不能眠卧。

【方　源】 《症因脉治》

高枕无忧散(一)

【处　方】 人参 15 克,软石膏 9 克,陈米、半夏(姜汁浸,炒)、白茯苓、枳实、竹茹、麦冬、龙眼肉、甘草各 4.5 克,酸枣仁(炒)3 克。

【制用法】 上锉。水煎服。

【主　治】 心气不足,痰涎内阻,心胆虚怯,昼夜不睡。

【方　源】 《古今医鉴》

高枕无忧散(二)

【处　方】 陈皮、半夏(姜制)、白茯苓(去皮)、枳实(麸炒)、竹茹、麦冬(去心)、龙眼肉、石膏各 4.5 克,人参 15 克,甘草 4.5 克。

【制用法】 上锉 1 剂,水煎服。

【主　治】 心胆虚怯,昼夜不睡。

【方　源】 《万病回春》

宁志膏(一)

【处　方】 辰砂、酸枣仁、人参、茯神(去木)、琥珀各 7.5 克,滴乳香(另研)3 克。

【制用法】 上为细末,和匀;每服 3 克,浓煎灯心草、大枣汤调下。

【主　治】 妇人因出血多,心神不安,不得睡卧,语言失常。

【方　源】 《百一选方》

宁志膏(二)

【处　方】 酸枣仁(微炒,去皮)、人参各 30 克,辰砂(研细,水飞)15 克,乳香(以乳钵坐水盆中研)7.5 克。

【制用法】 上4味,研末和匀,炼蜜为丸,如弹子大。每服1粒,空腹与临卧时温酒化下,枣汤亦得。

【主　治】 心脏亏虚,神志不宁,恐怖惊惕,常多恍惚,易于健忘,睡卧不宁,夜多噩梦。

【方　源】《太平惠民和剂局方》

安寐丹

【处　方】 人参9克,丹参6克,麦冬9克,甘草3克,茯神9克,生枣仁15克,熟枣仁15克,菖蒲3克,当归9克,五味子3克。

【制用法】 水煎服。

【主　治】 怔忡不寐。

【方　源】《串雅内编》

上下两济丹

【处　方】 人参15克,熟地黄30克,白术15克,山茱萸9克,肉桂1.5克,黄连1.5克。

【制用法】 水煎服。

【主　治】 心肾不交,心甚躁烦,昼夜不能寐者。

【方　源】《辨证录》

面神经炎

面神经炎指茎乳突孔内急性非化脓性的面神经炎,引起周围性面神经麻痹。男性较多见,可发生于任何年龄,但以20—40岁为多,任何季节均可发病。属中医学中风范畴,为风中经络。

秦艽附子汤

【处　方】 秦艽10克,白附子10克,川芎10克,红花10克,羌活10克,没药10克,香附10克,白僵蚕12克,桃仁20克,当归12克,地龙12克,全蝎6克,鸡血藤30克。

【制用法】 水煎服,1日1剂。

【主　治】 面神经麻痹。

【方　源】《百病良方》

黄芪当归汤

【处　方】 黄芪100克,当归15克,白附子10克,僵蚕10克,全蝎10克。

【制用法】 水煎,滤汁后加白酒 10 毫升,1 天分 3 次服完。

【主 治】 面神经炎。

【方 源】 《百病良方》

育阴熄风汤

【处 方】 白芍、玄参、天冬、龙骨、牡蛎、龟甲、代赭石、牛膝各适量。

【制用法】 水煎服,每日 1 剂。

【主 治】 面神经炎。

【方 源】 黑龙江中医药 1988(5):17

外敷方

【处 方】 生南星 6 克,白及 6 克,生草乌 6 克,白僵蚕 6 克。

【制用法】 将上药共研为细末,生鳝鱼血调成糊状,敷患侧,外用敷料保护固定。

【主 治】 面神经麻痹。

【方 源】 《百病良方》

皂角膏

【处 方】 大皂角 6 克。

【制用法】 去皮与子研末,过 500 目筛,入铜锅或铜勺(忌铁器),用微火炒至焦黄色,再入醋 30 毫升收匀成膏。把药膏平摊于敷料上厚约 3 毫米,贴于口角外,左歪贴右,贴时稍向患侧牵拉固定。每日 1 次,2 日后改为间日 1 次,至病愈。

【主 治】 面神经炎。

【方 源】 浙江中医杂志,1989,24(6):257

养血和营汤

【处 方】 秦艽、羌活、防风、白芷、地黄、当归、川芎、赤芍、白附子、全蝎。

【制用法】 水煎服,1 日 1 剂。

【主 治】 面神经炎。

【方 源】 黑龙江中医药,1988(5):17

羌蚕汤

【处 方】 羌活 10 克,防风 10 克,白附子 10 克,僵蚕 10 克,全蝎 10 克。

【制用法】 水煎服,黄酒 30 毫升分次兑服。

【主 治】 面神经麻痹。

【方　源】《百病良方》

黄芪蜈蚣散

【处　方】　黄芪 50 克,防风 20 克,白附子 10 克,大蜈蚣(去头足,焙黄研粉,冲服)3 条。

【制用法】　前 3 味水煎,用药水冲蜈蚣粉,1 日 1 剂。

【主　治】　中风面瘫。

【方　源】　民间验方。

口斜散

【处　方】　生川乌、生草乌、生半夏、炒僵蚕、白芍、白芷、姜黄各 10 克。

【制用法】　将上药研末,贮瓷瓶内,用时以生姜汁调成糊状(用多少调多少),然后摊于五层纱布上,贴于患侧的太阳穴处,以胶布固定,每 2～3 天换药 1 次。

【主　治】　口眼㖞斜。

【方　源】　民间验方。

牵正散加味

【处　方】　法半夏 10 克,胆南星 10 克,白附子(另包先煎)10 克,蝉蜕 10 克,僵蚕 10 克,蜈蚣 1 条。

【制用法】　水煎服,白附子先煎 1 小时,再放余药煎 0.5 小时。

【主　治】　口眼㖞斜。

【方　源】　民间验方。

三叉神经痛

三叉神经分布区内,反复发作的阵发性、短暂剧烈疼痛,不伴三叉神经功能破坏表现的称三叉神经痛,常于 40 岁后起病,女性较多。

散偏汤加味

【处　方】　川芎 30 克,白芍 15 壳,白芷 3 克,柴胡 3 克,香附 6 克,郁李仁 3 克,白芥子 10 克,甘草 3 克。

【制用法】　水煎服,1 日 1 剂。随症加减。

【主　治】　偏头痛。

【方　源】　四川中医,1988(2):30

镇痛汤

【处　方】　细辛、白芷、僵蚕各 12～18 克,制半夏、知母各 9～12 克,蝉蜕

6克。

【制用法】 水煎服,随症加减。

【主　治】 三叉神经痛。

【方　源】 四川中医,1988(8):31。

乌头汤加减

【处　方】 草乌15克,川乌15克,川芎(酒炒)30克,天麻30克,甘草30克,白芷65克。

【制用法】 将上药共研极细末,1日服3次,每次3克。细茶、荷煎汤送下。

【主　治】 三叉神经痛。

【方　源】 四川中医,1988(1):29

柴胡川芎饮

【处　方】 柴胡、当归、白芷、僵蚕、葛根、白芍各15克,川芎30克,细辛7.5克,吴茱萸10克,甘草10克。

【制用法】 水煎服,1日1剂,随症加减。

【主　治】 偏头痛。

【方　源】 四川中医,1988(5):31

蓝根僵蚕丸

【处　方】 板蓝根600克,僵蚕60克。

【制用法】 2药共为细面,水泛为丸,梧桐子大,每瓶装60克。1日服2次,每服10克,温开水送服。

【主　治】 三叉神经痛。

【方　源】 中医杂志,1986(7):40

三生散外治方

【处　方】 生草乌30克,天南星30克,生白附子30克,葱白7个,生姜40克。

【制用法】 将诸药研末调匀,用一层纱布包好,放入锅内,隔水而蒸,热敷痛处,但勿敷眼部。

【主　治】 偏头痛。

【方　源】 四川中医,1988(8):32

龙蝎饼

【处　方】 地龙5条,全蝎20个,路路通10克,生南星、生半夏、白附子各50

克,细辛 5 克。

【制用法】 上药共为细末,加一半面粉,用酒调成饼,摊贴于太阳穴,用敷料固定,每日换药 1 次。

【主　治】 三叉神经痛。

【方　源】 民间验方。

泻肝解痉汤

【处　方】 大生地 20 克,生白芍 20 克,黄芩 10 克,地龙 20 克,细辛 2.5～5克,全蝎 5 克,白芷 10 克,龙胆草 10 克。

【制用法】 1 日 1 剂,煎 2 次分服。

【主　治】 三叉神经痛或自觉面部麻木等。痛兼眩晕者加天麻、钩藤、菊花。

【方　源】 吴林鹏验方。

头　痛

头痛是临床上常见的自觉症状。凡风寒、湿热之邪外袭,或痰浊、瘀血阻滞,致使经气逆上,或肝阳上扰清窍,或气虚清阳不升,血虚脑髓失荣等均可引起头痛。头痛剧烈,经久不愈常发作者又称头风。在内科临床上常遇到的头痛多见于感染性、发热性疾病、高血压、颅内疾病、神经官能症、偏头痛等疾病。

颅痛饮

【处　方】 生白芍 20 克,钩藤、川芎各 30 克,细辛 15～18 克,生石决明(先煎)50 克。

【制用法】 1 日 1 剂,水煎,2 次分服。重病可加服半剂,每 8 小时服 1 次。

【主　治】 血管性头痛。

【方　源】 上海中医药杂志,1986(2):36

清肝和解汤

【处　方】 银柴胡、炒黄芩、制半夏、制香附各 10 克,荆芥、防风各 6 克,夏枯草 12 克,甘草 3 克。

【制用法】 1 日 1 剂,水煎分 2 次服。疼痛剧烈者加川芎、白芷、郁金;呕吐者加竹茹。

【主　治】 眉棱骨痛。

【方　源】 中国医学文摘-中医,1986,10(6):350

头风散

【处　方】 白芷 75 克,川芎、制川乌、生甘草、天麻各 30 克。

【制用法】 将上药共为细末,若肝火盛者用龙胆泻肝汤加石决明 30 克煎汤送服;无明显兼症者以细茶 1 撮、薄荷 1.5 克,泡水送服。1 个月为 1 个疗程。

【主 治】 肌紧张性头痛。慢性持续性额、颞、枕部束箍样疼痛,并与精神紧张有关,各项检查无特殊发现者。

【方 源】 中医杂志,1986,27(8):20

定痛散

【处 方】 细辛、徐长卿、川芎各 9 克,蜈蚣、山柰各 6 克,冰片 0.5 克。

【制用法】 将上药分别研为细末,装瓶备用。以涤确良或绸布一小块,包药末少许,塞入鼻孔中,左右交替塞用,每日更换 1～2 次,左侧偏头痛者塞右,右者塞左。上药用完为 1 个疗程,间隔 3～5 日再进行第 2 个疗程。

【主 治】 各种头痛。如血管性头痛、偏头痛、紧张性头痛、慢性头风痛、枕神经痛等。

【方 源】 山西中医,1987,8(6):266

速效镇痛散

【处 方】 白芷 30 克,川芎 15 克,细辛 10 克,升麻 10 克,冰片 6. 克,薄荷 10 克。

【制用法】 将上药共研末,贮瓶备用。用药棉蘸少许药粉塞鼻,深吸气,左痛塞左,右痛塞右,两侧痛双侧同塞。

【主 治】 神经性头痛,偏头痛,慢性鼻窦炎所致头痛,龋齿、牙周炎所致牙痛。

【方 源】 山东中医杂志,1987,38(6):43

理气通窍汤

【处 方】 丹参 40 克,川芎、白芍、香附各 25 克,延胡索 10 克,茯苓、防风各 30 克,白芥子、羌活各 15 克,柴胡 5 克,白芷 3 克。

【制用法】 上药 1 日 1 剂,水煎分 2 次服。

【主 治】 血管性头痛,表现为一侧或双侧颞额部眼眶疼痛,或后颈或顶部呈持续性跳痛、刺痛,烦躁,恶心呕吐,面色苍白等。

【方 源】 山西中医,1987,8(6):246

清脑灵

【处 方】 辛夷 30 克,荆子 30 克,金银花 30 克,川芎 30 克,土茯苓 30 克,防风 30 克,细茶叶 30 克。

【制用法】 上药水煎服,1日1剂,分2次服。

【主　治】 雷头风。症见血气热重头炸痛如破,其至在痛处起疙瘩,服别药无效,可服此药。

【方　源】 《祖传秘方大全》

偏痛嗅鼻方

【处　方】 樟脑3克,冰片0.6克。

【制用法】 将上药放碗底,用火点着,鼻嗅其烟,左痛用左鼻孔嗅,右痛用右鼻孔嗅,1天嗅3次,1次嗅3回。

【主　治】 偏头痛。

【方　源】 《祖传秘方大全》

头风神方

【处　方】 土茯苓(忌铁)120克,金银花9克,蔓荆子3克,玄参2.4克,防风3克,明天麻3克,辛夷花1.5克,川芎51.5克,黑豆49粒,灯心草20根,芽茶1克。

【制用法】 河水、井水各900毫升,煎至600毫升服。

【主　治】 头风。

【方　源】 《先醒斋医学广笔记》

选奇方

【处　方】 羌活、防风各6克,甘草6克,酒黄芩3克。

【制用法】 上药每服9克,水100毫升,煎至70毫升后温服。

【主　治】 眉棱骨痛。

【方　源】 《医学入门·万病衡要》

芎归汤

【处　方】 川芎、当归各等分。

【制用法】 每服15克,水煎服。

【主　治】 血虚头痛。

【方　源】 《医学入门·万病衡要》

六神通解汤

【处　方】 麻黄3克,甘草0.9克,黄芩2.1克,石膏2.4克,滑石2.4克,苍术2.4克,川芎2.4克,羌活2.2克,细辛1.5克。

【制用法】 水 200 毫升,姜 3 片,豆豉 1 撮,葱白 3 茎,煎之,热服。

【主　治】 头痛,身热,恶寒,脉洪数。

【方　源】 《医学入门·万病衡要》

玉女煎

【处　方】 生石膏 15～30 克,熟地黄 9～30 克,麦冬 6 克,知母、牛膝各 4.5 克。

【制用法】 水 1 盅半,煎 7 分,温服或冷服。

【主　治】 胃热阴虚。症见头痛牙痛,齿松牙衄,烦热口渴,舌干红,苔黄干。

【方　源】 《景岳全书·新方八阵·寒阵》

家秘和中汤

【处　方】 人参、当归、黄芪、白术、广皮、甘草、升麻、柴胡、川芎、细辛。

【制用法】 各等分,水煎服。

【主　治】 头痛,气虚者。

【方　源】 《症因脉治》

家秘芎归汤

【处　方】 当归、川芎、生地黄、连翘、细辛、蔓荆子。

【制用法】 各等分,水煎服。

【主　治】 头痛,血亏者。

【方　源】 《症因脉治》

定风去晕汤

【处　方】 熟地黄 27 克,山茱萸 12 克,山药 9 克,北五味 6 克,麦冬 6 克,元参 9 克,川芎 9 克,当归 9 克,葳蕤 21 克。

【制用法】 煎服。

【主　治】 头痛,头晕。

【方　源】 《石室秘录》

清脑平酒汤

【处　方】 黄酒 80 毫升,辛夷 9 克,柴胡 15 克,白芍 27 克,郁李仁 15 克,麦冬 15 克,桔梗 9 克,甘草 3 克。

【制用法】 水 700 毫升煎汤,入前酒。酌量饮之,一醉而愈;量好者,再饮酒,必以醉为度。

【主　治】头脑痛。

【方　源】《石室秘录》

救脑汤

【处　方】辛夷 9 克,川芎 30 克,细辛 3 克,当归 30 克,蔓荆子 6 克。

【制用法】水煎服。

【主　治】头痛连脑,双目赤红,如破如裂。

【方　源】《辨证录》

王瓜散

【处　方】荆芥穗 45 克,木香、川芎、天麻、麻黄(去节)、防风(去芦)、细辛(去苗)、甘草(炙)、王瓜(炒黄色)各 15 克。

【制用法】上药共为细末。每服 6～9 克,食后用热茶调下。

【主　治】偏正头痛。

【方　源】《御药院方》

天关散

【处　方】抚川芎 3 克,杭白芷 2.4 克。

【制用法】研末。水煎服。

【主　治】头目痛。

【方　源】《重楼玉钥》

止痛散

【处　方】柴胡 45 克,甘草(炙)22.5 克,瓜蒌根 60 克,当归、黄芩(一半酒,一半炒)各 120 克,生地黄 30 克。

【制用法】上为粗末。每服 9 克,用水 220 毫升,加生姜 3 片,大枣 1 枚,临卧热服。

【主　治】两额角痛,目睛痛,时见黑花,以及目赤肿痛,脉弦,作内障者。小便不利,加茯苓、泽泻各 15 克。

【方　源】《医学纲目》

风热散

【处　方】川芎、白芷、石膏(煅)、荆芥穗各等分。

【制用法】上为末。每服 3 克,白开水送下。

【主　治】散风清热。治风热头痛。

水解散

【处　方】麻黄(去节)120克,大黄90克,黄芩90克,桂心60克,甘草(炙)60克,芍药60克。

【制用法】上6味,捣筛为散。患者以暖水和服1克。覆取汁,或利则便愈。体强人服2克。

【主　治】天行头痛,壮热一二日(服药期间,忌食海藻、生葱、菘菜、生菜)。

【方　源】《外台秘要》

乌罂散

【处　方】川乌(炮)、米壳(蜜炒)、甘草、橘皮各等分。

【制用法】上粗末,每服9克,水100毫升,煎至70毫升,去渣温服,立效。

【主　治】诸种头痛,不可忍者。

【方　源】《施圆端效方》

天香散

【处　方】南星、半夏、川乌(泡去皮)、白芷各等分。

【制用法】粗末12克,水50毫升,煎半入姜汁25毫升,煎25毫升温服。

【主　治】久年头风不得愈者。

【方　源】《简易方》

立效散

【处　方】地龙(去土,炒,为末)30克,麝香少许(研)。

【制用法】上2味,共同研匀。每次用1.5克,掺纸上作纸捻,于灯上烧,随痛左右熏鼻。

【主　治】偏头痛。

【方　源】《圣济总录》

立胜散

【处　方】黄连、黄柏、秦皮(去粗皮)、甘草各等分。

【制用法】上为锉散。每服12克,水150毫升,加大枣1枚,灯心草7茎,煎数沸,去滓,以新羊毫笔蘸刷眼。候温即用手沃之。

【主　治】风毒攻眼,及时眼隐涩,羞明肿痛。

【方　源】《三因极一病证方论》

必胜散

【处　方】　雄黄、川芎各等分。

【制用法】　上2味,分别研为细末,含水噙之,立效。

【主　治】　偏正头痛。

【方　源】　《医方类聚》

必捷散

【处　方】　白花蛇(酒浸3宿,去皮、骨,炙)60克,蒺藜子(炒,去角)、蔓荆实(酒浸1宿,焙)各30克,白附子(酒浸1宿,切作片子,炒干)5枚,荜澄茄20枚。

【制用法】　上5味,捣罗为散。每服3克,用薄荷自然汁和温酒适量调下,食后服。

【主　治】　外邪客于脑户所致头痛。

【方　源】　《圣济总录》

眩　晕

　　眩晕是目眩与头晕的总称。目眩即眼花或眼前发黑,视物模糊;头晕即感觉自身或外界景物旋转,站立不稳:二者常同时并见,故统称为眩晕。常见于西医学的多种疾病,如梅尼埃病、脑动脉硬化症、高血压、低血压、神经官能症等以眩晕为主要表现者。

眩晕合剂

【处　方】　珍珠母15~60克,代赭石15~30克,柴胡3~10克,枳实6~10克,白芍10~30克,玄参、生地黄各10克,甘草3克。

【制用法】　珍珠母、代赭石先煎20分钟,余药常规煎法,每日1剂,早、晚分服。病重呕吐者,频频内服,并随症加味。

【主　治】　肝阳亢盛之眩晕。

【方　源】　福建中医药,1985,16(6):17

补气升阳汤

【处　方】　黄芪35克,党参、白术、丹参各15克,当归、葛根、茯苓各12克,升麻、柴胡、陈皮各10克,半夏6克,代赭石30克。

【制用法】　1日1剂,水煎服。

【主　治】　眩晕(脑动脉硬化),面色萎黄,头晕目眩,动则加剧。

【方　源】　新中医,1986(6):37

止眩汤

【处　方】　黄芪30～50克,丹参30～60克,葛根、鸡血藤各30～40克,赤芍20～30克,山楂10～15克,川芎、当归、红花、广地龙各10克,桃仁、生甘草各9克。

【制用法】　1日1剂,水煎服。

【主　治】　脑动脉硬化、颈椎病所致的眩晕。

【方　源】　北京中医,1986(5):24

降压汤

【处　方】　生石决明、丹参、刺蒺藜、夏枯草各30克,车前子(布包)45克。

【制用法】　1日1剂,水煎300～400毫升,分3次于餐前服用。连服45天为1个疗程。

【主　治】　高血压病眩晕。

【方　源】　中国医学文摘-中医,1985,9(3):142

宁眩汤Ⅰ号

【处　方】　生代赭石45克,夏枯草18克,法半夏18克,车前草18克。

【制用法】　水煎,1日1剂,早、晚分服。

【主　治】　内耳眩晕症。

【方　源】　《临床验方集锦》

宁眩汤Ⅱ号

【处　方】　泽泻30克,白术9～15克,炒枣仁18～30克,川牛膝9～12克,五味子12～18克。

【制用法】　水煎,1日1剂,早晚分服。

【主　治】　内耳眩晕病。

【方　源】　《临床验方集锦》

定旋汤

【处　方】　代赭石、牡蛎各20克,白芍、草决明、钩藤、茯苓、陈皮、旋覆花、竹茹、五味子、柴胡、黄芩各10克,甘草3克。

【制用法】　水煎,1日1剂,分3次温服。

【主　治】　耳源性眩晕。

【方　源】　河北中医,1989,11(3):32

化瘀汤

【处　方】　赤芍 12 克,川芎 6 克,桃仁 9 克,刘寄奴、葛根各 15 克。

【制用法】　1 日 1 剂,水煎服。

【主　治】　中枢性眩晕,发作时伴一侧感觉、视觉、运动系统一过性障碍。肝阳上亢,血压升高者加石决明 30 克,钩藤 15 克;阴虚阳亢者加生地、首乌各 9 克,钩藤 12 克;气虚者加党参 15 克,黄芪 20～30 克;阳气虚者加附子 9 克,桂枝 6 克;痰浊者加薤白、瓜蒌、清半夏各 9 克。

【方　源】　新中医,1986(10):24

四物汤

【处　方】　当归(去芦酒浸炒)、川芎、白芍药、熟干地黄(酒蒸)各等分。

【制用法】　上为粗末,每服 9 克,水 1 盏半,煎至 8 分,去渣热服,食前服。

【主　治】　营血虚滞。症见惊惕头晕,目眩耳鸣,唇爪无华,妇人月经量少或闭经不行,脐腹作痛,舌质淡,脉弦细或细涩。

【方　源】　《太平惠民和剂局方》

芎归汤

【处　方】　川芎、当归(去芦酒浸)等分。

【制用法】　上粗末,每服 9 克,水 75 毫升,煎至 50 毫升,去滓温服,不拘时候。

【主　治】　一切失血过多,眩晕不苏。

【方　源】　《严氏济生方》

益气聪明汤

【处　方】　黄芪、人参各 6 克,升麻 22.5 克,葛根 9 克,蔓荆子 4.5 克,芍药、黄柏各 3 克,炙甘草 2 克。

【制用法】　为粗末,每服 12 克,水煎服。

【主　治】　中气不足,清阳不升,风热上扰,头痛眩晕或内障初起,视物不清,或耳鸣耳聋,或齿痛等症。

【方　源】　《证治准绳》

六合汤

【处　方】　当归 9 克,地黄 6 克,川芎 6 克,芍药 6 克,秦艽 2.1 克,羌活 3 克。

【制用法】　水煎,食后服。

【主　治】　血虚夹风,眩晕。

加味六君子汤

【处　方】　人参3克,白术3克,茯苓2.4克,炙甘草1.5克,大枣2枚,橘红2.1克,生姜3片,半夏2.4克,荆芥穗2.4克。

【制用法】　水煎,食后服。

【主　治】　气虚夹痰作眩。

【方　源】《医学入门·万病衡要》

痰火眩晕方

【处　方】　半夏、白茯苓、川芎、甘草、羌活、白芷、枳实、南星、防风、细辛、酒黄芩。

【制用法】　各等分,姜3片,水煎服。或作丸,1日服2～3丸,极效。

【主　治】　痰火眩晕。

【方　源】《明医指掌》

半夏白术天麻汤

【处　方】　半夏9克,天麻、茯苓、橘红各6克,白术15克,甘草4克。

【制用法】　生姜1片,大枣2枚,水煎服。

【主　治】　风痰所致的眩晕、头痛,兼见胸膈痞闷,舌苔白腻,脉滑数等。

【方　源】《医学心悟》

加味左归饮

【处　方】　熟地黄21～24克,山茱萸、怀山药、茯苓、枸杞子各9克,细辛、炙甘草各3克,川芎6克,肉苁蓉(酒洗切片)9～12克。

【制用法】　水300毫升,煎至250毫升温服。

【主　治】　肾虚头痛,并治眩晕目痛。

【方　源】《医学三字经》

阿胶鸡子黄汤

【处　方】　阿胶(烊化)、钩藤各6克,白芍药、络石藤各9克,石决明15克,生地黄、生牡蛎、茯神木各12克,鸡子黄(先煎代水)2枚,炙甘草2克。

【制用法】　水煎服。

【主　治】　邪热久留,灼伤真阴,致血虚生风,而见筋脉拘急,手足蠕动,头目眩晕,舌绛苔少,脉细数等症。

癫　狂

癫与狂都是精神失常的疾患。癫证是以沉默痴呆,语无伦次,静而多喜为特征;狂证以喧扰不宁,躁妄打骂,动而多怒为特征。因二者在症状上不能截然分开,又能相互转化,故癫狂并称。

酸枣仁汤

【处　方】　酸枣仁 18 克,甘草 3 克,知母 6 克,茯苓 6 克,川芎 3 克。

【制用法】　1 日 1 剂,水煎服。

【主　治】　忧郁症,焦虑性神经症,妄想型精神分裂症。

【方　源】《金匮要略》

滚痰开窍汤

【处　方】　煅礞石 9～15 克,磁石 21～30 克,生铁落 30～60 克,芫花、甘遂、大戟各 3～9 克,胆星、天竺黄、枳实、竹茹、黄芩各 6～9 克,沉香 1～2 克,生大黄 12～18 克,石菖蒲、芒硝各 3～9 克。

【制用法】　取铁锈水之上清液 4 碗,先煮前 3 味药约 40 钟后,再下芫花、甘遂、大戟、胆星、天竺黄、枳实、竹茹、黄芩,药液煎至 400～500 毫升后投入沉香、生大黄、石菖蒲、芒硝,文火煎 1～2 沸,去渣顿服,1 日 1 剂。可随症加减。

【主　治】　癫狂症属痰热内盛者。

【方　源】　中国医学文摘-中医,1983,7(1):39

四味达营汤

【处　方】　三棱、莪术各 30 克,大黄、赤芍各 30 克。

【制用法】　1 日 1 剂,水煎服。

【主　治】　周期性精神病。

【方　源】　中国医学文摘-中医,1983,7(1):39

解郁散

【处　方】　陈皮、半夏、枳壳、竹茹、栀子、红花、香附、石菖蒲、山楂、苍术、砂仁、苏合香、冰片各适量。

【制用法】　研末制成胶囊,每个胶囊含生药 0.45 克,每次口服 4～8 粒,1 日 2 次。

【主　治】　精神分裂症、神经官能症、忧郁症、心因性精神障碍及强迫症等。

【方　　源】　天津中医,1986,3(5):19

利惊丸

【处　　方】　青黛、轻粉各 3 克,牵牛末 15 克,天竺黄 6 克。

【制用法】　蜜丸,每服 3 克。

【主　　治】　惊痫气实者。

【方　　源】　《程氏易简方论》

寿星丸

【处　　方】　天南星(生用)300 克,琥珀(另研)30 克,朱砂(水飞)60 克。

【制用法】　上为细末,和匀,用生姜自然汁打面糊为丸,如绿豆大。每服 40 丸,不拘时候,用人参、石菖蒲煎汤送下,淡姜汤亦得。

【主　　治】　因病惊扰,涎留心胞,精神不守,谵言妄语,不得安卧。

【方　　源】　《严氏济生方》

坠痰丸

【处　　方】　大黄(酒煨)30 克,贝母(去心)、胆星、青礞石(煅过)、石菖蒲各 30 克,麝香 3 克,蛇含石(煅红,醋淬 7 次)15 克。

【制用法】　上药为末,姜汁为丸,每服 3 克,空腹时用白滚汤送下。

【主　　治】　痰火凝结于胸膈,以致癫狂,谵语妄言。

【方　　源】　经验方。

妙功丸

【处　　方】　丁香、木香、沉香各 15 克,乳香(研)、麝香(另研)、熊胆各 7.5 克,白丁香 300 粒,轻粉 1.35 克,雄黄(研)、青皮(去白)、黄芩、胡黄连各 15 克,黄连、黑牵牛(炒)、荆三棱(煨)、甘草(炙)、蓬莪术、陈皮(去白)、雷丸、鹤虱各 30 克,大黄 45 克,赤小豆 300 粒,巴豆 7 粒(去皮、心、膜、油)。

【制用法】　上药去细末,用荞面 45 克做糊和匀,每 30 克做 10 丸,朱砂(水飞)30 克为衣,阴干。每服 1 丸,用温水浸 1 宿,去水,再用温水化开,空腹时服,小儿减量服。

【主　　治】　虫积在内,使人多疑善感,而成癫痫。

【方　　源】　《证治准绳·类方》

每定痫丸

【处　　方】　明天麻 30 克,川贝母 30 克,胆南星 15 克,半夏(姜汁炒)30 克,陈皮(洗,去白)21 克,茯苓(蒸)30 克,茯神(去木,蒸)30 克,丹参(酒蒸)60 克,麦冬(去心)60 克,石菖蒲(石杵碎,取粉)15 克,远志(去心,甘草水洗)21 克,全蝎(去尾,甘草水洗)15 克,僵蚕(甘草水洗,去嘴,炒)15 克,真琥珀15 克(研),辰砂(细研,水飞)9 克。

【制用法】 用竹沥100 毫升、姜汁 20 毫升,再用甘草 120 克熬膏,和药为丸,如弹子大,辰砂为衣。每服 6～9 克,照五痫分引下:犬痫,杏仁 5 枚,煎汤化下;羊痫,薄荷 1 克,煎汤化下;马痫,麦冬 6 克,煎汤化下;牛痫,大枣 2 枚,煎汤化下;猪痫,黑料豆9 克,煎汤化下。1 日 2～3 次。

【主 治】 痫证,突然发作,晕仆在地,喉中痰鸣,发出类似猪、羊叫声,甚则抽搐目斜;亦治癫狂。

【方 源】《医学心悟》

定痫丸

【处 方】 天麻、川贝、姜半夏、茯苓(蒸)各 90 克,胆星(九制)、石菖蒲(石杵)、全蝎、琥珀各 15 克,橘红、远志(去心)各 21 克,丹参(酒蒸)、麦冬各 60 克,朱砂 9 克,竹沥 200 毫升,姜汁 100 毫升,甘草 120 克。

【制用法】 上味熬膏和药丸,如弹子大,每服 1 丸。

【主 治】 男、妇、小儿痫证。通治癫狂、风痰。

【方 源】《卫生鸿宝》

惊气丸(一)

【处 方】 附子、木香、僵蚕、白花蛇、橘红、天麻、麻黄、干蝎、南星各 9 克,苏子 30 克,朱砂 1.5 克。

【制用法】 加冰片,蜜丸如龙眼大。每服 1 丸,金银花、薄荷汤下。

【主 治】 癫痫。

【方 源】《经验丹方汇编》

惊气丸(二)

【处 方】 附子、木香、白僵蚕、白花蛇、橘红、天麻、麻黄各 15 克,干葛 60 克,麝香 1.5 克,片脑 0.6 克,朱砂 3 克,南星、苏叶各 30 克。

【制用法】 共为丸,金银花、薄荷汤下 12 克。

【主 治】 癫病因惊恐而得,痴癫迷乱。

【方 源】《程氏简易方论》

清心丸(一)

【处 方】 人参、蝎梢、郁金、生地黄、天麻、南星各等分。

【制用法】 上为末,蒸饼糊丸,如梧桐子大。每服 20 丸,人参煎汤下。

【主　治】 心受邪热,精神恍惚,狂言呼叫,睡卧不宁。

【方　源】 《简易方》

清心丸(二)

【处　方】 白矾(半生、半熟)30 克,荆芥穗 60 克。

【制用法】 上药为末,面糊为丸,如粟米大,朱砂为衣。每服 20 丸,空腹时生姜汤送下。

【主　治】 癫痫。

【方　源】 《仙拈集》

参朱丸

【处　方】 人参、蛤粉、朱砂各等分。

【制用法】 上药 3 味,研为细末,猪心血为丸,如梧桐子大。每服 30 丸,煎金银花汤送下,空腹服。

【主　治】 癫痫。

【方　源】 《卫生宝鉴》

糖 尿 病

　　糖尿病是多种原因引起的糖、脂肪代谢紊乱所致多系统、多脏器功能损害的综合征。为常见的终身性疾病。

　　诊断要点:①肺胃蕴热(上消):烦渴多饮,多食易饥,口干唇燥,尿频便秘,体瘦,苔黄,脉数。②胃热炽盛(中消):多食易饥,形体消瘦,尿频便秘,苔黄燥,脉滑实有力。③肾阴亏损(下消):尿多而频,腰膝酸软,口干咽燥,五心烦热,舌红无苔,脉沉细。④阴阳俱损:腰膝酸软,小便清长,甚则饮一溲一,溺如膏脂,四肢不温,手足心热,面容憔悴,耳轮干枯,舌淡苔白而干,脉沉细无力。

生脉白虎汤加味

【处　方】 党参 50 克,寸冬 40 克,五味子 10 克,知母 20 克,乌梅 15 克,甘草 10 克。

【制用法】 水煎服,1 日 1 剂。

【主　治】 阴虚阳亢型糖尿病。

【方　源】 《千家妙方》

消滋饮

【处　方】 大生地 50 克,山萸肉 15 克,怀山药 15 克,肥玉竹 15 克,女贞子 15

克,甘枸杞 15 克,寸麦冬 15 克,天花粉 15 克,制首乌 15 克,地骨皮 30 克,乌梅肉 10 克,缩砂仁(研末分冲)5 克,生甘草 15 克。

【制用法】 水煎服,1 日 1 剂。

【主　治】 阴虚阳亢,津涸热淫之糖尿病。

【方　源】 山西靳文清验方。

消渴饮加味

【处　方】 党参 9 克,石膏 60 克,茯苓 9 克,川黄连 3 克,黄芩 9 克,知母 9 克,天花粉 15 克,知柏地黄丸(一包煎)15 克,天冬 12 克,麦冬 9 克,杜仲 12 克,潼蒺藜 9 克,狗脊 9 克,鸡内金 6 克,佩兰叶 9 克,冬白术 9 克,龟甲 30 克,石斛 9 克,菟丝子 12 克。

【制用法】 水煎服,1 日 1 剂。

【主　治】 阴虚火旺之糖尿病。

【方　源】 江苏由崑经验方。

生津润燥饮

【处　方】 生石膏 60 克,大生地 30 克,天花粉 10 克,石斛 10 克。

【制用法】 1 日 1 剂,水煎,代茶饮。

【主　治】 阴虚型糖尿病。

【方　源】 河南郭俊田验方。

治消止渴汤

【处　方】 生地黄 30 克,山药 30 克,天花粉 20 克,石斛 20 克,知母 20 克,沙参 15 克,麦冬 15 克,泽泻 12 克,五味子 6 克。

【制用法】 水煎服,1 日 1 剂。

【主　治】 脾阴不足之糖尿病。

【方　源】 《千家妙方》

加味玉液汤

【处　方】 淮山药 30 克,生黄芪 15 克,知母 15 克,生内金 6 克,葛根 5 克,天花粉 10 克,山茱萸 15 克。

【制用法】 1 日 1 剂,水煎服。

【主　治】 胃阳亢,脾阴亏,肾气虚衰之糖尿病。

【方　源】 福建蔡晋谋经验方。

清天饮

【处　方】　通草 10 克,枇杷叶 30 克,瓜蒌 12 克,冬瓜仁 20 克,豆卷 30 克,水苇茎 30 克,丝瓜络 8 克,杏仁 12 克,桑枝 30 克,薏苡仁 30 克,广滑石 30 克,杭菊 10 克,车前草 30 克。

【制用法】　水煎服,1 日 1 剂。

【主　治】　湿郁不解,化热、化燥之糖尿病。

【方　源】　四川刘静庵验方。

抑糖汤

【处　方】　生山药 30 克,石斛 15 克,萆薢 15 克,芡实 15 克,天花粉 20 克,生地黄、熟地黄各 20 克,天冬、麦冬各 20 克,石膏 30 克,覆盆子 15 克,菟丝子 15 克,桑螵蛸 15 克,益智仁 10 克,五倍子 6 克。

【制用法】　水煎服,每日 1 剂。

【主　治】　阴虚燥热之糖尿病。

【方　源】　《吉林中医药》

福麟降糖饮

【处　方】　北沙参 9 克,天花粉 12 克,麦冬 9 克,玉竹 9 克,枸杞子 9 克,生地黄 12 克,知母 9 克,黄芩 6 克,丹参 12 克,泽兰 9 克,鬼箭羽 9 克。

【制用法】　水煎服,1 日 1 剂。

【主　治】　糖尿病并发周围神经病变,久治无效者。

【方　源】　中西医结合杂志,1987(3):143

邝氏降糖方

【处　方】　党参 30 克,黄芪 30 克,仙灵脾 15 克,枸杞子 12 克,熟地黄 12 克,玉米须 30 克。

【制用法】　水煎服,1 日 1 剂,并配合降糖西药口服。

【主　治】　妇女绝经后,2 型糖尿病。

【方　源】　中西医结合杂志,1988(6):276

益气养阴活血汤

【处　方】　生黄芪、生地黄、丹参、益母草、元参各 30 克,苍术、葛根、赤芍各 15 克,山药、川芎、当归、木香各 10 克。

【制用法】　水煎服,1 日 1 剂,3～4 个月为 1 个疗程。

【主　治】　非胰岛素依赖性糖尿病,无明显下肢血管病变,且有疼痛者。

【方　源】　中西医结合杂志,1990(10):664

补肾活血方

【处　方】　生黄芪、荔枝核各30克,菟丝子、女贞子、白芍、金银花各15克,枸杞子、补骨脂、桃仁、水蛭各10克,桂枝6克,全蝎4克。

【制用法】　水煎服,1日1剂,疗程3～4个月。

【主　治】　糖尿病血瘀证阴阳两虚者,有间歇跛行、足背动脉搏动减弱、皮温下降、足溃疡坏疽等明显血管病变。

【方　源】　中西医结合杂志,1990(10):664

高氏消渴Ⅱ号方

【处　方】　生黄芪、生地黄、玄参、天花粉、丹参各30克,太子参、葛根各15克,川芎12克,麦冬、泽泻、红花各10克。

【制用法】　1日1剂,水煎;分2次服,5周为1个疗程。

【主　治】　2型糖尿病。口渴甚者加生石膏30克,知母10克;大便干结加大黄10克,全瓜蒌30克;合并视网膜病变加服石斛夜光丸;合并末梢神经炎加服活络止痛片;合并肾病水肿加猪苓、茯苓各30克,益母草15克,镜下血尿加生地榆、石韦各30克,大蓟、小蓟各15克。

【方　源】　中国医药学报,1990(5):106

活血通脉煎

【处　方】　①赤芍、泽泻各9克,当归、红花、石斛、党参各18克,苏木、芡实、云苓各12克,生黄芪24克,生牡蛎30克,银花60克。②当归100克,玄参30克,银花60克,甘草15克。

【制用法】　2方交替使用,水煎服,1日1剂,5天为1个疗程。并配合抗生素、胰岛素治疗。

【主　治】　糖尿病足趾坏疽。

【方　源】　中西医结合杂志,1990(10):554

玉液汤

【处　方】　黄芪30克,葛根20克,山药15克,知母15克,花粉15克,五味子10克。

【制用法】　水煎服,1日1剂。

【主　治】　消渴。

【方　　源】《医学衷中参西录》

六味地黄汤

【处　　方】　生地黄 15 克,泽泻 10 克,云苓 10 克,山药 15 克,山茱萸 15 克,牡丹皮 10 克。

【制用法】　水煎服,1 日 1 剂。

【主　　治】　肝肾阴虚之消渴病。

【方　　源】《金匮要略》

金匮肾气汤

【处　　方】　生地黄 15 克,泽泻 10 克,云苓 10 克,山药 15 克,山茱萸 15 克,红丹皮 10 克,桂枝 10 克,附子 6 克。

【制用法】　1 日 1 剂,水煎服。

【主　　治】　阴阳两虚或以阳虚为主的消渴。

【方　　源】《金匮要略》

清心汤加减

【处　　方】　石莲肉 6 克,党参 6 克,地骨皮 9 克,云苓 6 克,黄芩 9 克,黄芪 9 克,甘草 6 克,生石膏 9 克,寸冬 6 克,知母 6 克,五味子 9 克,柴胡 6 克。

【制用法】　上药加水 3 碗,煎为 1 碗,空腹温服,1 日 1 剂,早、晚 2 次服。

【主　　治】　糖尿病饮水过多,口舌仍干,腹胀满。

【方　　源】《民间治病绝招大全》

特效三消汤

【处　　方】　党参 9 克,白术 9 克,云苓 9 克,麦冬 9 克,黄连 6 克,黄芩 6 克,黄柏 6 克,知母 6 克,花粉 6 克,熟地黄 12 克,当归 9 克,炙甘草 6 克。

【制用法】　水煎服,渣再煎,两煎药液混合,分早、午、晚 3 次服用,1 日 1 剂。

【主　　治】　糖尿病多食易饥,心悸,消瘦,倦怠无力,口舌干燥。

【方　　源】《民间治病绝招大全》

消渴饮

【处　　方】　薯蓣 24 克,云苓 18 克,花粉 15 克,瞿麦 9 克,附子 1.5 克。

【制用法】　水 3 杯煎留 1 杯,温服。

【主　　治】　糖尿病以中消偏重者。

【方　　源】《千金方》

乌梅参枣汤

【处　方】　乌梅 8 枚,党参 50 克,大枣 15 克,冰糖 20 克。

【制用法】　上药加水 3 碗共煎,水沸 20 分钟后下冰糖再煎 10 分钟至汤微黏稠为度。每次服 3 汤匙。

【主　治】　糖尿病口渴,气短音低,乏力等。

【方　源】　《民间治病绝招大全》

尿崩汤

【处　方】　黄芪 30 克,白术 15 克,陈皮 9 克,升麻 9 克,柴胡 6 克,党参 30 克,当归 15 克,益智仁 15 克,桑螵蛸 30 克。

【制用法】　水煎服,1 日 1 剂,早、晚饭前服。

【主　治】　糖尿病尿崩症者。

【方　源】　《民间治病绝招大全》

水　肿

　　水肿是指体内水液潴留,泛滥肌肤,引起眼睑、头面、四肢、腹背甚至全身水肿,严重者还可伴有胸水、腹水等。西医学的急性肾小球肾炎、慢性肾小球肾炎、肾病综合征、充血性心力衰竭及营养障碍等疾病所出现的水肿,都属本证范畴。

温阳利水汤

【处　方】　熟附片、车前草各 10 克,黄芪 20 克,天花粉、茯苓皮各 30 克,泽泻、当归、郁金、白茅根各 12 克,枸杞子、菟丝子、桑椹子、香附各 15 克,川芎 6 克。

【制用法】　1 日 1 剂,水煎服。

【主　治】　慢性肾炎。周身水肿,按之凹陷,小便量少,大便清稀,腰酸肢软,形寒,脉弦细无力。

【方　源】　新中医,1986(3):1

参芪三草汤

【处　方】　太子参 10 克,黄芪 15 克,白术 10 克,白花蛇舌草 20 克,淮山药 10 克,益母草 10 克,车前草 10 克,薏苡仁 10 克,生地黄 10 克,丹参 10 克,菟丝子 10 克,续断 10 克。

【制用法】　1 日 1 剂,水煎,分早、晚服用。

【主　治】　小儿慢性肾炎,水肿,蛋白尿。

【方　源】　吉林中医药,1990(5):10

化瘀利水汤

【处　方】　旋覆花(包)10克,当归尾10克,茜草10克,益母草15克,柴胡10克,枳壳8克,赤芍10克,通草5克,麻黄6克,杏仁10克,茯苓10克,大腹皮12克。

【制用法】　1日1剂,水煎,分2次服。

【主　治】　妇女更年期水肿。

【方　源】　中医杂志,1988,29(4):23

绿豆附子汤

【处　方】　绿豆250克,盐附子15克,黄芪60克,党参、白术各30克。

【制用法】　将前2味先煎2小时,然后与其他药一起水煎分2次服。1日1剂,连服47剂,再服金匮肾气丸,并每日用鹿衔草60克水煎服。

【主　治】　慢性肾炎,全身水肿,面色苍白,四肢不温,舌淡,脉沉细无力者。

【方　源】　四川中医,1986,4(19):45

益气养血利水汤

【处　方】　生黄芪15克,党参15克,白术10克,茯苓10克,泽泻10克,当归12克,白芍10克,阿胶(烊化)10克,汉防己10克,木香10克,陈皮5克。

【制用法】　1日1剂,水煎,分2次服。

【主　治】　妇女特发性水肿。

【方　源】　广西中医药,1988,11(1):45

人参木香散

【处　方】　人参、甘草、滑石、木香、枳壳、茯苓、琥珀、海金沙、槟榔、猪苓各等分。

【制用法】　上药为末。每服9克,用水150毫升,入生姜1片,同煎至100毫升,温服,1日3次。

【主　治】　水气病。脾胃气虚,水湿内停,脘腹胀满,下肢水肿,小便涩少。

【方　源】　《普济方》

汉防己煮散

【处　方】　汉防己、泽漆叶、石韦、泽泻、白术、丹参、赤茯苓、橘皮、桑根白皮、通草各90克,郁李仁60克,生姜40克。

【制用法】　上12味,研为粗末。每次6克,用水300毫升,煮取240毫升,去

秘传中医特效处方集

渣顿服,1 日 3 次。取小便利为度。

【主　治】　水肿上气。

【方　源】　《备急千金要方》

加味五皮散

【处　方】　大腹皮、陈皮、桑白皮、生姜皮各 3 克,木瓜 4.5 克,茯苓皮 3 克,姜黄 2.1 克。

【制用法】　水 200 毫升,煎至 100 毫升,温服。

【主　治】　四肢水肿。

【方　源】　《医学入门·万病衡要》

苍耳子灰葶苈散

【处　方】　苍耳子灰、葶苈末各等分。

【制用法】　水下 6 克,日 2 服。

【主　治】　大腹水肿,小便不利。

【方　源】　《太平圣惠方》

牡蛎泽泻散

【处　方】　牡蛎(熬)、泽泻、蜀漆(热水洗去腥)、葶苈子(熬)、商陆根(熬)、海藻(洗去咸)、栝楼根各等分。

【制用法】　上 7 味,分别捣碎,下筛为散,更予臼中研之。日服 3 克。小便利,止后服。

【主　治】　大病愈后,水气停聚,腰以下水肿,小便不利,脉沉实有力者。

【方　源】　《伤寒论》

神效葶苈散

【处　方】　甜葶苈(隔纸炒令紫色)90 克,牵牛子(微炒)75 克,猪苓(去黑皮)60 克,泽泻 60 克,椒目(微炒)45 克。

【制用法】　上药捣细罗为散。取葱白 3 茎,切,以浆水 300 毫升,煎取 150 毫升,入清酒 75 毫升,搅令匀,稍热,空腹时调下 9 克。约隔半小时,即煮浆水粥,切入葱白,煮令烂熟,更入清酒 1 升,搅匀,面向东,热吃令尽。至午后来,或小便下甚多,或大便通利,气喘即定,肿减 7 分,隔日后再服。

【主　治】　水肿病,百方不愈,面目四肢俱肿,气息喘急,寝卧不得,小便涩少。

【方　源】　《太平圣惠方》

退肿消毒散

【处　方】　莱菔子(炒)15 克,赤小豆 15 克,甘草 0.6 克,陈皮 15 克,木香 7.5 克。

【制用法】　每服 6 克,姜 2 片煎。

【主　治】　积水、惊水。饮水过多,停积于脾,或四肢及身热。

【方　源】　《仁术便览》

涂脐膏

【处　方】　地龙、猪苓、针砂各 30 克。

【制用法】　上为细末,搗葱涎调成膏。敷脐中,约 1 寸高阔。绢帛束之,以小便多为度,日两易。

【主　治】　水肿小便绝少。

【方　源】　《澹寮集验方》

续随子丸

【处　方】　人参 15 克,防己 15 克,赤茯苓(炒)15 克,木通 15 克,木香 15 克,槟榔 15 克,续随子 15 克,海金沙(另焙)15 克,苦葶苈 120 克。

【制用法】　上药共为末,枣肉丸梧子大。每服 50 丸,桑白皮汤送下。

【主　治】　遍身浮肿,喘闷不快。

【方　源】　《仁术便览》

七百五十丸

【处　方】　胡芦巴、破故纸、丁香、荜澄茄、大椒各 100 个,巴豆、乌梅各 25 克,木香 15 克。

【制用法】　上药为细末,水煮面糊为丸,如黍米大。考 5 丸,食后茶汤下,量虚实加减。

【主　治】　水肿。

【方　源】　《鸡峰普济方》

三花神佑丸

【处　方】　甘遂、大戟、芫花(醋拌湿,炒)各 1.5 克,牵牛 60 克,大黄 30 克(为细末),轻粉 3 克。

【制用法】　上药为末,水泛为丸,如小豆大。初服 5 丸,以后每服加 5 丸,温开水送下,1 日 3 次。加至快利后却常服,病去为度。

【主　治】　水湿停留,肿满腹胀,喘嗽淋秘;痰饮入络,肢体麻痹,走注疼痛;痰饮停胃,呕逆不止;风痰涎嗽,目眩晕;疟疾不已,癥瘕积聚,坚满痞闷,酒积食积;妇人痰湿侵入胞宫,经行不畅,带下淋沥;伤寒湿热,腹满实痛。

【方　源】　《宣明论方》

加味肾气丸

【处　方】　附子(炮)60克,白茯苓(去皮)、泽泻、山茱萸(取肉)、山药(炒)、车前子(酒蒸)、牡丹皮(去木)各30克,官桂(不见火)、川牛膝(去芦,酒浸)、熟地黄各15克。

【制用法】　上为细末,炼蜜为丸,如梧桐子大。每服70丸,空腹时用米饮送下。

【主　治】　肾虚腰重脚肿,小便不利。

【方　源】　《重订严氏济生方》

沉香琥珀丸

【处　方】　琥珀、杏仁(去皮,炙)、赤茯苓各15克,泽泻15克,紫苏(真者)、沉香、葶苈(炒)、郁李仁(去皮壳)各45克,橘皮(去白)、防己各23克。

【制用法】　上为末,炼蜜为丸,如梧桐子大,以麝香1.5克为衣。每服25～50丸,空腹时用前胡、人参汤送下。

【主　治】　水肿,小便不通。

【方　源】　《普济方》

淋　证

淋证为中医病名。指小便频数短涩,滴沥刺痛,欲出未尽,小腹拘急,或痛引腰腹的病证。西医学中泌尿系感染、结石、乳糜尿、前列腺炎等均属此范畴。

茅银合剂

【处　方】　白茅根50克,金银花、小蓟、蒲公英各30克,萹蓄、瞿麦、滑石、黄柏、车前子各15克,石韦、藕节、连翘、板蓝根、旱莲草、仙鹤草各20克,木通10克。

【制用法】　水煎服,1日1剂,早、晚分服。

【主　治】　热淋。

【方　源】　吉林中医药,1988(5):8

排石合剂

【处　方】　金钱草、海金沙、车前草各30克,石韦、王不留行子、补骨脂各

15 克。

【制用法】 将上方 7 剂煎成 500 毫升,每日服 70 毫升,分 2～3 次服。

【主　治】 泌尿系结石。

【方　源】 上海中医药杂志,1985(12):24

地榆大黄汤

【处　方】 生地榆 30 克,制大黄、白茅根、萆薢、瞿麦各 15 克,石榴皮 12 克,牡丹皮、石韦、黄柏、白槿花各 9 克,琥珀 6 克,甘草 5 克。

【制用法】 水煎服,1 日 1 剂。

【主　治】 急性尿路感染。血尿甚加大蓟、小蓟、侧柏叶各 15 克,小腹胀加川楝子 9 克,乌药 9 克。

【方　源】 浙江中医杂志,1987(1):18

银翘石斛汤

【处　方】 金银花、连翘、石斛、山药、牡丹皮、茯苓、泽泻、生地黄、熟地黄各适量。

【制用法】 水煎服,1 日 1 剂。

【主　治】 慢性肾盂肾炎。

【方　源】 北京中医,1985(4):5

外治法 Ⅰ

【处　方】 地龙 1 条,蜗牛 1 个。

【制用法】 将上药共捣烂,敷脐部。1 日 1 换。

【主　治】 膏淋、血淋。

【方　源】 《中医外治方药手册》

外治法 Ⅱ

【处　方】 生葱白 3～5 棵,食盐少许。

【制用法】 将上药共捣烂如膏,取药膏如枣核大数块,放在胶布上,分贴神阙、小肠俞、膀胱俞穴。每张 1 块,每穴 1 张,1 日 1 换。

【主　治】 石淋。

【方　源】 《中医外治方药手册》

假苏散

【处　方】 荆芥、陈皮、香附、麦芽(炒)、瞿麦、木通、赤茯苓各等分。

【制用法】　上为细末。每服 9 克,开水送下。

【主　治】　利气通淋。治气淋,关格,小便久闭。

【方　源】　《医学心悟》

葵子散(一)

【处　方】　冬葵子 30 克,石楠叶、榆白皮(去木、锉)、石韦(去毛)、木通(锉)各30 克。

【制用法】　上药共为细末。每次 1.5 克,用葱白汤调下。

【主　治】　小儿石淋,痛不可忍。

【方　源】　《小儿卫生总微论》

葵子散(二)

【处　方】　葵子、车前子、木通、瞿麦、桑白皮(炒)、赤茯苓、山栀仁、甘草(微炙)各等分。

【制用法】　上药锉为末。每次 3 克。用井水 150 毫升,加葱白 6 厘米,煎至100 毫升,空腹时温服。

【主　治】　小儿诸淋。

【方　源】　《直指小儿方》

滑石散(一)

【处　方】　滑石 60 克,瓜蒌 90 克,石韦(去毛)15 克。

【制用法】　上 3 味,捣筛为散。以大麦粥清调服 1 克,1 日 2 次。

【主　治】　热淋,膀胱中热,小便频数。

【方　源】　《外台秘要》

滑石散(二)

【处　方】　滑石 15 克,通草、车前子、葵子各 12 克。

【制用法】　上 4 味,捣为细末,过筛。用酢浆水送服 3 克,渐加至 6 克。

【主　治】　产后淋病。

【方　源】　《备急千金要方》

琥珀散(一)

【处　方】　琥珀 60 克,当归 45 克,蒲黄 60 克,生地黄 45 克,瞿麦 30 克,血余炭 120 克,栀子 30 克,大蓟、小蓟各 45 克,甘草 90 克,酢浆草(良然汁)500 克。

【制用法】　上共为末,将酢浆草汁,和诸药晒干为末。每服 9 克,空腹米饮调下。

【主　治】　血淋。

【方　源】　《古今医鉴》

琥珀散（二）

【处　方】　滑石 6 克,琥珀、木通、萹蓄、木香、当归、炒郁金各 3 克。

【制用法】　为末服。

【主　治】　淋证。

【方　源】　《医方论》

榆皮散

【处　方】　榆白皮、瞿麦穗、栀子仁、郁李仁、赤茯苓、鸡苏叶、木通各 3 克。

【制用法】　上为粗末。作 1 服,用水 1 升,煎至 800 毫升。不拘时服。

【主　治】　小便卒暴,淋涩不通。

【方　源】　《医方选要》

蒲灰散

【处　方】　蒲灰 54.5 克,滑石 22.5 克。

【制用法】　上 2 味,杵为散。每服 6 克,白饮送服,1 日 3 次。

【主　治】　湿热引起的小便不利,小腹急胀,尿道疼痛。

【方　源】　《金匮要略》

栀子丸

【处　方】　栀子仁 30 克,瓜蒌子(炒)、苦参(锉)各 30 克。

【制用法】　上药捣罗为末,醋渍鸡子黄、白 2 枚,和匀为丸,如梧桐子大。每服 30 丸,温水下,1 日 4～5 次。

【主　治】　脾脏瘀热不散,心神烦乱,小便赤涩,或小便如柏汁。

【方　源】　《太平圣惠方》

砂淋丸

【处　方】　生鸡内金(去净砂石)30 克,生黄芪 24 克,知母 24 克,生杭芍 18 克,硼砂 18 克,朴硝 15 克,硝石 15 克。

【制用法】　共轧细,炼蜜为丸,梧桐子大。空腹时用开水送服 9 克,1 日 2 次。

【主　治】　砂淋,石淋。

【方　源】　《医学衷中参西录》

菟丝丸

【处　方】　菟丝子15克,桑螵蛸(炙)15克,泽泻3克。

【制用法】　上为细末,炼蜜为丸,如梧桐子大。每服 20 丸,空腹用清水饮送下。

【主　治】　膏淋。

【方　源】　《医方选要》

磁石丸

【处　方】　泽泻、肉苁蓉(酒浸,切,焙)、磁石(火煅,醋淬 3～7 次)、滑石各30 克。

【制用法】　上为细末,蜜丸如梧桐子大。每服 30 丸,温酒送下。

【主　治】　膏淋。

【方　源】　《证治准绳》

鹿角霜丸

【处　方】　鹿角霜、秋石、白茯苓各等分。

【制用法】　上药为末,面糊为丸,如梧桐子大。每服 50 丸,米汤送下。

【主　治】　情志不遂,致患膏淋,小便如脂膏状,疲极乏力。

【方　源】　《三因极一病证方论》

加减火府丸

【处　方】　生干地黄(切,洗,焙)30克,木通45克,黄连(去须)22克,黄芩(去黑心)7.5克,赤茯苓(去黑心)15克。

【制用法】　上 5 味,为细末,炼蜜为丸,如梧桐子大。每服 7～10 丸,食后温水下。

【主　治】　心经蕴热,头目壅赤,小便秘涩。

【方　源】　《圣济总录》

瓜蒌瞿麦丸

【处　方】　瓜蒌根 6 克,茯苓、薯蓣各 9 克,附子(炮)5克,瞿麦 3 克。

【制用法】　上 5 味,研末,炼蜜丸,梧桐子大;每服 3 丸,1 日 3 次,温开水送下;不知,增至 7～8 丸。以小便利,腹中温为知。

【主　治】　肾不化气,水气内停,小便不利,其人苦渴。

【方　源】　《金匮要略》

自汗、盗汗

不因外界环境的影响而白昼时时出汗,动则更甚者称为自汗;寐中汗出,醒来自止者称为盗汗。自汗、盗汗,既可单独出现,也可作为症状而伴见于其他疾病的过程中。单纯出现的自汗、盗汗,一般预后较好;伴见于其他疾病过程中的自汗、盗汗,病情较重,需原发病好转、治愈,自汗、盗汗才会减轻或消失。

稻鳅汤

【处　方】 糯稻根 30 克,泥鳅鱼 90 克。

【制用法】 先把泥鳅宰杀洗净,用食油煎至金黄。用清水 2 碗(约 1 千克)煮糯稻根,煮至 1 碗汤时,放进泥鳅煮汤。吃时可调味,吃鱼饮汤。

【主　治】 病后自汗,肺结核盗汗。

【方　源】 《偏方大全》

敛汗方

【处　方】 黄芪 10 克,五味子 10 克,浮小麦 30 克,生龙骨、生牡蛎各 15 克,防风 3 克,甘草 3 克。

【制用法】 龙牡先煎,每日 1 剂。

【主　治】 小儿自汗、盗汗。

【方　源】 新中医,1989(10):45

黑豆枣芪汤

【处　方】 黑豆 100 克,大枣 20 枚,黄芪 50 克。

【制用法】 水煎,分 2 次服,1 日 1 剂。

【主　治】 气虚自汗。

【方　源】 《偏方大全》

黄芪羊肉汤

【处　方】 黄芪 15 克,羊肉 90 克,桂圆肉 10 克,淮山药 15 克。

【制用法】 将羊肉用沸水先煮片刻,捞出后用冷水浸泡以除膻味。用砂锅将水煮开,放入羊肉和 3 味中药同煮汤。食时调味。可饮汤吃肉。如小儿无力咀嚼,可煮成浓汤饮。

【主　治】 病后体虚盗汗。

【方　源】 《偏方大全》

猪心黄芪汤

【处　方】　猪心 1 个,黄芪 72 克,党参 12 克,五味子 4 克。

【制用法】　将黄芪等 3 味纳入猪心内,加水炖熟,吃肉饮汤。

【主　治】　自汗、盗汗。

【方　源】　《偏方大全》

牡蛎散(一)

【处　方】　牡蛎、白术、防风各 90 克。

【制用法】　上 3 味,捣筛为散。用酒调服 1.5 克,1 日服 2 次。

【主　治】　卧即盗汗,风虚头痛。

【方　源】　《备急千金要方》

牡蛎散(二)

【处　方】　黄芪(去苗、土)、麻黄根(洗)、牡蛎(米泔浸,刷去土,火烧通赤)各 30 克。

【制用法】　上 3 味,为粗散。每服 9 克,用水 220 毫升。小麦百余粒,同煎至 180 毫升,去渣热服,日服 2 次,不拘时候。

【主　治】　体虚卫外不固,体常自汗,夜卧即甚,久而不止,身体消瘦,心悸惊惕,短气烦倦。

【方　源】　《太平惠民和剂局方》

护命散

【处　方】　枯矾 3 克,五倍子 15 克,龙骨(煅过)4.5 克。

【制用法】　上为细末,以津唾调,塞满脐中,外用绢条扎定,过夜即止。

【主　治】　治汗如神。

【方　源】　《丹台玉案》

参术散

【处　方】　人参 30 克,白术 6 克,桂心 21 克。

【制用法】　上药研末。每服 15 克,水煎服。

【主　治】　虚劳自汗不止。

【方　源】　《赤水玄珠》

参苓散

【处　方】　人参、酸枣仁、白茯苓各等分。

【制用法】 上为细末。每服 9 克,空腹时用米饮调下。

【主　治】 睡中汗出。

【方　源】 《景岳全书》

麦煎散

【处　方】 知母、石膏、甘草(炙)、滑石、地骨皮各 6 克,赤芍药 3 克,葶苈 6 克,杏仁(去皮)6 克,人参、白茯苓、麻黄根各 6 克。

【制用法】 末之,每服 3 克,浮小麦煎汤送下。

【主　治】 盗汗。

【方　源】 《明医指掌》

香朱散

【处　方】 香白芷(锉,研为细末)30 克,朱砂(研细)3 克。

【制用法】 上药和匀,每服 3 克,浓煎小麦汤调下。

【主　治】 小儿盗汗。

【方　源】 《魏氏家藏方》

黄芪散

【处　方】 黄芪(去芦,蜜炙)、赤芍药、茵陈各 60 克,石膏 120 克,麦冬(去心)、豆豉各 30 克,甘草(炙)15 克。

【制用法】 㕮咀。每服 12 克,用水 230 毫升,加生姜 5 片,至 180 毫升,去渣温服,不拘时候。

【主　治】 黄汗。

【方　源】 《重订严氏济生方》

肥 胖 病

　　当进食热量多于人体消耗量而以脂肪形式贮存体内,超标准体重 20%,或进行性增重时称肥胖症。肥胖不但会感到行动上的不便和笨重,而且会导致很多疾病的发生。中医理论认为,肥胖与脾、肺、肾有密切关系。有人提出水湿痰浊聚于体内而令人发胖为主要发病机制。常用健脾、消积、通便等治法。

减肥汤

【处　方】 赤小豆 100 克,生山楂 15 克,大枣 5 枚。

【制用法】 上 3 味锅内煮粥顿服,1 日 1 次,4 周为 1 个疗程。

【主　治】 肥胖、高血压等。

【方　源】　山东中医杂志,1987(3):51

健美茶Ⅰ号

【处　方】　山楂、泽泻、莱菔子、麦芽、神曲、夏枯草、陈皮、炒二丑、草决明、云苓、赤小豆、藿香、茶叶各7克。

【制用法】　诸药共为细末,分成7份,1日1份,用开水150毫升浸泡15分钟,首次饭前半小时服,以后当茶饮。

【主　治】　单纯性肥胖,属食滞中焦型者。

【方　源】　新中医,1989(4):15

健美茶Ⅱ号

【处　方】　何首乌、夏枯草、山楂、泽泻、石决明、莱菔子、茶叶各10克。

【制用法】　同健美茶Ⅰ号。

【主　治】　肥胖属肝肾阴虚型。常见于男女更年期发胖者。

【方　源】　新中医,1989(4):15

健美茶Ⅲ号

【处　方】　苍术、白术、泽泻、云苓、车前子、猪苓、防己、茶叶各10克。

【制用法】　同健美茶Ⅰ号。

【主　治】　肥胖属脾虚湿停,多伴水肿者。

【方　源】　新中医,1989(4):15

健美茶Ⅳ号

【处　方】　大黄、枳实、厚朴、甘草、茶叶各20克。

【制用法】　同健美茶Ⅰ号。

【主　治】　肥胖属脾胃积热,多见于青少年。

【方　源】　新中医,1989(4):15

健美茶Ⅴ号

【处　方】　法半夏、云茯苓、陈皮、川芎、枳实、大腹皮、冬瓜皮、炙香附、炒泽泻、车前草、炒苍术、茵陈、茶叶各5克。

【制用法】　同健美茶Ⅰ号。

【主　治】　肥胖因痰湿之邪停留者。

【方　源】　新中医,1989(4):15

王氏减肥方

【处　方】 黑牵牛子、白牵牛子各 10～30 克,草决明、泽泻、白术各 10 克,山楂、制首乌各 20 克。

【制用法】 上药浸于水中,水满过药面约 2 分许,1 小时后水煎至沸,约 20 分钟,倒出药汁,加开水 1 小杯,煎沸 15 分钟,再倒出药汁。两次药汁混合,分 2 次空腹服。连服数 10 天。

【主　治】 肥胖。

【方　源】 民间验方。

雷　诺　病

雷诺病,又称"肢端动脉痉挛病",是血管神经功能紊乱所引起的肢端小动脉痉挛性疾病。以阵发性四肢肢端(主要是手指)对称的间歇发白、发绀和潮红为其临床特点,常因情绪激动或受寒冷所诱发。

清热通络汤

【处　方】 玄参、金银花、当归、生甘草、鸡血藤、络石藤、赤芍、牡丹皮、石斛、当归。

【制用法】 水煎,1 日服 1 剂。

【主　治】 雷诺病,病情日久,肢端肿胀疼痛,形成局限性的浅表溃疡者。

【方　源】 《中医外科学》

活血温阳汤

【处　方】 当归 20 克,川芎 12 克,赤芍 12 克,红花 12 克,丹参 24 克,鸡血藤 24 克,黄芪 24 克,党参 15 克,桂枝 15 克,制附子 10 克,干姜 10 克,炙甘草 9 克。

【制用法】 水煎内服,1 日 1 剂。并将药渣加花椒 30 克,生姜 30 克,葱白 3 根,水 1500 毫升,煮沸后去渣熏洗患肢。

【主　治】 雷诺病。

【方　源】 山东医药,1980(5):20

加味黄芪桂枝五物汤

【处　方】 黄芪 30 克,桂枝 12 克,白芍 20 克,当归 15 克,生姜 10 克,防风 12 克,大青叶 15 克,青黛(包煎)10 克,鲜忍冬藤 60 克,大枣 15 克。

【制用法】 每日 1 剂,水煎 3 次,分早、中、晚饭前服,每次服 150 毫升。

【主　治】 雷诺病。

【方　源】　广西中医药,1987,10(1):13

外洗方

【处　方】　红花、川椒、艾叶各适量。

【制用法】　水煎,趁热熏洗,浸浴患部,每次 30～40 分钟,1 日 2～3 次。

【主　治】　雷诺病。

【方　源】　四川中医,1989,7(2):29

补血正痉汤

【处　方】　生芪 25 克,当归 10 克,熟地黄 10 克,白芍 15 克,甘草 10 克,桂枝 20 克,细辛 3 克,鸡血藤 30 克,路路通 10 克。

【制用法】　水煎,1 日 2 剂,分 2 次服。

【主　治】　雷诺病,血虚型。症见四肢末端发凉,指尖变细僵硬,面色苍白,全身无力,少气懒言。病发于上肢加姜黄;发于下肢者加牛膝;肢冷明显者加麻黄、附子;病久肢端萎缩者加何首乌、川芎、透骨草。

【方　源】　经验方。

囊　虫　病

本病为猪肉绦虫的囊蚴寄生于人体皮下、脑、眼等组织引起的疾病。皮下与肌肉囊虫病全身可无明显症状,触冷可发现皮下有圆形或卵圆形结节。脑囊虫病可致癫痫发作(多呈小发作)。眼囊虫病表现为视物不正、眼花等。

囊虫灵酒剂

【处　方】　斑蝥、红娘子、全蝎各 7 个,大黄 60 克,白酒 1500 毫升。

【制用法】　将诸药装入瓷罐内,放入沸水内蒸煮,将酒耗至 1000 毫升时为止。每次约服 10 毫升,每日早、晚饭后服用,1 剂为 1 个疗程,一般服 3～4 个疗程。

【主　治】　囊虫病。

【方　源】　中西医结合杂志,1988,8(12):750

囊虫 1 号

【处　方】　雷丸 90 克,槟榔 60 克,石榴皮 30 克,使君子 60 克,海螺 30 克,白矾 30 克,白酒(50%～60%)1000 毫升。

【制用法】　将除白酒外诸药共研细末,入白酒中浸泡 7 日,密封备用。成人每日清晨空腹 15 毫升,服前振荡,将药末一同饮下。每帖药服一个半月。儿童酌减或是半量。

【主　治】　囊虫病。

【方　源】　皮肤病防治研究通讯，1979，8(4)：20

囊虫丸

【处　方】　雷丸、水蛭、牛膝各 150 克，僵蚕、白芥子、茯苓各 200 克，陈皮、大腹皮、大黄各 50 克，干漆炭 25 克，瓜蒌仁、羌活各 15 克，醋 1500 毫升。

【制用法】　将五灵脂与醋煮沸取汁，余药共为细末，制成蜜丸，每丸重 15 克，1日 3 次，每次 1 丸。

【主　治】　囊虫病表现为抽风大发作或小发作之病症型及狂躁不安、打人毁物之癫狂型。

【方　源】　天津中医，1985，2(6)：15

加味二陈汤

【处　方】　半夏、陈皮、甘草、芜荑各 9 克，白芥子、茯苓各 12 克，薏苡仁 18克。有囊包加榧子仁、雷丸各 9 克；痫症发作加琥珀 3 克，朱砂(冲服)2 克，郁金、远志、胆星、僵蚕各 9 克；风阳搐搦加钩藤 15 克，全蝎 6 克；痰浊上扰加胆星 9 克、竹沥(冲)30 克；痰火扰心加石菖蒲、黄连、栀子各 10 克，郁金 15 克；五心烦热加地骨皮 15 克，丹皮 10 克；肝气郁滞加柴胡、白芍各 9 克；气虚加党参 15 克，黄芪 30 克；血瘀加党参 30 克，归尾 15 克。另外，用黑牛角 1 只切片焙焦，朱砂、郁金各 30 克，琥珀 60 克，研细末，冲服 2 克，1 日 3 次。

【制用法】　水煎服，1 日 1 剂。

【主　治】　脑囊虫病。

【方　源】　山东中医杂志，1985(6)：13

河南囊虫丸 2 号

【处　方】　皂刺 62 克，蛇床子 62 克，蜈蚣 7 条，胆星 45 克，僵蚕 62 克，朱砂 9克，青礞石 93 克。

【制用法】　上药共研细末，制成蜜丸，每丸 2.5 克(含生药、蜂蜜各 1.25 克)。成人口服 1 日 3 次，1 次 1 丸，儿童酌减。

【主　治】　脑囊虫病所致癫痫。

【方　源】　中西医结合杂志，1987，7(2)：107

风湿性关节炎

风湿性关节炎为风湿病的一种类型。主症是周身较大的关节红肿、疼痛及活动受限，同时伴有发热，下肢与膝关节部位常可见风湿结节。风湿病是由溶血性链球菌引起的一种全身性疾病。病程较长,在中医学中属痹证范围。

五加皮汤

【处　方】　生地黄 30 克,蚕沙、秦艽、豨莶草、五加皮各 15 克,制川乌 9 克(先煎 15 分钟),威灵仙、淮牛膝、独活各 9 克,乌蛇 6 克,薏苡仁、桑枝各 15 克,茯苓 20 克,苍术 9 克,白芥子 15 克。

【制用法】　水煎服,1 日 2 剂。

【主　治】　风湿性关节炎。

【方　源】　《名医妙方精华千首》

羌活行痹汤

【处　方】　川羌活 9 克,千年健 30 克,生地黄、熟地黄各 18 克,川独活 14 克,油松节 72 克,春砂仁 9 克,追地风 30 克,金狗脊 45 克,细辛 9 克,左秦艽 18 克,蔓荆子 30 克,杭白芍 36 克,嫩桑枝 45 克,酒川芎 13.5 克,桑寄生 45 克,酒当归 30 克,甘草节 18 克,川杜仲 30 克,川续断 30 克。

【制用法】　先以上方 1/3 的药量服 5 剂,待症状改善后,以上方药共研细末,为丸,每丸重 10 克。每日早、晚各服 1 丸。

【主　治】　风湿性关节炎。

【方　源】　《施今墨临床经验集》

杜仲桑豆松节汤

【处　方】　松节 4.5 克,萆薢 9 克,桑枝 9 克,狗脊 9 克,杜仲 9 克,牛膝 12 克,桑寄生 9 克,白蒺藜 9 克,黑豆(炒)9 克,珍珠母 12 克。

【制用法】　水煎服。

【主　治】　风湿痹证。

【方　源】　《蒲辅周医疗经验》

风寒消痛砂

【处　方】　生川乌 20 克,生草乌 20 克,透骨草 20 克,威灵仙 20 克,独活 20 克,牛膝 20 克,生铁末 100 克,樟脑 10 克。

【制用法】　研粗末加铁砂拌匀,用时加食醋适量搅拌,装袋放患处烫贴,每次 15～30 分钟,1 日 2 次。

【主　治】　风湿性关节炎。

【方　源】　中医外治杂志,1995(4):48

通痹汤

【处　方】　钻地风 30 克,防风、当归各 12 克,熟地黄、薏苡仁、鸡血藤各 15 克,桂枝、全蝎各 9 克,制乳香、制没药、生甘草各 6 克。

【制用法】　每日早晚各 1 剂,水煎服。

【主　治】　风湿性关节炎。

【方　源】　时珍国药研究,1992,3(2):86

痹痛外洗液

【处　方】　生麻黄 15 克,桂枝、威灵仙各 12 克,生川乌、生草乌各 15 克,苍耳草 15 克,延胡索 10 克,伸筋草 12 克,秦艽 15 克,大黄 20 克,黄芪 20 克,细辛 6 克,冰片 2 克。

【制用法】　上药除冰片外,温水浸泡 3～4 小时,煎煮时加白酒 250 毫升,煎煮 15 分钟,洗敷时加冰片。保留药渣,以药液洗敷患处,每日 2 次以上。1 剂 2～4 天,1 周为 1 个疗程。

【主　治】　风湿性关节炎。

【方　源】　内蒙古中医药,1993(4):1

活消汤

【处　方】　忍冬藤 30 克,乳香 20 克,没药 20 克,地龙 25 克,山龙 25 克,蝮蛇 12 克,当归 20 克,防己 15 克,薏苡仁 15 克。

【制用法】　1 日 1 剂,黄酒送服。剩下药渣用温热水洗熏关节半小时,1 日 2 次,30 天为 1 个疗程。同时服强的松,每次 10 毫克,1 日 3 次,共 6 天,继服消炎痛,1 日 3 次,每次 50 毫克,共 3 周,同时用青霉素 800 万单位加入 5% 葡萄糖液 300 毫升中,静脉滴注 2 周,30 天为 1 个疗程。

【主　治】　风湿性关节炎。

【方　源】　黑龙江中医药,1993(3):20

加味三妙散

【处　方】　①实热型:忍冬藤、忍冬花、白花蛇舌草各 30 克,山楂、黄柏、苍术、牛膝、萆薢各 10 克,金钱草、茵陈、车前子、丹参、桃仁、乳香、没药各 15 克,土茯苓 20 克。②湿热型:黄柏、苍术、牛膝各 10 克,炒山楂、青皮、陈皮、建曲、金钱草、茵陈、车前子、土茯苓、萆薢、乳香、没药各 15 克。③气滞血瘀型:忍冬藤、防己、山楂、车前子、土茯苓、萆薢、丹参、桃仁、乳香、没药各 15 克,黄柏、苍术、牛膝各 10 克,土鳖虫、炮大黄各 6 克。

【制用法】 随症加减,水煎服,同时外敷金黄散。

【主　治】 急性痛风性关节炎。

【方　源】 中国中医急症,1993,2(4):160

蠲痹汤

【处　方】 姜黄、当归、赤芍、防风、黄芪、附子、独活各 10 克,羌活、桂枝各 6 克,桑枝、威灵仙各 15 克,鸡血藤 30 克,甘草 5 克。

【制用法】 水煎服,1 日 1 剂。

【主　治】 寒湿型风湿性关节痛。

【方　源】 陕西中医,1996,17(2):53

类风湿关节炎

类风湿关节炎是一种以关节病变为主的慢性全身性自身免疫性疾病。病变多侵犯小关节和脊柱,约80%患者的发病年龄在 20—45 岁,男女之比为 1:3。该病早期有游走性关节疼痛和功能障碍,晚期则表现为关节僵硬、变形甚至丧失劳动力终致残废。

生马钱子丸

【处　方】 生马钱子 30 克,白花蛇 2 条,蜈蚣、乌梢蛇、地鳖虫、地龙各 50 克,赤芍 100 克,生甘草 60 克。

【制用法】 马钱子去壳,诸药均放入烘箱或用文火烤干,研粉,制蜜丸 300 粒,装瓶备用。成人初期每日 2 次,每次 2 丸;如无中毒反应,每次再增加一丸,最多每日不超过 12 丸;饭后吞服。服至全身肌肉有轻微抽动为最佳治疗量,勿再增量,以免中毒。1 个月为 1 个疗程。

【主　治】 类风湿关节炎。

【方　源】 广西中医药,1987,10(2):封三

补肾祛寒治尪汤

【处　方】 川断、生地黄、骨碎补、补骨脂、淫羊藿、制附子、桂枝、赤芍、白芍、独活、牛膝、知母、苍术、威灵仙、防风、炙山甲、麻黄、伸筋草、松节各适量。

【制用法】 水煎服,1 日 1 剂。稍加辨证加减。

【主　治】 类风湿关节炎。

【方　源】 湖北中医杂志,1982(1):38

乌蛇祛风通络汤

【处　方】 乌梢蛇 15 克,独活 10 克,羌活 10 克,当归 10 克,防风 6 克,细辛 6

克,伸筋草 20 克,老鹳草 20 克,豨莶草 20 克,黄芪 20 克。上肢关节疼明显加片姜黄 12 克;下肢关节疼加川牛膝 10 克;腰痛者加蝤蟹虫 10 克,土鳖虫 5 克;寒盛加乌头 6 克;湿盛加苍术、黄柏各 10 克;热盛加知母 10 克,忍冬藤 30 克。

【制用法】 水煎,1 日 1 剂,早、晚分 2 次服,并用药渣局部外敷。

【主　治】 类风湿关节炎。

【方　源】 陕西中医,1986,7(6):172

止痛擦剂

【处　方】 生半夏 30 克,生南星 30 克,生草乌 30 克。

【制用法】 加入 50% 酒精 500 毫升浸泡,外擦患处。

【主　治】 类风湿关节炎。

【方　源】 浙江中医杂志,1983(12):540

木瓜药酒

【处　方】 木瓜、防风、防己、红花各 30 克,生地黄、灵仙、当归、土茯苓各 60 克。

【制用法】 泡酒 3 周后,取滤液。另外用白花蛇 1 条,蕲蛇 30 克,乌梢蛇 30 克,泡酒 3 周,取其滤液。两种滤液合并,每次服 10~15 毫升,1 日服 3 次。

【主　治】 类风湿关节炎。

【方　源】 《百病良方》第二集(增订本)。

温经除痹汤

【处　方】 黄芪、白术、当归、桂枝、制川乌、制草乌、防己、桑枝、莪术、炙甘草各适量。热胜加石膏、土茯苓;寒胜加细辛,重用桂枝;气血亏虚明显者加党参、首乌。

【制用法】 水煎,1 日服 1 剂。

【主　治】 类风湿关节炎。

【方　源】 新中医,1984(2):32

祛风止痛汤

【处　方】 青风藤 20 克,九节兰 20 克,海风藤 20 克,雷公藤 10 克,皂角刺 10 克,乌梢蛇 10 克,生甘草梢 6 克。

【制用法】 水煎服,1 日 1 剂。随症加减。

【主　治】 类风湿关节炎。

【方　源】 浙江中医杂志,1988,23(11):501

遂藤汤

【处　方】　甘遂2克,制川乌、制草乌、麻黄各10克,独活15克,秦艽15克,汉防己15克,伸筋草20克,乌梢蛇20克,黄芪30克,白芍30克,鸡血藤25克,大枣5枚。

【制用法】　水煎,1日服1剂,1～3个月为1个疗程。甘遂研末清晨空腹米汤送服,随症加味。

【主　治】　类风湿关节炎,关节肿大。

【方　源】　北京中医,1988(6):39

大秦艽汤加减

【处　方】　羌活、独活、防风、川芎各6克,秦艽、黄芩、白芷、熟地黄、当归、白术、茯苓、白芥子各10克,白芍、生地黄各20克,黄芪、忍冬藤各30克。

【制用法】　水煎内服。

【主　治】　类风湿关节炎。

【方　源】　浙江中医杂志,1990,25(12):555

九节兰

【处　方】　九节兰。制剂2毫升含生药4克;糖衣片含生药2.5克。

【制用法】　九节兰制剂,肌内注射,1日2次,每次2毫升(个别1日1次,每次4～6毫升,九节兰糖衣片,口服,1日3次,每次4～6片。

【主　治】　类风湿关节炎。

【方　源】　新医药学杂志,1979(2):39

加减痛风方

【处　方】　生麻黄8克,制苍术10克,桂枝8克,防风、防己各10克,威灵仙、制南星各10克,鸡血藤15克,桃仁、红花各10克,全蝎3克,雷公藤15克。

【制用法】　水煎内服,1日1剂,病情严重者1天2剂。

【主　治】　类风湿关节炎。

【方　源】　江苏中医,1990,11(2):1

加味桂枝芍药知母汤

【处　方】　桂枝12克,白芍、知母、甘草、麻黄、白术、防风、生姜各9克,附块(先煎半小时)15～30克。

【制用法】　水煎服,30剂为1个疗程。

【主　治】　类风湿关节炎。

【方　源】　浙江中医杂志,1980(2):54

生南星单味方

【处　方】　生南星30克。

【制用法】　水煎煮至麻口刺喉感尽去后服用。

【主　治】　类风湿关节炎。

【方　源】　浙江中医杂志,1982,17(11):515

育阴逐瘀汤

【处　方】　生地黄、知母各15克,菝葜30克,甘草9克。

【制用法】　水煎服。

【主　治】　类风湿关节炎。

【方　源】　浙江中医杂志,1987,22(6):262

雷公藤合剂

【处　方】　雷公藤2500克,制川乌、制草乌各320克,红花、杜仲各180克,当归、生黄芪各180克。

【制用法】　上药加水7500毫升,煎取药汁3000毫升;药渣再加水7500毫升,煎取药汁5000毫升;药渣第3次加水4000毫升,煎取汁2000毫升。3次共取药汁10000毫升,待冷后加入50～60度白酒10 000毫升,混匀,分装入洗净的盐水瓶中存放1年,无需加防腐剂。临服时,每瓶合剂加白(冰)糖100克,溶化后分服。15周岁以上,1日3次,每次20～50毫升(儿童减半),饭后服,3～6个月为1个疗程。

【主　治】　类风湿关节炎。

【方　源】　浙江中医杂志,1985,20(5):158

乌头通痹汤

【处　方】　制乌头(先煎)9克,黄芪15克,桂枝6克,芍药12克,穿山龙、地龙、青风藤、钻地风、僵蚕、乌蛸蛇各15克,蜂房9克,甘草6克。

【制用法】　1日1剂,水煎,冲蜂蜜适量2次分服,1个月为1个疗程。

【主　治】　类风湿关节炎。

【方　源】　福建中医药,1988,19(2):111

上中下通用痛风方

【处　方】　苍术、黄柏、防己、川芎、羌活、白芷、威灵仙、桂枝、南星、桃仁、红花、龙胆草、神曲(原方未注明药量)。

【制用法】 水煎服。

【主 治】 类风湿关节炎。

【方 源】 南京中医学院学报,1983(4):18

顽痹合剂

【处 方】 川断15克,骨碎补12克,桂枝9克,独活10克,白芍、威灵仙各12克,穿山甲、地龙、全蝎各10克,当归12克,制马钱子2克,乌梢蛇10克。

【制用法】 水煎服,1日1剂。

【主 治】 类风湿关节炎。

【方 源】 江苏中医,1989(2):22

四藤汤加味

【处 方】 钩藤、海风藤、银花藤、鸡血藤各30克,老鹳草、黄芪、石斛各20克,生地黄、川芎各15克,赤芍、香附各12克,制乳香、制没药、甘草各6克。

【制用法】 水煎服,1日1剂3次服。10日为1个疗程。

【主 治】 类风湿关节炎。

【方 源】 四川中医,1990,8(12):26

理气行痹汤

【处 方】 香附、枳壳、木香、陈皮、茯苓、怀牛膝各15克,全蝎6克,川乌、草乌各10克,炒白芍、乌梢蛇各15克,鸡血藤30克。

【制用法】 川乌、草乌先煎30分钟,再入其他药共水煎内服。

【主 治】 类风湿关节炎。

【方 源】 河北中医,1990,12(2):10

消痹丸

【处 方】 制马钱子500克,怀牛膝、麻黄、苍术、全蝎、僵蚕、制乳香、制没药各300克,桃仁、红花、制附子各400克。

【制用法】 先将马钱子水煮1小时后,去皮切成药丝晒干,然后放入锅内焙微黄,与其他药物共为细末,炼蜜为丸,每丸重量为9克,用纸包好放瓶内密封备用。每次1丸,1日2次。

【主 治】 风寒湿痹。

【方 源】 浙江中医杂志,1990,25(11):490

风湿灵

【处　方】　白晒参50克,天麻25克,防己20克,杜仲15克,秦艽20克,乳香、没药各12克,炙马钱子15克,红花、三七各12克,威灵仙15克,松节10克,桂枝12克。

【制用法】　以上共为细末,过120目筛,装入零号胶囊1日3次,1次2粒。

【主　治】　痹证。

【方　源】　江苏中医,1990,11(7):13

第二章

儿科疾病特效处方

小儿肺炎

肺炎是小儿科常见病之一,四季均可发病,但以冬春为多。体质虚弱儿童,常可多次发病或迁延日久不愈。相当于中医学所称外感、咳嗽、喘证及惊风等。

诊断要点:①典型症:起病急骤,发热、咳嗽、气促、鼻煽。②体征:双肺可闻及散在的细小啰音或捻发音(尤以腋下、脊椎两旁及肺底部明显,如病灶融合扩大时,可闻及管状呼吸音,叩诊浊音)。③X线检查:双肺散在点状、片状雾样阴影,以肺门处及肺底部较多,但早期可仅见肺纹理增加。

清肺丸

【处　方】　山豆根120克,射干150克,锦灯笼180克,干青果300克,生栀子24克,麻黄24克,孩儿茶90克。

【制用法】　上药共研极细粉,炼蜜为丸,每丸重3克。每次服1丸,1日服2～3次。2岁以下酌减半量,学龄儿童每次可用1丸半至2丸,1日2～3次。

【主　治】　小儿肺热咳嗽、咽炎、支气管炎及肺炎等。

【方　源】　《祁振华临床经验集》

熊麝散

【处　方】　熊胆、麝香各适量。

【制用法】　上2味研匀,开水化服。

【主　治】　小儿腺病毒肺炎。

【方　源】　《名中医治病绝招》

葱白粥

【处　方】　糯米60克,生姜5片,连须葱白5段,米醋5毫升。

【制用法】　糯米、生姜捣烂,入连须葱白,加米醋煮粥,趁热食用。

【主　治】　小儿肺炎咳喘属风寒闭肺者。

【方　源】　《中医小儿食物保健疗法》

清热宣肺液

【处　方】　麻黄3克,杏仁6克,石膏30克,葶苈子6克,鱼腥草30克,蒲公英30克。

【制用法】　每次20～30毫升,1日2次,保留灌肠。

【主　治】　小儿风热闭肺型肺炎。

【方　源】　中医杂志,1988,29(1):10

银翘合剂

【处　方】　银花、连翘各15克,大青叶、板蓝根、千里光各30克,射干9克。

【制用法】　水煎浓缩成200毫升,1日分3～4次服完,1岁以内患儿用半量,新生儿用1/4量。

【主　治】　细菌和病毒引起的各种小儿肺炎。

【方　源】　《中医儿科学》

新加味太极丸

【处　方】　蝉蜕9克,僵蚕6克,姜黄2克,胆南星2克,天竺黄3克,大黄1.5克,冰片(冲服)0.01克,黄芩4克,花粉6克,麻黄2克。

【制用法】　水煎,昼夜频服,1日1剂。

【主　治】　小儿喘憋性肺炎。

【方　源】　中医杂志,1988,29(8):41

清肺散

【处　方】　生石膏100克,金银花50克,鱼腥草、杏仁、前胡、北沙参、海蛤粉各30克,川贝母20克,橘红10克,木蝴蝶、青黛各5克。

【制用法】　共研细粉。1－3个月小儿每服0.3克,周岁以内1克,4岁以内2～3克,4－8岁5～6克,1日服3～4次,开水服(或煎服)。

【主　治】　小儿肺炎。

【方　源】　中医报,1987年8月7日第2版。

百 日 咳

百日咳又名"顿咳",是小儿时期常见的一种急性呼吸道传染病。以5岁以下小儿为多见。发病最初二三周传染性最强,主要通过咳嗽时飞沫传染。

诊断要点:①发病前1～3周多有百日咳接触史。②阵发性痉咳,咳后有特殊的吸气性吼声,即鸡鸣样回声,伴舌系带溃疡,目赤水肿。③感冒病儿,经治好转,而咳嗽不但未减反而加重,且夜间较白日为甚,肺部又无明显阳性体征者,应疑为本病。④实验室检查:初咳期末,白细胞总数增高,分类中淋巴细胞多在60%以上;痉咳时多数可查到百日咳杆菌。

饴糖萝卜汁

【处　方】　白萝卜适量,饴糖适量。

【制用法】　将白萝卜洗净、切碎,以洁净纱布绞汁。每取白萝卜汁30毫升,调和饴糖20毫升,再加沸水适量,搅匀顿服,1日3次。

【主　治】　百日咳。

【方　源】　《中医小儿食物保健疗法》

冰糖鸭蛋羹

【处　方】　冰糖50克,鸭蛋2个。

【制用法】　冰糖加热水适量,把糖搅拌溶化,待冷却后打入鸭蛋2个,调匀,放蒸锅内蒸熟。一顿或分顿食用,1日1次。

【主　治】　顿咳(百日咳)。

【方　源】　《中医小儿食物保健疗法》

百咳汤

【处　方】　半夏、陈皮、茯苓各8克,甘草、枳实、竹茹、杏仁、苏叶、白芥子、葶苈子各6克,大黄2克。

【制用法】　水煎服。每剂服用2天,早、中、晚或每4小时服1次。

【主　治】　百日咳。

【方　源】　中医报,1989年6月17日第3版。

蜈蚣百部散

【处　方】　蜈蚣10条,百部10克,胆制僵蚕10克,麻黄6克,细辛4克,延胡索6克,甘草3克。

【制用法】　共为细末,装瓶备用。1岁以下每次0.2～0.3克,1－3岁每次0.5～1.0克,3－6岁每次1.0～1.5克,6－9岁每次1.5～2.0克,9－12岁每次2.0～2.5克。1日3次,温开水或蜂蜜水送服。

【主　治】　百日咳、副百日咳或类似百日咳样痉挛性咳。

【方　源】　《中西医结合儿科试用新方》(增订本)

顿咳止

【处　方】　桑白皮、山栀、黄芩、鱼腥草、枇杷叶(布包)、百部、北沙参、天冬、麦冬各10克,蜈蚣2条,生甘草6克。

【制用法】　上药加水500毫升,浓煎成200毫升药液,1岁内每日喂50毫升;1—2岁每日100毫升;3岁以上每日喂200毫升。上述用量每日分3～4次服完,连服3剂后,去蜈蚣,加僵蚕10克,再服3剂,服法及用量同上。

另每晚用大蒜瓣1～2粒捣烂,敷于患儿双侧涌泉穴,用纱布带固定,晨起去之,连用2～3晚。

【主　治】　小儿百日咳痉咳期。

【方　源】　中医杂志,1988,29(1):54

葶苈散

【处　方】　甜葶苈子(炒)100克,白僵蚕50克,川贝母100克,射干、甘草各50克。

【制用法】　共研细粉。1—3月小儿每服0.3克,周岁以内1克,4岁以内2～3克,4—8岁5～6克,1日服3～4次水冲服(或煎服)。

【主　治】　肺热咳嗽,痰壅实喘,顿咳偏实热者,喉蛾(扁桃体炎),痰核(颈淋巴结炎)。

【方　源】　中医报,1987年8月27日第2版。

顿咳散

【处　方】　款冬花、前胡、白前、百部、车前子、紫菀、白及各50克。

【制用法】　共研细粉。1—3月小儿每服0.3克,周岁以内1克,4岁以内2～3克,4—8岁5～6克,1日服3～4次水冲服(或煎服)。

【主　治】　风寒咳嗽,日轻夜重,顿咳偏寒者(即风寒型)。

【方　源】　中医报,1987年8月27日第2版。

流行性腮腺炎

流行性腮腺炎是腮腺炎病毒所引起的急性呼吸道传染病,中医学称"痄腮"。

诊断要点:①发病在冬春季节,当地有本病流行;或患者于前2～3周内有与流行性腮腺炎患者接触史。②发病急骤,恶寒发热、头痛、恶心、咽痛、全身不适、食欲不振等。③发病1～2天内即出现腮腺肿大,肿胀部位以耳垂为中心漫肿,边缘不清,有弹性感,局部有些发硬、疼痛或压痛,张口咀嚼时疼痛加剧,两颊内腮腺管口或可见红肿。

紫菜萝卜汤

【处　方】　白萝卜 250 克,紫菜 15 克,陈橘皮 2 小片。

【制用法】　将白萝卜洗净、切丝,紫菜、陈橘皮剪碎,一同放入锅内,加水适量,煎煮半小时。出锅前可酌加食盐、调料少许。吃萝卜、紫菜,喝汤,每日 2 次。

【主　治】　痄腮热退,食欲不振,腮肿未消,睾丸肿胀,坠痛等症。

【方　源】　《百病中医自我疗养丛书·流行性腮腺炎》

腮腺炎膏

【处　方】　穿山甲、乳香、没药、赤芍、连翘、生大黄、栀子、大青叶、板蓝根各 1 份,五灵脂 5 份。

【制用法】　上药共 14 份,研极细,用炼蜜调成膏状。用时冷却后摊纱布上,敷贴腮肿部位(摊药范围要略大于腮肿范围),每 30～36 小时换 1 次药。

【主　治】　腮腺炎。

【方　源】　中医报,1987 年 2 月 27 日第 2 版。

绿豆菜心粥

【处　方】　绿豆 100 克,白菜心 3 个。

【制用法】　将绿豆洗净,加水适量,煮烂成粥前加入白菜心,再煮 20 分钟。1 日分 2 次食用,连吃 4 日。

【主　治】　小儿腮腺炎。

【方　源】　《中医小儿食物保健疗法》

大黄膏

【处　方】　生大黄适量。

【制用法】　将生大黄研细末,装瓶备用。用时取大黄粉 1.5～3 克,加适量生理盐水调成软膏状,涂敷在纱布上,厚 2～3 毫米,面积与肿胀范围同,敷于患处,用胶布固定。

【主　治】　痄腮。

【方　源】　中医杂志,1989,30(3):58

连翘粉敷方

【处　方】　连翘粉 60 克,大黄粉 60 克,黄酒 120 毫升。

【制用法】　以上 3 味和匀敷小孩腮部。如药粉等已干,可适当兑入少量白开水,稀稠合适。

【主　治】　小儿痄腮。

【方　源】　《中医简易外治法》

青叶菊花煎

【处　方】　大青叶 20 克,野菊花 12 克。

【制用法】　加水 1 碗半煎至 1 碗,加入适量红糖粉调味。分两次微温服,一般日服 1 剂,如有发热,局部肿痛较剧,可 1 日服 2 剂,连服 2～3 天。

【主　治】　流行性腮腺炎。

【方　源】　家庭医生,1987(6):38

预防方

【处　方】　贯众 6 克,板蓝根 9 克,甘草 3 克。

【制用法】　用水煎,1 日服 2 次。连服 3 天。

【主　治】　预防痄腮。在流行季节,可以减少发病,如已发病可以减轻症状。

【方　源】　《中医儿科临床浅解》

仙芒膏

【处　方】　仙人掌 1 片,芒硝 10 克。

【制用法】　取仙人掌用刀刮去皮刺,捶如泥状,调入芒硝,均匀地敷于患处,外贴尼龙薄膜,再用布带从颌下至头顶系紧,不使药膏脱落,12 小时换药 1 次。若加服蒲公英、板蓝根等更好。

【主　治】　痄腮。

【方　源】　中医报,1989 年 3 月 17 日第 2 版。

小儿夏季热

小儿夏季发热经久不退,称为"小儿夏季热",中医学称之为"小儿疰夏""小儿暑热"。临床以少汗、发热、口渴、喜饮、小便清长等为主要特征。发病原因,夏季气候炎热,小儿脏腑娇嫩,肌肤薄弱,容易伤暑受热,暑气蕴遏肺胃所致。

加减竹叶石膏汤

【处　方】　竹叶 5 克,生石膏 12 克,党参、麦冬、生山药、桑螵蛸各 9 克,青蒿 6 克,钩藤 12 克,蝉蜕、扁豆花各 4.5 克,西瓜翠衣 30 克,炙甘草 2 克。

【制用法】　水 3 碗,煎至 2 碗,分 2 次服下,或代茶频饮。

【主　治】　小儿疰夏。

【方　源】　《百病中医自我疗养丛书·中暑》

祛暑退热饮

【处　方】　荷叶、西瓜翠衣各(鲜品倍量)5克,地骨皮、生地黄各3克,大枣、五味子各2克。

【制用法】　水煎后待凉,加入白糖适量,频频饮服。1日1～2剂。

【主　治】　小儿夏季热。

【方　源】　家庭医生,1987(7):48

芳香清凉饮

【处　方】　鲜藿香9克,鲜佩兰9克,鲜薄荷6克,鲜石斛9克,鲜荷叶9克,鲜茅根9克,鲜芦根9克,鲜竹叶9克

【制用法】　以上诸药,煎水当茶频服。如药不全,缺少2～3味,也无大碍。如藿香、鲜石斛、鲜竹叶3味同煎,或鲜佩兰、鲜荷叶、鲜芦根3味同煎,以及其他的3味、4味、5味药同煎均可。

【主　治】　小儿暑热。对于初期、中期,有发热、口渴、烦躁等症者皆可采用。

【方　源】　《中医儿科临床浅解》

生津保元饮

【处　方】　太子参9克,炙黄芪9克,五味子9克,天冬、麦冬各6克,茯苓9克,白术9克,知母9克,甘草3克,地骨皮9克,白扁豆9克。

【制用法】　水煎服。

【主　治】　小儿暑热后期,气阴两伤者。

【方　源】　《中医儿科临床浅解》

清凉饮子

【处　方】　孩儿参5克,麦冬5克,五味子2克,青蒿3克,炒香豉5克,黑山栀5克,生黄芪5克。

【制用法】　1日1剂,水煎(每煎取100毫升即可),服时冲入露水(最好取荷叶上或稻叶上的,以净瓶收取,当日用,隔日效差)1匙。

【主　治】　小儿夏季热。

【方　源】　中医报1986年8月27日第2版。

疳　积

疳积是指小儿脾胃虚损,运化失常,形体消瘦,腹部膨大,青筋暴露,皮毛憔悴,饮食不养肌肤,影响生长发育,病程较长的一种慢性消耗性疾病。其病位主要在脾

胃,病理变化主要为脾胃受损,日久累及诸脏,为儿科四大症之一。本病包括西医学的营养不良和维生素缺乏症等。

七味肥儿丸

【处　方】　黄连(炒)、神曲(炒)、木香、槟榔各 30 克,使君子(酒浸)、麦芽(炒)各 60 克,肉豆蔻(煨)30 克。

【制用法】　面糊丸,麻子大。每服 30～50 丸,米汤饮下。

【主　治】　小儿食积五疳、颈项结核、发稀成穗、发热作渴、消瘦等症。

【方　源】　《灵验良方汇编》

小儿疳积重症方

【处　方】　煅石燕、煅石决、煅牡蛎、使君子各 30 克,胡黄连、川厚朴、鸡内金各 15 克。

【制用法】　研末,每日 6～12 克,猪肝蒸服。

【主　治】　小儿疳积重症。

【方　源】　《中国现代医学家丛书之一·著名中医学家的学术经验》

疳积散(一)

【处　方】　白术、鸡内金各 15 克,猪连贴(猪的脾脏)30 克。

【制用法】　猪连贴焙干,和上药共研细末。每饭后服 1.5～3 克,汤水冲下。

【主　治】　小儿疳积。

【方　源】　《沈绍九医话》

九味消积散

【处　方】　人参 10 克,制附子 6 克,僵蚕 6 克,鸡内金 10 克,槟榔 10 克,神曲 10 克,麦芽 10 克,山楂 15 克,甘草 6 克。

【制用法】　共研细末,装瓶备用。1—3 岁每次 0.15～0.3 克,3—6 岁每次 0.3～0.5 克,6—9 岁每次 0.5～1.0 克,9—12 岁每次 1.0～1.5 克,1 日 3 次,白开水送服。

【主　治】　小儿疳积。

【方　源】　《中西医结合儿科试用新方》

疳积散(二)

【处　方】　鸡内金 30 克,神曲、麦芽、山楂各 100 克。

【制用法】　研细末,每次 1.5～3 克,糖水调服,1 日服 3 次。

【主　治】　疳证。

【方　源】　家庭医生,1986(7):32

疳积合剂

【处　方】　黄芪 10 克,党参 10 克,南沙参 10 克,砂仁 5 克,白术 10 克,川朴花 5 克,青陈皮 5 克,生薏仁 30 克,麦芽 10 克。

【制用法】　以 7 倍剂量水浓煎,制成疳积糖浆,每瓶 500 毫升。2 岁内每日 10 毫升,2－3 岁每日 15 毫升,6 岁以上每日 25 毫升,分 2 次服。

【主　治】　小儿疳积。

【方　源】　中医杂志,1980,30(4):32

山楂鸡金糕

【处　方】　山楂粉、糯米粉各 250 克,鸡内金粉 30 克,白糖适量。

【制用法】　加水揉成面团,放入蒸锅蒸熟,分次随量服食。

【主　治】　小儿疳积,积滞伤脾者。

【方　源】　中医报,1989 年 6 月 17 日第 4 版。

小米焦巴散

【处　方】　小米饭焦巴适量。

【制用法】　焙干,研细,红糖水冲服。

【主　治】　疳积。

【方　源】　《中医小儿食物保健疗法》

夜　啼

小儿夜啼证主要见于初生婴儿,其主要特征是入夜哭不安,症状有轻有重,重者通宵达旦啼哭,连夜发生,但白天安静,故与因疾病所引起的啼哭不同。此外,若因伤食、停食、饥饿、尿布浸湿、皮带过紧、皮肤瘙痒等引起的啼哭者,不属于本病的范围。

婴儿夜啼方

【处　方】　蝉蜕 5～7 只。

【制用法】　蝉蜕,剪去足,洗净。水煎。取煎成之水 100 毫升,少加白糖,装入奶瓶,分 4 次给婴儿温服。

【主　治】　婴儿夜啼(夜不寐,啼哭不已),日间睡眠安好,吮乳、大小便均正常,并无其他病变者。

【方　源】《六十年行医经验谈》

钩藤饮

【处　方】　钩藤 10 克,蝉蜕、木香、槟榔各 3 克,乌药 6 克,益元散 10 克。

【制用法】　水煎服。

【主　治】　小儿夜啼,入夜惊闹,日间倦乏,食欲不佳,指纹淡紫,舌质红、苔白。

【方　源】《名中医治病绝招》

疏风清热镇惊汤

【处　方】　荆芥、防风、焦三仙各 5 克,蝉蜕、薄荷、黄连各 3 克,琥珀(冲)1 克,甘草 2 克。

【制用法】　水煎服。

【主　治】　小儿夜啼。

【方　源】　中医报,1988 年 12 月 17 日第 2 版。

防茯神(又名仙方)

【处　方】　防风、茯神、山楂、神曲、谷芽各 6 克,钩藤 3 克,蚕茧、蝉蜕各 7 个。

【制用法】　水煎服。

【主　治】　1—5 岁的小儿,夜啼、惊悸、发热、积滞、呕吐、腹泻等轻证。

【方　源】　中医报,1987 年 7 月 17 日第 2 版。

镇惊安神汤

【处　方】　钩藤(后下)9 克,蝉蜕 3 克,独脚金 9 克,白芍 6 克,山楂 12 克。

【制用法】　1 日 1 剂,水煎,饭后服。

【主　治】　小儿夜啼,小儿烦躁善怒,哭闹无常,食纳时好时坏。

【方　源】《常见病中医简易疗法》

小儿汗证

　　小儿汗证,是指小儿在安静的状态下,全身或身体某些部位汗出很多,或大汗淋漓不止的一种证候。小儿汗证,多发生于 2—6 岁体质虚弱小儿,故又称"虚汗"。睡中汗出,醒时汗止者称"盗汗";不分寤寐,无故汗出者称"自汗"。

四物牡蛎汤

【处　方】　当归 3 克,黄芪 3.6 克,白芍、川芎各 1.8 克,生地黄 3 克,牡蛎 3

克,官桂 0.9 克,龙眼肉 5 个,浮小麦百粒。

【制用法】 水煎服。

【主　治】 睡则汗出,皮黄肌瘦。

【方　源】《婴童类萃》

加味四君子汤

【处　方】 人参、白术、茯苓、甘草、黄连、黄芪、白芍各 3 克,官桂 1.2 克,灯心草 20 寸,浮小麦百粒。

【制用法】 水煎服。

【主　治】 自汗不止。

【方　源】《婴童类萃》

黄芪汤

【处　方】 黄芪 3 克,茯苓、熟地黄、麻黄根、天冬、防风、当归各 2.1 克,甘草 1.5 克,五味子、官桂各 0.9 克,牡蛎(煅)3.6 克,生姜 3 片,枣 1 枚,浮小麦百粒。

【制用法】 水煎服。

【主　治】 自汗、盗汗。

【方　源】《婴童类萃》

黄芪散

【处　方】 黄芪、牡蛎、生地黄各等分。

【制用法】 水煎服。

【主　治】 小儿汗证。

【方　源】《中医医学丛书之三·中医儿科学》

鹅口疮及口疮

鹅口疮,又名雪口疮、雪口。因其临床表现是以满口及舌上铺布白屑为特征,有似鹅之口,故以命名。又因其色白类似雪片,故又称雪口。多见于哺乳小儿。主要因为口腔不洁,感染邪毒所致。

口疮,以口腔黏膜、舌及齿龈等处发生淡黄色或灰白色大小不等的小疮或溃疡面为特征,小儿较常见。临床疱疹性口炎、急性溃疡性口炎两种较为多见。系由口腔不洁,感染单纯疱疹病毒或细菌所致。中医学认为主要为脾胃积热,虚火上炎所致。

保命散

【处　方】 白矾(烧灰)、朱砂(水飞)各 7.5 克,马牙硝 15 克。

【制用法】 上研末,以清水搅取汁,涂舌与口角上。

【主　治】 鹅口疮。

【方　源】《医宗金鉴·幼科心法要诀白话解》

新青黛散

【处　方】 青黛 18 克,象牙硝 18 克,朱砂 18 克,黄柏 9 克,生玳瑁 1.8 克,雄黄 0.9 克,牛黄 0.9 克,冰片 0.3 克,硼砂 0.9 克。

【制用法】 上药共为细末,直接外用口腔疮面上。

【主　治】 口腔溃疡(鹅口疮)。

【方　源】《赵炳南临床经验集》

鸡内金粉

【处　方】 生鸡内金 15 克,冰片 2 克。

【制用法】 生鸡内金烧灰研成细粉。冰片研细,共同和匀,装瓶备用。用时取药粉 2 克,撒在患处。

【主　治】 小儿口腔溃疡。

【方　源】《中医简易外治法》

青黛蚤休饮

【处　方】 青黛 4.5 克,蚤休 6 克,连翘 9 克,知母 6 克,黄芩 15 克,黄连 9 克,石膏 15 克,竹叶 9 克,神曲 15 克,甘草 6 克。

【制用法】 水煎分 4 次,每 6 小时服 1 次。

【主　治】 小儿疱疹性口腔炎、疱疹性咽峡炎、单纯性疱疹。

【方　源】《中西医结合儿科试用新方》(增订本)

百草霜

【处　方】 青黛、人中白各等分。

【制用法】 研细末,撒患处,1 日 3 次。

【主　治】 鹅口疮。

【方　源】《简易中医疗法》

口疮散

【处　方】 山豆根、大黄各 50 克,人中白、青黛、儿茶各 30 克,朱砂 10 克,冰片 3 克。

【制用法】 共研为极细末,一过筛,混匀,储瓶高压消毒。用时取 2% 甲紫溶液调上药呈糊状,1天3～5次涂搽患处。

【主　治】口疮。

【方　源】家庭医生,1986(5):45

雪口速愈汤

【处　方】淡竹叶5克,生地黄6克,木通6克,甘草3克,石膏10克,灯心草5扎。

【制用法】水煎服,1日1剂。

【主　治】鹅口疮。

【方　源】《常见病中医简易疗法》

厌　食

　　厌食是指小儿较长时期见食不贪、食欲不振,甚则拒食,经久如是,而无外感、内伤疾病的一种常见病证。近年来此病日渐增多,尤以城市更为常见。独生子女的发病率较高,1－6岁儿童较为多见。患儿进食虽少,而精神如常,体形不丰满,但还不消瘦,一般预后良好。但长期不愈者亦可转为疳证。本病与西医学的"神经性厌食"相类似。

大黄丸

【处　方】大黄、地黄、茯苓、当归、柴胡、杏仁各0.9克。

【制用法】蜜丸麻子大。饮下5丸,日3次。

【主　治】小儿胃气不调,厌食症。

【方　源】《幼科释谜》

三甲散

【处　方】炙鳖甲、炙龟甲、炙穿山甲、鸡内金、炒槟榔各30克,砂仁12克,番泻叶3克。

【制用法】共研细粉。1岁每服1克,1日3次,开水冲服。

【主　治】小儿厌食症,食滞型。

【方　源】《名医特色经验精华》

白术散

【处　方】党参、炒白术、山药、茯苓、白扁豆、陈皮、炙甘草各48克,莲子肉、薏苡仁、砂仁、桔梗各24克。

【制用法】上药共研细粉。1岁每服1～2克,1日服3次,开水冲服。

【主　治】　小儿厌食症,脾虚型。

【方　源】　《名医特色经验精华》

加味理中散

【处　方】　紫河车粉、党参、白术各30克,茯苓15克,肉桂、干姜各6克,熟附子3克。

【制用法】　上药共研细末。1岁每次服1克,1日服3次,开水冲服。

【主　治】　小儿厌食症,虚寒型。

【方　源】　《名医特色经验精华》

鸡金菔子丸

【处　方】　鸡内金、莱菔子各等分。

【制用法】　分别研粉,然后混合再研,过100目筛,水泛为丸如莱菔子大,晒干瓶装。以塑料袋分装,每袋30克,封口。10岁以下儿童每服1～2克,1日2次,开水送服。

【主　治】　脾虚食少、厌食、不食、嗳腐、脘胀,脉滑有力,舌苔薄。或食积发热而并无其他原因可查明者。

【方　源】　《六十年行医经验谈》

开胃消食饮

【处　方】　神曲、炒麦芽、焦山楂各15克,槟榔9克,陈皮6克,木香6克,炙甘草4.5克。

【制用法】　水煎服,此方剂为3—6岁剂量,根据年龄增减,1日1剂。

【主　治】　小儿厌食症。

【方　源】　《中西医结合儿科试用新方》(增订本)

蒲辅周经验方

【处　方】　焦三仙(山楂、神曲、麦芽)、鸡内金、山药(用量1:2:3)。

【制用法】　上药共为细末。每次服2.5～5克,红糖水送服,1日2次。

【主　治】　小儿厌食症。

【方　源】　中医报,1987年2月7日第2版。

水　痘

水痘是由水痘-带状疱疹病毒引起的一种急性传染病,以较轻的全身症状和皮肤黏膜上分批出现的斑疹、丘疹、水疱和痂疹为特征,中医学又称“水花”。

诊断要点:①多见于冬春。病前 2～3 周内有与水痘或带状疱疹患者接触史。过去无水痘病史。②发热等全身症状较轻,在发病当天即开始出现特殊皮疹(红色皮疹→丘疹→水疱→结痂),分批出现,向心性分布,皮疹发展快,并有痒感,在同一部位可有各种不同发展阶段的皮疹。疱疹亦可见于口腔黏膜、睑结膜及阴唇等处。③体质虚弱或免疫力特别低下的婴幼儿、儿童或成人水痘,病情较重,皮疹密布全身甚至累及内脏,全身症状明显,属重型。

预解痘毒方

【处　方】　麻黄、羌活、防风、升麻、黄柏(酒炒)、生地黄各 1.5 克,川芎、藁本、干葛、苍术(炒)、黄芩(酒炒)、生柴胡、金柴胡、柴胡各 0.6 克,红花、细辛、白术(土炒)、陈皮各 0.3 克,归身、生甘草、黄连各 0.9 克,连翘 0.3 克,吴萸(炮)0.3 克。

【制用法】　凡遇立春、立夏、立秋、立冬之日,将此药煎 1 服,露 1 宿,次早温服。如服过 1 年,即可以不出痘。

【主　治】　预防水痘。

【方　源】　《奇方类编》

稀痘丹

【处　方】　朱砂 3 克,麝香 0.15 克,蓖麻子仁(去壳压去油)36 粒。

【制用法】　上药共研,成膏。五月五日涂小儿顶门、前后心、手足弯,像棋子大,任其自落。

【主　治】　水痘。

【方　源】　《奇方类编》

绿豆海带汤

【处　方】　绿豆、海带各适量。

【制用法】　水煎,加红糖口服。

【主　治】　水痘。

【方　源】　《中医小儿食物保健疗法》

银翘二丁汤

【处　方】　银花、连翘、六一散(包)、车前子各 6～10 克,紫花地丁、黄花地丁各 10～15 克。

【制用法】　水煎 50～100 毫升,分 2～3 次服,2 煎外洗患部。

【主　治】　小儿水痘。

【方　源】　中医杂志,1989,30(3):10

食盐洗浴方

【处　方】　食盐 30 克。

【制用法】　加水 500 毫升,泡洗全身。

【主　治】　水痘未破前。

【方　源】　《简易中医疗法》

小儿腹泻

小儿腹泻是由不同原因引起并以腹泻为主的胃肠道功能紊乱综合征。属中医学"泄泻"的范畴。

诊断要点:①有乳食不节、饮食不洁或感受时邪的病史。②大便次数增多,每日 3～5 次,多者可达 10 余次。③大便呈水样,或蛋花汤样,或稀糊状,色黄或黄绿,可有少量黏液,或白色奶瓣。④伴有恶心、呕吐、发热、腹痛、口渴等症状。

保安丸

【处　方】　香附(醋炒)、缩砂仁各 30 克,白姜(炮)、青皮(醋炒)、陈皮、三棱、莪术、炙甘草各 15 克。

【制用法】　上方为细末。面糊为丸,量视小儿大小与之,白汤化下。

【主　治】　小儿伤乳食泻。

【方　源】　《医宗金鉴·幼科心法要诀白话解》

诃子散

【处　方】　诃子(面煨)、肉豆蔻(面煨)、白术(土炒)、人参、茯苓、木香(煨)各 30 克,陈皮、炙甘草各 15 克。

【制用法】　上方为细末,每服 3 克,姜汤调服。

【主　治】　小儿中寒泻。

【方　源】　《医宗金鉴·幼科心法要诀白话解》

固肠丸

【处　方】　当归、人参、白芷、赤石脂、龙骨(火煅)、白术(炒)、乌贼骨各等分。

【制用法】　为末,醋糊为丸。量视小儿大小而定,米汤下。

【主　治】　脾胃虚弱,滑泄无度。

【方　源】　《婴童类萃》

清热止泻汤

【处　方】　白茯苓、滑石各 3 克,白术 18 克,泽泻 2.1 克,川黄连(姜炒)

1.2 克。

【制用法】 加生姜,水煎服。

【主　治】 小儿热泻。

【方　源】 《明医指掌》(订补本)

加味天水散

【处　方】 生山药 30 克,滑石 18 克,粉甘草 9 克。

【制用法】 作汤服。

【主　治】 小儿暑日泄泻不止。

【方　源】 《医学衷中参西录》

三石汤

【处　方】 生石膏 30 克,寒水石 90 克,滑石 30 克,绿茶 5 克。

【制用法】 煎汤,渴则饮服。

【主　治】 小儿热泻。症见泻利无度,烦渴引饮,多饮多泻,躁烦不安等。

【方　源】 《名医特色经验精华》

消化合剂

【处　方】 白术 3 克,茯苓 3 克,木香 6 克,砂仁 6 克,白豆蔻 6 克,香附 3 克,焦三仙 30 克,鸡内金 4.5 克,秦皮 9 克,陈皮 6 克,车前子 9 克,泽泻 6 克,木通 3 克,甘草 4.5 克。

【制用法】 上方加水 500 毫升,煎至 90 毫升即成。7—12 个月每次服 10～15 毫升,1—1.5 岁每次服 15～20 毫升,1.5—3 岁每次服 20～30 毫升。1 日 3 次,7 天为 1 个疗程。

【主　治】 小儿迁延性消化不良,慢性肠炎。

【方　源】 《中西医结合儿科试用新方》(增订本)

病毒腹泻饮

【处　方】 半夏 10 克,陈皮 10 克,木香 9 克,茵陈 12 克,板蓝根 10 克,连翘 10 克,党参 12 克,白术 10 克,茯苓 10 克,甘草 6 克。

【制用法】 水煎服。1 岁以下每次服 1/4～1/3 剂,1—2 岁服 1/2～2/3 剂,2—3 岁服 2/3～1 剂。

【主　治】 婴幼儿秋季腹泻。

【方　源】 《中西医结合儿科试用新方》(增订本)。

伤食泻方

【处　方】　陈皮 2~4.5 克,焦山楂 6~10 克,焦槟榔 3~6 克,莱菔子 3~6克,茯苓 10 克,甘草 3 克。

【制用法】　水煎服。

【主　治】　大便溏泻,酸臭,多有食物残渣,奶瓣不化,腹胀拒按,泻后腹胀减轻。

【方　源】　民间验方。

小儿佝偻病

佝偻病是一种小儿常见病,因体内维生素 D 不足,引起全身性钙、磷代谢失常和骨骼改变。早期表现为易惊烦啼,或神志淡漠,出汗厌食,腹大背凸,晚期以骨骼系统病变为特征。属中医学的"疳证""五迟证""五软证""鸡胸""龟背""背偻""解颅"等范畴。

补肾地黄丸

【处　方】　熟地黄 45 克,山萸肉 30 克,怀山药(炒)、茯苓各 24 克,牡丹皮、泽泻各 15 克,牛膝 24 克,鹿茸(酥炙)15 克。

【制用法】　上药共为细末,炼蜜丸,如梧桐子大。每服 3 克,盐汤下。

【主　治】　五软。

【方　源】　《医宗金鉴·幼科心法要诀白话解》

扶元散

【处　方】　人参、白术(土炒)、茯苓、熟地黄、茯神、黄芪(蜜炙)、炒山药、炙甘草、当归、白芍药、川芎、石菖蒲各适量。

【制用法】　用姜、枣为引,水煎服。

【主　治】　五软。

【方　源】　《医宗金鉴·幼科心法要诀白话解》

苣胜丹

【处　方】　当归、生地黄(洗焙)、白芍药(炒)各 30 克,苣胜子(碾)60 克,胡粉(碾)9 克。

【制用法】　上药同研末和匀;炼蜜为丸,如黍米大。每服 10 粒,煎黑豆汤下。

【主　治】　血虚发迟。

【方　源】　《医宗金鉴·幼科心法要诀白话解》

封囟散

【处　方】　柏子仁、防风、天南星各 120 克。

【制用法】　上药共为细末,每用 3 克,以猪胆汁调匀,摊在绯绢帛上,看囟大小剪贴,1 日 1 换,不得令干,时时以汤润动。

【主　治】　解颅,肾虚髓热者。

【方　源】　《医宗金鉴·幼科心法要诀白话解》

地黄丸

【处　方】　鹿茸(酥炙)、山药、茯苓、人参、熟地黄、山茱萸各 30 克,牡丹皮、官桂各 15 克。

【制用法】　上药为末,蜜丸。清米汤下,1 日服 2～3 次。

【主　治】　气虚解颅。

【方　源】　《婴童类萃》

海螺壮骨散

【处　方】　苍术 9 克,海螺壳、龙骨各 30 克,五味子 3 克。

【制用法】　上药研成细末。每次 1.5 克,1 日 3 次。

【主　治】　佝偻病。

【方　源】　《中医儿科临床手册》

蛋壳粉

【处　方】　鸡蛋壳、米醋各适量。

【制用法】　将蛋壳炒黄研末,米醋调服。每次 1.5 克,1 日 3 次。

【主　治】　佝偻病。

【方　源】　《中医儿科临床手册》

小儿湿疹

　　小儿湿疹是发生于婴儿头面部的急性或亚急性湿疹状皮肤病,近年来认为是异位性皮炎的婴儿型。大多有遗传过敏史,喂养失当、消化不良、环境因素等都可能成为发病诱因。临床以湿疹样皮损为特征。属中医学的"奶癣""胎疮"范畴。

　　诊断要点:①通常在出生后 2 个月至半年内发病。②皮损主要发生在两颊、额及头皮,个别可发生于躯干、四肢。③皮损有渗出性鲜红色糜烂面和干燥样淡红或暗红色斑片及小丘疹。④瘙痒剧烈致使小儿哭闹不安。⑤病程缓慢,时轻时重,反复发作。

涤垢汤

【处　方】　僵蚕。

【制用法】　僵蚕不拘多少,去嘴研末,煎汤浴之。1日1次,或2日1次。

【主　治】　小儿乳癣。

【方　源】　《奇方类编》

换形散

【处　方】　青黛、黄柏、枯矾、雄黄、百药煎、硫黄各等分。

【制用法】　上药研末。湿则干擦,干则香油调擦,以愈为度。

【主　治】　小儿乳癣。

【方　源】　《奇方类编》

外敷方

【处　方】　川连面、黄柏面、乳香面、龟甲面各3克。

【制用法】　将上药研匀,香油调敷。

【主　治】　婴儿湿疹严重者。

【方　源】　《赵心波儿科临床经验选编》

新三妙散

【处　方】　黄柏面300克,寒水石面150克,青黛面30克。

【制用法】　直接撒布,或用鲜芦荟擦,或用植物油调成糊状外用。

【主　治】　急性湿疹(风湿病)、婴儿湿疹(胎癣)等。

【方　源】　《赵炳南临床经验集》

祛湿药粉

【处　方】　川黄连24克,川黄柏240克,黄芩144克,槟榔96克。

【制用法】　将上药共为极细末。直接撒扑,或用植物油调敷或配制软膏用。一般丘疹样或有少量渗出液的皮损,可以直接撒扑或用鲜芦荟蘸药外搽,流水多或脓汁多者可用油调外用,暗红干燥脱皮者可用药粉配成软膏。

【主　治】　急性湿疹(风湿病),婴儿湿疹(胎癣)。

【方　源】　《赵炳南临床经验集》

清热凉血解毒汤

【处　方】　生地黄、老紫草、野菊花、生赤芍、生白芍各6克,白鲜皮5克,净蝉蜕、蛇蜕各 1.6 克,黄柏 3 克,黄连 1 克,豨莶草 10 克。

【制用法】 水煎服 2 次,浓缩成 100 毫升,每次 25 毫升,少加白糖,入奶瓶中,奶瓶橡皮头蘸糖水后令儿吸饮,1 日 4 次,温饮之。

冬季可用上方 20 剂量,水煎 2 次,入白糖 120 克,加温浓缩成流膏 500 毫升,待冷后装瓶。每次 6 毫升,开水冲和,入奶瓶,奶瓶头蘸糖水,药温适度,令儿饮。

【主　治】 婴儿面部湿疹满布,作痒异常,久治不愈,搔之则皮破流黄水。

【方　源】 《六十年行医经验谈》

流　涎

流涎,称"滞颐",俗称"流口水",指儿童口涎不自觉地从口内流溢出来,以 3 岁以内的幼儿最为多见。由于长期流出口水,致使口周潮红、糜烂,尤其是两侧的口角为著。西医学称为"流涎症",常因口、咽黏膜炎症、面神经麻痹、延髓麻痹、脑炎后遗症或小儿呆小症等神经系统疾病引起。

温脾汤

【处　方】 人参、白术、陈皮、茯苓各 3 克,甘草、半夏(制)、诃子(煨)、肉蔻各 1.5 克,生姜 3 片。

【制用法】 水煎汤服,1 日 1 剂。

【主　治】 滞颐。

【方　源】 《婴童类萃》

牛蒡子散

【处　方】 牛蒡子、山栀、甘草、川硝、郁金各 15 克,枳壳 7.5 克。

【制用法】 将上药研细,入冰片 1.5 克,研匀。每次 1.5 克,薄荷汤下,量视小儿大小加减。

【主　治】 小儿心脾热壅多涎者。

【方　源】 《幼科释谜》

启脾丸

【处　方】 人参 15 克,白术 30 克(炒),茯苓 30 克,甘草 15 克(炙),莲肉 30 克,山药 30 克,山楂肉 30 克,陈皮、泽泻各 21 克,肉蔻(麸煨)9 克。

【制用法】 为末,炼蜜捣匀为丸,龙眼核大,清米汤下。

【主　治】 滞颐。

【方　源】 《婴童类萃》

益智唾液饮

【处　方】　益智仁 5 克,五味子 3 克,诃子 2 克,甘草 2 克。

【制用法】　将上药捣成粗末,纱布包裹,开水冲泡,当茶频频喂饮。

【主　治】　小儿流涎症。

【方　源】　《中西医结合儿科试用新方》(增订本)

石斛单方

【处　方】　石斛适量。

【制用法】　水煎,常服。如加青果效果更佳,连服 5～7 天。

【主　治】　滞颐。

【方　源】　《中医儿科学》

胎　黄

胎黄,是指初生婴儿生后周身皮肤、双目、小便出现黄色为特征的一类病症。多为湿热之邪所致,或小儿脾气虚弱,郁久成疸;或小儿先天禀赋不足,胆汁不循隧道运行而外溢出现黄疸。与西医学的新生儿生理性黄疸、溶血性黄疸、乳儿肝炎、胆汁黏稠综合征、胆道畸形相类似。

诊断要点:①足月儿出生后 2～3 天出现黄疸,4～5 天加重,1～2 周内消退,全身情况良好,无其他临床症状。②早产儿,脱水或饥饿者黄疸出现较早、较重,消退延缓。

生地黄汤

【处　方】　生地黄、赤芍药、川芎、当归、天花粉、赤茯苓、泽泻、猪苓、生甘草、茵陈各适量。

【制用法】　用灯心草为引,水煎,食前服。1 日 1 剂。

【主　治】　胎黄,黄色不重,症状轻微者。

【方　源】　《医宗金鉴·幼科心法要诀白话解》

犀牛散

【处　方】　水牛角、茵陈蒿、瓜蒌根、升麻、生甘草、龙胆草、生地黄、寒水石(煅)各适量。

【制用法】　水煎,不拘时服。

【主　治】　胎黄,颜色深黄,症状危重者。

【方　源】　《医宗金鉴·幼科心法要诀白话解》

栀子郁金汤

【处　方】　栀子3克,郁金3克,白术3克,茯苓3克,木香3克,神曲4克,金钱草6克,车前子(包煎)6克,大黄1克,甘草2克。

【制用法】　上方为新生儿剂量,加适量水,煎煮2遍,过滤去渣,合并滤液,分3次喂服。

【主　治】　新生儿肝炎,新生儿胆汁郁滞性黄疸。

【方　源】　《中西医结合儿科试用新方》(增订本)

和肝散

【处　方】　全瓜蒌200克,片姜黄、广郁金、神曲、生甘草各50克。

【制用法】　将上药共研细末,煎服。去药渣,可加少量白糖。1—3个月每次服0.3克,周岁以内服1克,4岁以内服2～3克,5—7岁服3.5～4克,1日服3～4次。

【主　治】　胎黄,属阳黄者。

【方　源】　中医报,1987年10月7日第2版。

新生儿阳黄清解汤

【处　方】　绵茵陈10克,白英6克,生栀子6克,黄柏3克,四川金钱草15克,川郁金3克。

【制用法】　水煎2次,混合一起。1日1剂,分2～3次温服。

【主　治】　新生儿黄疸,属阳黄者。

【方　源】　中国中医药报,1990年10月1日第3版。

消黄利胆汤

【处　方】　茵陈15克,炙大黄、泽泻各3克,茯苓、金钱草各9克,栀子6克。

【制用法】　每日1剂,水煎频服。

【主　治】　新生儿黄疸。

【方　源】　中西医结合杂志,1986,6(7):415

小儿癫痫

小儿癫痫,是一种发作性神志异常疾病。临床以突然仆倒,昏不知人,口吐涎沫,两目上视,四肢抽搐,或作猪羊叫声,发过即苏,复如常人为特征。本病往往遗患终身,应积极治疗。

四制抱龙丸

【处　方】　天竺黄 15 克,辰砂 6 克,胆星 30 克,雄黄 6 克,麝香 0.45 克,麻黄、款冬花、甘草各 15 克。

【制用法】　前 5 味共为细末,另用后 3 味煎汤去滓,慢火熬成膏,合药末为丸,如芡实大。每服 1 丸,薄荷汤化下。

【主　治】　小儿痫证痰涎壅盛者。

【方　源】　《医宗金鉴·幼科心法要诀白话解》

大青膏

【处　方】　天麻 9 克,白附子 6 克,青黛(研)3 克,蝎尾(去毒)3 克,朱砂(研)3 克,天竺黄 6 克,麝香 0.9 克,乌梢蛇肉(酒浸焙干)3 克。

【制用法】　将上药共研细末,炼蜜为膏。大儿每服 1.5 克,小儿 9 克,薄荷汤化服。

【主　治】　小儿惊痫。

【方　源】　《医宗金鉴·幼科心法要诀白话解》

比金丸

【处　方】　人参、琥珀、茯苓、朱砂、远志(姜制,取肉炒)、天麻、南星、川芎、菖蒲、青黛各 3 克,麝香 0.3 克。

【制用法】　将上药共为末,蜜丸桐子大。每服 1~2 丸,金银花、薄荷汤下。

【主　治】　小儿痫证。

【方　源】　《明医指掌》(订补本)

断痫丹

【处　方】　黄芪(蜜炙)、钩藤、细辛、炙甘草各 15 克,蛇蜕 3 寸(酒炙),蝉蜕 4 个,牛黄 3 克。

【制用法】　枣肉丸,如麻子大。每服数丸,参汤下,量视小儿大小加减。

【主　治】　小儿痫后复作,连绵不除。

【方　源】　《幼科释谜》

定心丸

【处　方】　天麻、人参、桔梗、远志肉、僵蚕(炒)、羌活、蝉蜕(研,去土)、茯苓各 15 克,薄荷、甘草、白附子、荆芥各 9 克,全蝎、木香各 3 克,南星 6 克,防风、山药各 9 克。

【制用法】 上药为末,炼蜜丸,如芡实大,辰砂为衣。每服1丸,薄荷汤下。

【主　治】 小儿惊痫。

【方　源】 《婴童类萃》

除痫散

【处　方】 天麻72克,淡全虫60克,当归150克,炙甘草60克,胆星21克。

【制用法】 以上药共为细末。重者日服2～3次,轻者日服1～2次,1次3克,以开水送服。

【主　治】 癫痫。

【方　源】 《临症见解》

遗　尿

遗尿又称遗溺,俗称尿床。本病是由小儿肾气不足,下元虚冷,不能温养膀胱,或久病肺脾气虚,不能通调水道,膀胱制约无权;或肝经湿热,进而影响膀胱,致使疏泄失常所致。亦可由小儿不良习惯,或感染蛲虫等引起。本病可见于西医学神经性膀胱功能障碍、先天性大脑发育不全、泌尿系炎症等疾病。

诊断要点:①发病年龄在3周岁以上的小儿。②在睡眠中经常不自觉地排尿。

加味地黄丸

【处　方】 白茯苓、山药、山茱萸、熟地黄各30克,牡丹皮15克,大附子(炮)15克,官桂9克,益智仁18克。

【制用法】 上药为末,蜜丸,空服,午前,日服2次,盐汤下。

【主　治】 肾虚冷,膀胱遗溺。

【方　源】 《婴童类萃》

破故纸散

【处　方】 破故纸(炒)30克,白茯苓、益智仁各15克。

【制用法】 为末,每服3克,米汤下。

【主　治】 遗溺。

【方　源】 《婴童类萃》

鸡肠散

【处　方】 鸡肠(炙干)1具,牡蛎(煅醋淬)、白茯苓、真桑螵蛸(炒)各15克,龙骨、官桂各4.5克。

【制用法】 上药为末,每服3～6克,生姜、黑枣煎汤,空腹服。

【主　治】　小儿尿床。

【方　源】　《婴童类萃》

益肾固脬汤

【处　方】　补骨脂 9 克,菟丝子 9 克,覆盆子 9 克,五味子 2 克,金樱子 9 克,桑螵蛸 6 克,芡实 9 克,黄芪 9 克,熟地黄 10 克,陈皮 6 克。

【制用法】　1 日 1 剂,早餐、午餐后各服 1 煎。

【主　治】　10 岁左右男女儿童、自幼遗尿而未愈者。

【方　源】　《六十年行医经验谈》

益肾固脬豆

【处　方】　上方(益肾固脬汤)20 剂,黑大豆 1500 克,食盐适量。

【制用法】　用上方 20 剂,水煎 3 次,取药液。先 1 日用黑大豆 1500 克水浸 12 小时,洗净,将药汁与黑大豆同煮(加适量盐),以豆烂为度。如药汁不够可适量加水。豆烂后置铁锅中,文火焙至将干为度,不可太干。凉后装瓶。每服 80～100 粒药豆,1 日 2 次,早、晚各 1 次,嚼服。

【主　治】　4-7 岁男女儿童遗尿,不愿服汤、丸剂者。

【方　源】　《六十年行医经验谈》

夜尿警觉汤

【处　方】　益智仁 12 克,麻黄 9 克,桑螵蛸 15 克,石菖蒲 9 克。

【制用法】　6-9 岁每日 1/2～2/3 剂,9-14 岁每日 2/3～1 剂,水煎服。

【主　治】　小儿遗尿症。

【方　源】　《中西医结合儿科试用新方》(增订本)

麻黄益智汤

【处　方】　炙麻黄 10 克,五味子 10 克,益智仁 10 克。

【制用法】　先用适量清水浸泡上药 30 分钟,再煎煮 30 分钟,每剂煎 2 次,将 2 次煎出的药液混合。1 日 1 剂,分 2 次温服。

【主　治】　小儿遗尿。

【方　源】　中医杂志,1989,30(5):46

万应验方

【处　方】　沙参、白术、扁豆、陈皮、淮山药、益智仁各 10 克,覆盆子、补骨脂、桑螵蛸各 15 克,淮山药、芡实、薏苡仁各 20 克,肉桂(为末,冲)6 克,小茴、熟附子各

6克。

【制用法】 水煎服。1日1剂。

【主　治】 小儿遗尿。

【方　源】 新中医,1987,19(10):23

小儿肾疾病

小儿肾疾病主要表现为急性肾炎、慢性肾炎、肾病综合征等。急性肾炎是以弥漫性肾小球损害为主的免疫反应性疾病。临床以水肿、血尿、蛋白尿、少尿、高血压为主要表现,3—8岁为好发年龄,一般预后较好。慢性肾炎可伴有肾功能损害。肾病综合征以全身高度水肿、大量蛋白尿、低蛋白血症、高胆固醇血症为特征。

龙蝉解痉汤

【处　方】 地龙9克,蝉蜕24克,白术9克,茯苓9克,白茅根60克,车前子60克,泽泻12克,木通9克,夏枯草30克。

【制用法】 3岁以下用1/3,剂,3—6岁用1/3~2/3剂,6—12岁用2/3~1剂。水煎分3次,饭后服。

【主　治】 小儿急性肾炎。

【方　源】 《中西医结合儿科试用新方》(增订本)

黄柏石韦汤

【处　方】 黄柏15克,石韦30克,蒲公英30克,地丁15克,萹蓄15克,瞿麦15克,车前子30克,甘草9克。

【制用法】 3岁以下用1/3剂,3—6岁用1/3~2/3剂,6—12岁用2/3~1剂。水煎服。1日3次。

【主　治】 小儿尿道炎、脓尿症、膀胱炎、肾盂肾炎。

【方　源】 《中西医结合儿科试用新方》(增订本)

肾病缓解汤

【处　方】 黄芪30克,党参15克,白术10克,茯苓10克,仙灵脾20克,泽泻12克,车前子(包煎)20克,甘草6克。

【制用法】 水煎服。3—6岁每日1/3~1/2剂,6—9岁每日1/2~2/3剂,9—12岁每日2/3~1剂。

【主　治】 小儿肾病综合征。

【方　源】 《中西医结合儿科试用新方》(增订本)

附子僵蚕散

【处　方】　制附子 20 克,白僵蚕(生)60 克。

【制用法】　上药共碾细末,装瓶备用。3—6 岁每次 0.5～1.0 克,6—9 岁每次 1.0～1.5 克,9—12 岁每次 1.5～2.0 克,1 日 3 次,白开水送服。

【主　治】　小儿肾病综合征。

【方　源】　《中西医结合儿科试用新方》(增订本)

冬瓜粥

【处　方】　新鲜连皮冬瓜 80～100 克,粳米适量。

【制用法】　将冬瓜洗净,切成小块,同粳米一并煮为稀粥,随意服用。

【主　治】　小儿急、慢性肾炎。

【方　源】　《中医小儿食物保健疗法》

消水方

【处　方】　炒黑丑 60 克,沉香 15 克,琥珀 15 克,煨甘遂 60 克,丁香 3 克。

【制用法】　上药共研细末为丸,每丸重 0.3 克,口服,每次 1～3 丸,早晨开水冲服,隔 3～4 天 1 次;体尚壮实者,可渐加至 7～8 丸,隔天 1 次,中病即止。

【主　治】　小儿急性肾炎,肚腹肿大,腹皮紧急。

【方　源】　《中医医学丛书之三·中医儿科学》

第三章

妇科疾病特效处方

月经不调

月经不调是指月经失去正常规律性,月经期、量、色、质等发生异常变化。西医学所称的排卵型功能失调性子宫出血、子宫肌瘤、生殖道炎症和计划生育措施等所引起的月经紊乱,属本病范畴。

诊断要点:①月经期提前或错后7天以上为月经先期或后期;②月经周期或前或后没有规律为月经先后不定期;③月经量或多或少为月经过多或过少;④色、质改变异常与经期、经量异常同时发生。

举元煎加味

【处　方】　党参10克,黄芪15克,炙甘草6克,升麻3克,白术10克,阿胶(烊化)10克,炮姜炭6克。

【制用法】　水煎服,1日1剂。

【主　治】　月经过多。

牡丹甜糕

【处　方】　牡丹花(去芯)1朵,鸡蛋5枚,牛奶250克,白面200克,白糖150克,小苏打少许。

【制用法】　牡丹花洗净,将花瓣摘下切成丝,鸡蛋去壳打花,同牛奶、白面、白糖、小苏打混拌在一起,搅匀。倒一半在蒸锅的湿布上,摊平,上面撒匀牡丹花丝,然后再倒入余下的混合料,摊平,盖好盖蒸20分钟,取出,扣在案板上,上面再撒牡丹花丝即成。

【主　治】　血热月经不调。

【方　源】　《偏方大全》

龙眼鸡蛋饮

【处　方】　龙眼肉50克,鸡蛋1枚。

【制用法】 龙眼肉水煎 15 分钟后打入鸡蛋,蛋熟,喝汤,食龙眼肉和蛋花。

【主 治】 月经不调。

【方 源】 《醋蛋治百病》

黑豆蛋汤

【处 方】 黑豆 60 克,鸡蛋 2 枚,米醋 120 毫升。

【制用法】 前 2 味同煮,蛋熟去壳再煮,豆熟时入米醋,豆蛋汤同服。

【主 治】 月经不调。

【方 源】 《醋蛋治百病》

少女调经饮

【处 方】 鹿衔草 30 克,金樱子 30 克。

【制用法】 水煎服,1 日 1 剂。连服 3 剂。

【主 治】 脾肾虚弱型月经先期。

【方 源】 祖传验方。

阿胶汤

【处 方】 阿胶(烊化)12 克,大生地 15 克,白芍 9 克,当归 9 克,川芎 3 克,黑山栀 9 克,黄芩 6 克,侧柏叶 12 克。

【制用法】 水煎服,每晚 1 剂。

【主 治】 月经先期、量多等症。

【方 源】 经验方。

化痰和脾调经汤

【处 方】 当归、焦白术、白芍、云茯苓、法半夏、胆南星、橘红各 10 克,白芥子 15 克,生薏仁 30 克,枳实 6 克,三棱 6 克,甘草 6 克,红花 5 克。

【制用法】 水煎服,1 日 1 剂。

【主 治】 月经后期,证属痰瘀交阻,肝郁脾虚者。

【方 源】 经验方。

闭 经

凡年满 18 岁月经尚未初潮,或行经后又中断 3 个月以上者,称为闭经。前者为原发性闭经,后者为继发性闭经。

诊断要点:①女子年逾 18 周岁,月经未至或正常月经周期建立后,又停经 3 个月以上;②有失血、多产、产劳、七情所伤;③妇科检查,排除生理性停经或早孕。

黑虎丸

【处　方】　大黄、灵脂、红花、百草霜。

【制用法】　将前3味以7∶2∶1的比例配方研面,加入适量百草霜拌匀,水为丸,如绿豆大,干后包装备用。每次服6～9克,每日2次。

【主　治】　气滞血瘀闭经。

【方　源】　《祖传秘方大全》

促经汤

【处　方】　当归尾9克,没药6克,红花3克。

【制用法】　浸好绍酒,温热,饮之,1日1剂,服药数日月经自通。

【主　治】　室女闭经。

【方　源】　《家用良方》

川芎蛋

【处　方】　川芎10克,鸡蛋2枚。

【制用法】　同煮,吃蛋喝汤。

【主　治】　经闭不下。

【方　源】　经验方。

山楂糕

【处　方】　山楂糕30克,红糖适量。

【制用法】　山楂糕切丁拌入薏苡仁粥内,加红糖1匙,服用。

【主　治】　血瘀经闭。

【方　源】　《疾病食疗900方》

黑豆汤

【处　方】　红花9克,黑豆90克,红糖60克。

【制用法】　上药水煎服,1日服1剂。

【主　治】　肾虚闭经。

【方　源】　经验方。

益母蛋

【处　方】　鸡蛋2枚,益母草30克。

【制用法】　加水同煮,蛋熟去壳加红糖,复煮片刻,吃蛋喝汤。

【主　治】　闭经。

【方　源】　《醋蛋治百病》

蚯蚓催经引

【处　方】　蚯蚓3条,黄酒10毫升。

【制用法】　蚯蚓瓦上焙黄,研成细末,黄酒冲服,1日1剂。

【主　治】　闭经。

【方　源】　《家用便方》

桑椹饮

【处　方】　桑椹25克,红花5克,鸡血藤20克,黄酒适量。

【制用法】　上药加黄酒水煎,1日2次内服。

【主　治】　血虚闭经。

【方　源】　《偏方大全》

益肾养血方

【处　方】　炒当归9克,生地黄、熟地黄各9克,川芎9克,熟女贞9克,仙灵脾12克,肉苁蓉9克,狗脊9克,山萸肉9克,制黄精12克,河车大造丸(吞)9克。

【制用法】　1日1剂,水煎服,1个月为1个疗程。通常观察3个月,最好能同时测量基础体温。

【主　治】　原发性闭经。

【方　源】　经验方。

调经方

【处　方】　炒当归9克,大熟地9克,川芎4.5克,白芍9克,怀牛膝9克,丹参9克,制香附9克,桂枝3克,红花4.5克,泽兰叶9克。

【制用法】　水煎,1日1剂,分2次服。治疗直至停药3个月后,经事仍能按时来潮,方为痊愈。

【主　治】　原发性闭经。

【方　源】　经验方。

痛　经

　　妇女正值经期或行经前后发生以小腹疼痛为主,或痛引腰骶,甚至昏厥,影响正常工作和生活称为痛经或经行腹痛。有原发性、继发性之分。

　　诊断要点:①经期或行经前后小腹疼痛,甚则剧痛难忍,常伴有面色苍白、冷汗淋漓、恶心、呕吐,四肢厥冷等症;②经期有情感不舒、冒雨涉水、感受饮冷,或坐卧湿地病史;③有关妇科检查排除子宫内膜异位症、炎症、子宫肿瘤及内生殖器异常等器质性病变。

利湿止痛汤

【处　方】　黄连(炒)6克,黄芩6克,香附15克,延胡索20克,赤芍12克,甘草10克。

【制用法】　水煎服,1日1剂。

【主　治】　湿热痛经。

【方　源】　《400种病症民间验方》

痛经饮

【处　方】　当归、炒川楝子、醋延胡索、炒小茴香各10克,川芎、乌药、甘草各6克,益母草、炒白芍各30克。

【制用法】　均于经前3～5天服,服1～3个月经周期后,痛止。水煎服,1日1剂。

【主　治】　室女痛经。

【方　源】　安徽中医学院学报,1987,6(1):33

元胡痛经散

【处　方】　肉桂3克,三棱、莪术、红花、当归、丹参、五灵脂、延胡索各10克,木香6克。

【制用法】　上药配成冲剂,每袋10克,每次1袋,每日2次,经前2日开始服至经来3日后停服,3个月经周期为1个疗程。

【主　治】　原发性痛经。

【方　源】　中西医结合杂志,1986,6(12):711

痛经散

【处　方】　当归12克,川芎6克,丹参15克,五灵脂、香附、蒲黄、白芍、桃仁各9克,九香虫4.5克。

【制用法】　将上药共研细末,于经前3天或正值经期服用,1日2次,每次6～10克。也可改汤剂服用。

【主　治】　痛经。

【方　源】　《醋蛋治百病》

止痛饮

【处　方】　当归、益母草各 15 克，川芎 6 克，细辛 5 克，丹参 20 克，白芍、泽兰、延胡索、乌药、白芷各 10 克。

【制用法】　水煎服，1 日 1 剂，经前 1 周服用，共服 6 剂为 1 个疗程，连服 3 个月经周期。可随症加减。

【主　治】　各种原因引起的痛经。

【方　源】　陕西中医，1989，10(1):13

崩　漏

本病是一种常见的妇科疾病，是指无周身及生殖器官器质性病变，而由于神经内分泌系统功能障碍所致的子宫异常出血。分排卵型和无排卵型两大类，相当于西医学所称的功能性子宫出血。

诊断要点：①子宫不规则出血，月经量多，经期延长，经血淋漓不断，月经先期，先后不定期，经期出血，连续发病 3 个月经周期以上；②应除外生殖器官器质性病变或全身性及血液系统疾病；③卵巢功能检查、子宫内膜活检、阴道涂片、基础体温测定有助于鉴别无排卵型或排卵型出血。

鸡腹蛋芪汤

【处　方】　鸡腹内未成熟之黄色小鸡蛋 1 副，大葱根、姜各 50 克，黄芪 50 克。

【制用法】　用麻油在锅内同炒去葱姜，用黄芪 50 克煎汤为引，顿服。

【主　治】　血崩。

【方　源】　《偏方治大病》

固摄饮

【处　方】　党参 12 克，黄芪 18 克，升麻 6 克，白术、生龙骨、生牡蛎各 15 克，炮姜炭、陈皮、炙甘草各 3 克，茜草根 9 克，棕榈炭 12 克。

【制用法】　水煎服，1 日 1 剂。

【主　治】　脾虚血崩。

【方　源】　《家庭适用便方》

仙鹤阿胶饮

【处　方】　阿胶(烊化)30 克，当归 30 克，红花、冬瓜子、仙鹤草各 12 克。

【制用法】　水煎服，1 日 1 剂。

【主　治】　崩漏。

【方　源】　赤脚医生杂志,1975(11):542

年老止崩散

【处　方】　狗骨头 1 个(烧炭存性),煅龙骨 18 克,棉花籽(炒)18 克,百草霜 18 克。

【制用法】　将上药共为细末,混合即成。1 日服 2 次,每次服 24 克,用黄酒送下,微见汗。

【主　治】　老年血崩。

【方　源】　《祖传秘方大全》

当归芍药散

【处　方】　当归、白芍、川芎、茯苓、白术、泽泻按 1:4:1:1.5:1:1.5 组成。

【制用法】　上药共研细末,装胶囊,每粒含生药 0.5 克,每次 1.5 克,1 日 2 次,整个月经期连续用药,3～6 个月为 1 个疗程。

【主　治】　功能失调性子宫出血,心悸气短。

【方　源】　中医杂志 1988,24(6):25

补气固冲汤

【处　方】　太子参、黄芪、仙鹤草各 30～60 克,仙茅、仙灵脾、山萸肉各 12～30 克,生地黄、旱莲草各 20～30 克,白术、菟丝子各 15～20 克。

【制用法】　水煎服,经前服 2 剂,经期服 2～6 剂。

【主　治】　更年期功能失调性子宫出血。

【方　源】　四川中医,1985(5):12

盆 腔 炎

　　盆腔炎是指内生殖器官的炎症(子宫、输卵管及卵巢炎)、盆腔结缔组织炎及盆腔腹膜炎。临床上可分为急性和慢性两种。急性盆腔炎主要表现为高热、恶寒、头痛、精神不振、食欲差、腹胀、下腹疼痛,疼痛可向两侧大腿放射,带下量多等。慢性盆腔炎多由急性盆腔炎治疗不当迁延而致,但也有急性期不明显,开始发病即为慢性者,病情常较顽固,当机体抵抗力低下时易急性发作。

愈盆饮

【处　方】　当归 9 克,香附 9 克,益母草 12 克。

【制用法】　水煎服,1 日 1 剂。

【主　治】　慢性盆腔炎。

【方　源】《家用便方》

双红合剂

【处　方】　红藤 15～30 克,红木香 10 克,花麦肾、贯众各 15 克,败酱草、蒲公英、萆薢各 12 克。

【制用法】　水煎服,1 日 1 剂。

【主　治】　急、慢性盆腔炎。

【方　源】　新中医,1983(3):43

康宁汤

【处　方】　紫花地丁、蒲公英各 50 克,败酱草、白花蛇舌草各 30 克,苦参根 15 克。

【制用法】　上药煎成 100 毫升后加防腐剂备用。每次 50 毫升,加开水稀释到 100 毫升,药温 38℃时,保留灌肠。1 日 1 剂,10 次为 1 个疗程。

【主　治】　盆腔炎。

【方　源】　上海中医杂志,1987(3):17

清宫饮

【处　方】　金银花、蒲公英、薏苡仁各 20 克,甘草、盐黄柏、滑石、牡丹皮、苍术、茯苓、车前子各 15 克,龙胆草 10 克。

【制用法】　水煎服,1 日 1 剂。

【主　治】　附件炎。

【方　源】　辽宁中医杂志,1985(1):24

三黄汤加味灌肠

【处　方】　黄芩、黄柏、黄连须各 15 克,虎杖 30 克。

【制用法】　用水煎成 100 毫升药液,温度调至 38℃左右,保留灌肠。1 日 1 次,10 次为 1 个疗程,行经期间暂停。

【主　治】　慢性盆腔炎。

【方　源】　浙江中医学院学报,1985(2):31

阴 道 炎

　　阴道炎是由于各种原因破坏阴道正常状态,而使细菌生长繁殖的病症。临床上以阴道分泌物增多为特点,属中医学的"阴痒""带下"范畴。

　　诊断要点:①滴虫性阴道炎:分泌物增多,呈泡沫状,有腥臭味,伴外阴及阴道瘙痒,有虫爬感,阴道壁可见散在红色草莓状突起或出血点;②霉菌性阴道炎:外阴瘙痒,白带呈豆渣样或水样,阴道壁上有乳白色片状的膜覆盖,擦去后可见黏膜充血、水肿;③老年性阴道炎:白带增多,如黄水状,伴阴道瘙痒,灼热干涩,阴道黏膜呈老年性改变,皱襞消失,上皮菲薄光滑、潮红,常有小出血点或片状出血斑,内诊易出血。

驱滴煎

【处　方】　百部草、月季花、甘草各 3 克,鸡冠花、刘寄奴、石韦、川断、鸡血藤、茯苓皮、白薇、扁豆花各 6 克,全当归 9 克。

【制用法】　水煎服,1 日 1 剂。

【主　治】　滴虫性阴道炎。

【方　源】　《祖传秘方大全》

猪胆汁涂剂

【处　方】　新猪胆汁若干。

【制用法】　将新猪胆汁装入大补液瓶内,加盖密封高压灭菌后,置冰箱内贮存备用。以 1%乳酸冲洗阴道,无菌干棉球擦拭阴道壁、前后穹窿和宫颈,然后用消毒棉签蘸猪胆汁擦上述擦拭过的部位,涂药不应留空隙,1 日 1 次,连治 3 日为 1 个疗程。

【主　治】　滴虫性阴道炎。

【方　源】　吉林医学,1981(4):14

灭滴饮

【处　方】　昆布 150 克,青头萝卜 1000 克,猪泡泡肉(即猪的肚皮肉)250 克,花椒 20 粒,食盐少量。

【制用法】　上药加水炖汤,1 日服 1 剂,连服 3 剂为 1 个疗程。

【主　治】　滴虫性阴道炎。

【方　源】　新中医,1981(11):37

制霉洗剂

【处　方】　苦参 30 克,蛇床子 15 克,寻骨风 15 克,土茯苓 30 克,黄柏 15 克,枯矾 9 克,雄黄 9 克。

【制用法】　上药水煎,先熏后洗,1 日 2 次。

【主　治】　霉菌性阴道炎。

【方　源】　湖北中医学院方。

六神丸

【处　方】　六神丸适量。

【制用法】　患者临卧前用洁净开水清洗外阴,上床后仰卧位,取六神丸 15 粒塞入阴道,每晚 1 次,经期停用。6 天为 1 个疗程。

【主　治】　滴虫性阴道炎。

【方　源】　新中医,1989(12):17

清阴汤

【处　方】　苦参 30 克,土茯苓 50 克,黄柏、当归尾各 20 克,枯矾、冰片各 9 克。滴虫性者加蛇床子 15 克,生姜皮 30 克,花椒 10 克,霉菌性者加土槿皮、白鲜皮各 30 克。

【制用法】　除枯矾、冰片,其他药加水 800 毫升,煎汤 500 毫升,然后将枯矾、冰片加入药汤,冲洗阴道。

【主　治】　滴虫性及霉菌性阴道炎。

【方　源】　经验方。

全虫散加减

【处　方】　全蝎 6 克,皂刺 6 克,刺蒺藜 15 克,苦参 10 克,白鲜皮 15 克,泽泻 10 克,当归 10 克,首乌藤 30 克,生地黄 15 克,生槐米 15 克。

【制用法】　水煎服,1 日 1 剂。

【主　治】　阴道炎。尤适用于女阴瘙痒属风湿蕴阻型。

【方　源】　经验方。

宫 颈 炎

宫颈炎是生育年龄妇女的常见病,有急性与慢性两种,以慢性宫颈炎多见。临床上以白带增多为特点。相当于中医学"带下"范畴。

诊断要点:①根据病理发展过程分别有宫颈糜烂、宫颈肥大、宫颈息肉、宫颈腺体囊肿或子宫颈管炎;②临床表现除白带增多外,一般无自觉症状,白带呈黄白色、脓样或夹血液。

Ⅰ号糜烂粉

【处　方】　蛤粉 30 克,樟丹 15 克,硼砂 0.3 克,硇砂 0.3 克,乳香 3 克,没药 3 克,冰片 3 克。

【制用法】　上药共研为细末,清洁子宫颈口后,将药粉喷于宫颈糜烂部,隔日

1次,10次为1个疗程。

【主　治】　子宫颈重度糜烂。

【方　源】　《中医妇科学》

Ⅱ号糜烂粉

【处　方】　蛤粉30克,樟丹15克,乳香3克,没药3克,冰片3克。

【制用法】　上药共为极细粉,喷撒宫颈糜烂面。1周2次,10次为1个疗程。

【主　治】　宫颈中度糜烂。

【方　源】　《中医妇科学》

Ⅲ号糜烂粉

【处　方】　蛤粉30克,樟丹15克,冰片2克。

【制用法】　上药共为细面,暴露宫颈,清洁阴道分泌物,将药粉喷于糜烂处。每3日上药1次,10次为1个疗程。

【主　治】　宫颈轻度糜烂。

【方　源】　北京中医学院经验方。

琥珀丸

【处　方】　琥珀、牛膝、乳香、没药、苍术、黄柏、当归各90克,瞿麦、萹蓄、车前子各150克,生黄芪、党参、白术各120克,柴胡、陈皮各70克,炒淮山药、乌贼骨各180克,肉桂30克,甘草60克。

【制用法】　上药研末,加蜂蜜适量为丸,每次6克(约30丸),用土茯苓30克,煎汤送服,1日3次,30日为1个疗程。疗程间隔3日。

【主　治】　慢性宫颈炎。

【方　源】　河北中医杂志,1988(2):23

治糜灵

【处　方】　儿茶、黄柏、苦参各25克,枯矾20克,冰片5克。

【制用法】　将上药洗净烘干,共为细面,过200目筛,密封备用。用法:以香油调成糊状,用干棉球擦拭阴道后,将带线棉球蘸药糊放在糜烂面上,24小时后取出,隔2日上药1次,10次为1个疗程。

【主　治】　宫颈糜烂。

【方　源】　吉林中医药,1982(4):34

珠黛粉方

【处　方】　Ⅰ号方:珍珠、血竭、象皮各15克,冰片5克,青黛、煅龙骨、煅石膏、黄柏各30克；Ⅱ号方：Ⅰ号方去珍珠；Ⅲ号方：即Ⅰ号方加牛黄1.5克或人工牛黄10克。

【制用法】 上药均焙干，分别研细末，消毒备用。于月经后3～4日用1‰新洁尔灭液清洗阴道后，喷上药粉于宫颈糜烂处，隔日或隔2日1次。同时服必要的中药方剂。各型病变如有出血及宫颈肥大者，可加三七粉或云南白药10克。

【主　治】 宫颈糜烂。

【方　源】 经验方。

宫颈糜烂内治方

【处　方】 马齿苋2500克，甘草500克。

【制用法】 加水煎，去渣，药液浓缩至300毫升后，加淀粉2000克制成颗粒。口服，每次服20克，每日服2次。

【主　治】 宫颈糜烂。

【方　源】 经验方。

带 下 病

妇女阴道内有少量白色无臭的分泌物，润滑阴道，为生理性带下。若带下量过多，色、质、味异常，即为带下病，西医学所称阴道炎、宫颈糜烂、盆腔炎等急、慢性炎症疾病及宫颈癌、宫体癌等均可出现带下病症状。

莲子丸

【处　方】 莲子200克，荞麦粉200克，鸡蛋6枚。

【制用法】 将莲子砸碎研成粉末，鸡蛋打破取蛋清，再将莲子、蛋清加水和荞麦粉，揉匀，做成绿豆大的丸。每日饭前用温开水送服。

【主　治】 脾虚带下。

【方　源】《偏方大全》

苍柏夏芷汤

【处　方】 苍术12～15克，黄柏4～6克，夏枯草12～15克，白芷8～10克。

【制用法】 水煎服，1日1剂，分2次服。可随症加减。

【主　治】 湿热带下。

【方　源】 陕西中医,1986,7(5):218

商陆炖肉方

【处　方】 商陆60克(鲜120克)，母鸡或猪肉适量。

【制用法】 药和肉文火炖烂,放盐少许,弃渣分 2～3 次服,喝汤吃肉。

【主　治】 妇女体虚,久带不止。

【方　源】 四川中医,1985,3(5):19

止带饮

【处　方】 大枣 10 个(去核),小黑豆 60 克,白果 10 个(捣烂),熟地黄 15 克,山药 10 克,茯苓 10 克,牡丹皮 10 克,薏米 15 克,焦白术 15 克,车前子(布包)30 克。

【制用法】 将大枣、黑豆、白果加水 2 碗先煎,再将药渣捞出,加入余药煎服。

【主　治】 寒湿困脾型带下症。

【方　源】 陕西中医,1981,2(5):17

天台乌药散

【处　方】 台乌药 7 克,川楝子、高良姜各 6 克,木香、小茴香各 6 克,青皮 8 克。肾虚加附片、肉桂、干姜、鹿角霜、巴戟天等;脾虚加黄芪、党参、山药、茯苓、白术。

【制用法】 水煎服,1 日 1 剂。

【主　治】 虚寒带下。

【方　源】 四川中医,1986,4(11):23

消毒止带饮

【处　方】 黄芩、焦栀子、茯苓、牛膝、柴胡各 10 克,刺蒺藜、生地黄、飞滑石、牡丹皮各 15 克。

【制用法】 水煎服,1 日 1 剂。

【主　治】 湿热带下。

【方　源】 北京中医,1986(3):6

不孕症

凡婚后夫妇同居 1 年以上,未避孕而不受孕者,称"原发性不孕"。如曾生育或流产后 1 年以上,未避孕而不再受孕者称"继发性不孕"(排除男方有病及女方本身生理疾病)。

红花孕育蛋

【处　方】 鸡蛋 1 枚,藏红花 1.5 克。

【制用法】 将鸡蛋打 1 个口,放入藏红花,搅匀蒸熟即成。经期临后 1 天开始服红花孕育蛋,1天吃1个,连吃6个。然后等下一月经周期的临后1天再开始服,持续3～4个月经周期,若服后下次月经未来就暂停。去医院做妊娠试验,以确定是否怀孕。

【主　治】　体虚不孕。

【方　源】　《偏方治大病》

种子汤

【处　方】　当归身、川芎、砂仁各5克,熟地黄、制香附各12克,牡丹皮、延胡索各15克,生姜、干姜各3片,官桂15克,艾叶5克。

【制用法】　水1碗半,加以上诸药,煎至8分,经水至日空腹服,临睡服,1日1剂,服至经止,2～3日交媾。

【主　治】　妇女久不孕。

【方　源】　《400种病症民间验方》

秘方种子丸

【处　方】　制附子、白及、北细辛、五灵脂各15克,山萸肉15克,石菖蒲、制香附各30克,全当归、生晒参、炒白术各50克,陈莲蓬50个。

【制用法】　上药共碾细末,蜜丸桐子大,每次20克,于每日辰、酉(8时、18时)糯米酒送服。1日1剂。

【主　治】　宫寒、肾虚、血瘀之不孕。

【方　源】　北京中医,1987(6):6

开郁种玉汤

【处　方】　白芍、香附、牡丹皮、茯苓、花粉各10克。

【制用法】　水煎服,1日1剂。

【主　治】　肝郁不孕。

【方　源】　山东医药,1983(3):35

降脂助孕方

【处　方】　川芎、白术、半夏、香附各30克,茯苓、神曲各15克,橘红、炙甘草各6克。

【制用法】　上药共研细末,以米汤粥和丸,每服6克,1日3次。

【主　治】　肥胖不孕。

【方　源】　《家用良方》

宣郁通经汤

【处　方】　酒炒白芍 15 克,酒洗当归 15 克,牡丹皮 10 克,炒栀子 10 克,炒白芥子 6 克,醋炒延胡索 3 克,酒炒香附 3 克,醋炒郁金 3 克,酒炒黄芩 3 克。

【制用法】　上药水煎 3 次,取汁 450 毫升,分早、中、晚服。在经前 2～5 天连服 3 剂。3 个月经周期为 1 个疗程。孕者停服。未孕如前法再服 3 剂,为第 2 个疗程;仍未孕者继服 1 个疗程。

【主　治】　子宫发育不良性不孕症。

【方　源】　经验方。

排卵汤

【处　方】　柴胡 6 克,白芍 10 克,赤芍 10 克,泽兰 10 克,益母草 10 克,鸡血藤 10 克,怀牛膝 10 克,刘寄奴 10 克,苏木 10 克,生蒲黄 10 克,女贞子 10 克,覆盆子 10 克,菟丝子 10 克,枸杞子 10 克。

【制用法】　水煎服,1 日 1 剂,分 2 次服,于月经来潮第 1 天起连服 4 剂,月经第 13 天时连服 3 剂。

【主　治】　不排卵或卵巢功能不良性不孕症。

【方　源】　经验方。

阴　痒

阴痒指妇女外阴部或阴道内瘙痒。其特点是痒痛难忍,或时出黄水,坐卧不安。亦称"阴蚀""阴门瘙痒""阴疮"。本病多因湿热蕴积或血虚生风化燥所致。是西医学所称滴虫性阴道炎、霉菌性阴道炎、老年性阴道炎、幼女性阴道炎、外阴白斑患者常并发的一个症状。

诊断要点:①外阴瘙痒、红肿灼热甚至疼痛,坐卧不安,或流黄色带下;②外阴及阴道黏膜充血,有出血点,甚至溃疡;或外阴红肿,继则皮肤增厚变白,弹性消失而干枯。

黄柏末

【处　方】　黄柏末 30 克,鸡蛋清适量。

【制用法】　鸡蛋清调拌黄柏末,涂擦患处。

【主　治】　阴痒湿热下注。

【方　源】　《醋蛋治百病》

蛇百汤

【处　方】　蛇床子 30 克,百部 15 克,鹤虱、苦参、雄黄各 12 克。

【制用法】 1 日洗 1 剂,头煎、二煎药液混合,分 2 次外洗。

【主　治】 阴痒属下焦湿热。

【方　源】 福建中医药,1987,18(3):59

白冰方

【处　方】 白花蛇舌草 60～90 克,冰片(烊化)3 克,苦参、黄柏、木槿皮、蛇床子各 15 克,花椒 9 克。

【制用法】 水煎过滤去渣,溶入冰片,先熏阴部,待水温适宜后坐浴,每次 30 分钟,每日 2 次,每剂用 2 日。

【主　治】 阴痒,白带色黄。

【方　源】 四川中医,1988,6(4):37

外洗方

【处　方】 梧桐叶 500 克。

【制用法】 水煎外洗。

【主　治】 外阴瘙痒。

【方　源】 民间流传方。

止痒散

【处　方】 蛇床子、白鲜皮、黄柏、苦参各 50 克,荆芥、防风、龙胆草各 20 克,薄荷、苍耳子、蒺藜、地肤子、萆薢各 10 克。

【制用法】 熏洗:上方水煎,外用熏洗,1 日 2 次,每次先熏后洗,每次 30 分钟,洗后须换内裤,15 天为 1 个疗程。内服:上药煎至 300 毫升,每次服 10 毫升,1 日 3 次,如有呕吐和胃肠不适反应,可减至 5 毫升。

【主　治】 湿热下注引起女阴瘙痒。

【方　源】 四川中医,1985,3(5):20

当归拈痛汤

【处　方】 羌活、防风、升麻、葛根、党参、苦参、苍术、白术、猪苓、泽泻、黄芩、知母、当归、茵陈、甘草、黄柏、穿心莲、水芹菜、仙人掌,均用常规量。

【制用法】 水煎服,1 日 1 剂。

【主　治】 各种证型的阴痒。

【方　源】 浙江中医杂志,1986,21(7):303

子宫肌瘤

子宫肌瘤是女性生殖器官中最常见的一种良性肿瘤,多见于 30－50 岁的妇女,绝经后若肌瘤继续增长者应警惕有恶变的可能。中药治疗本病,可以减轻症状,控制肌瘤生长。

桂枝茯苓丸

【处　方】　桂枝、茯苓、牡丹皮、赤芍、桃仁各等分。

【制用法】　上药共研细末,炼蜜为丸,每服9克,1日服2次。

【主　治】　子宫肌瘤。

【方　源】　《金匮要略》

愈瘤饮

【处　方】　黄芪、党参、牡蛎、昆布各30克,鳖甲、海藻、夏枯草、乌梅、炒白术、丹参各15克,制乳香、制没药、当归、血余炭、桃仁、三棱、莪术各6克。

【制用法】　水煎服,1日1剂。上药也可做蜜丸,长期服用。

【主　治】　子宫肌瘤,月经量多,日久失治,亏伤气血。

【方　源】　《全国名老中医验方精选》

消瘤汤

【处　方】　炮山甲15克,三棱、莪术各12克,牡丹皮、桃仁、茯苓、赤芍各10克。

【制用法】　水煎服,1日1剂。

【主　治】　子宫肌瘤。

【方　源】　福建医药杂志,1988,10(1):21

瘤消丸

【处　方】　生柴胡、醋柴胡各12克,枳壳、桔梗、陈皮、云苓各9克,干姜、肉桂各5克,生姜3片,生葱白3段。

【制用法】　上药加水400毫升,文火煎至300毫升,药渣再煎1次,混匀,1日服2次。也可用上药做丸剂,1日3次,每次9克,生姜葱白煎汤送服。

【主　治】　子宫肌瘤。

【方　源】　《全国名老中医验方精选》

子宫脱垂

子宫脱垂是指子宫从正常位置沿阴道下降,子宫颈外口达坐骨棘水平以下,甚则子宫全部脱出阴道口外。多见于因产伤及肌肉筋膜、韧带张力减低或产后过早参加重体力劳动,增加腹压所致。中医学称"阴挺""阴茄""阴疝"等。

诊断要点:①肿物自阴道脱出,阴道分泌物增加。②伴随膀胱膨出,症见排尿困难,腰背痛,尿潴留,甚至出现张力性尿失禁。③伴随直肠症状,见排便困难,下腹坠感。④月经过多,甚至不孕。⑤妇科检查中根据子宫脱垂的程度分Ⅲ度。轻Ⅰ度:子宫颈距处女膜缘少于 4 厘米,但未达处女膜缘,重Ⅰ度:子宫颈达处女膜缘,并于阴道口即可见到。轻Ⅱ度:子宫颈已脱出阴道外,但宫体尚在阴道内;重Ⅱ度:子宫颈及部分宫体已脱出阴道外口。Ⅲ度:子宫颈及宫体全部脱出。

山羊血

【处　方】　青山羊血 10 余滴。

【制用法】　在青山羊之耳缘消毒后取血,然后兑入少许温开水 1 次顿服,1 日 1 次。

【主　治】　子宫脱垂。

【方　源】　《偏方大全》

首乌鸡汤

【处　方】　首乌 20 克,老母鸡 1 只,盐少许。

【制用法】　将老母鸡宰杀去毛及内脏,洗净,将首乌装入鸡腹内,加水适量煮至肉烂,饮汤吃肉。

【主　治】　子宫脱垂,痔疮和脱肛。

【方　源】　《偏方大全》

升陷方

【处　方】　升麻(研末)4 克,鸡蛋 1 枚。

【制用法】　先将鸡蛋顶端钻一黄豆大圆孔,再将药末放入蛋内搅匀,取白纸蘸水将孔盖严,蒸熟后去壳内服,早晚各 1 次,10 天为 1 个疗程,疗程间隔 2 天。

【主　治】　子宫脱垂,气虚下陷。

【方　源】　四川中医,1986,4(11):47

收宫散

【处　方】　白胡椒 20 克,附片 20 克,桂圆 20 克,白芍 20 克,党参 20 克。

【制用法】　上药共研细末,加红糖 50 克,和匀分成 3 包,每日早、晚空腹服 1 包,开水送下。服前先饮少量黄酒或 1 小杯白酒。15 天为 1 个疗程。病情较重者用五倍子 100 克,椿根白皮 100 克,煎汤趁热熏洗数次,服药期间忌食生冷,避免重劳。

【主　治】　各种类型子宫脱垂。

【方　源】　陕西中医,1984,5(1):18

提宫饮

【处　方】　龙胆草、柴胡、升麻、五倍子各 6 克,生栀子、黄芩、生地黄、车前子、泽泻、当归、木通各 9 克,生甘草 3 克。

【制用法】　水煎服,1 日 1 剂。

【主　治】　子宫下垂,证属肝经湿热下注。

【方　源】　《全国名老中医验方选集》

升麻牡蛎散

【处　方】　升麻 6 克,牡蛎 12 克。

【制用法】　上药为 1 日量,分 2～3 次空腹服下。子宫脱垂Ⅰ度、Ⅱ度、Ⅲ度患者分别服药 1 日、2 日、3 日为 1 个疗程,可连服 3 个疗程。

【主　治】　子宫脱垂。

【方　源】　民间验方。

习惯性流产

　　妇女连续 3 次以上自然流产,称为习惯性流产,中医学称为"滑胎"。本病与胚胎发育和母体不健康有关。

补肾固冲丸

【处　方】　菟丝子 240 克,川断 90 克,熟地黄 150 克,党参 120 克,阿胶 120 克,白术 90 克,鹿角霜 90 克,巴戟 90 克,当归头 60 克,春砂仁 15 克,大枣 50 个,杜仲 120 克,枸杞子 90 克。

【制用法】　上药共研末,炼蜜为丸,每次服 6～10 克,日服 3 次,连服 3 个月为 1 个疗程。

【主　治】　先兆流产和习惯性流产有先兆者。

【方　源】　罗元恺教授验方。

滑胎宁固饮

【处　方】　熟地黄 12 克,女贞子 10 克,柴胡 6 克,炒白术 10 克,砂仁 6 克,川断 9 克,炒杜仲 10 克,桑寄生 12 克,黄芪 15 克,黄芩 6 克,山萸肉 9 克,生山药 20 克,炙甘草 6 克。

【制用法】　从发现怀孕之日起开始服药,1 日 1 剂,至上次流产期 1 个月后改服丸剂(上药按比例各增加 10 倍量,研细面,炼蜜为丸,每丸 9 克,1 日 3 次,每服 1

丸,温开水送服)。

【主　治】　素体虚弱,冲任不固致习惯性流产。

【方　源】　《河南省秘验单方集锦》

固胎丸

【处　方】　炒白术 120 克,党参、云苓、熟地黄各 60 克,桑寄生、杜仲(盐炒)各 45 克,黄芩、砂仁各 30 克,当归身 190 克,大枣肉 180 克。

【制用法】　上药共为细末,枣肉煮烂捣如泥,和药末炼蜜为丸,如梧桐子大。每服 40 丸,病重者加倍,早、晚服。亦可按比例减量作汤剂水煎服。

【主　治】　滑胎,或胎动不安。

【方　源】　《河南省秘验单方集锦》

玉米须饮

【处　方】　玉米须适量。

【制用法】　水煎代茶饮。从怀孕后服起,一直服到足月顺产为止。

【主　治】　习惯性流产。

【方　源】　《家用便方》

益气固胎汤

【处　方】　白术、当归身、官桂、砂仁、党参、川芎、黄芪、杭芍、炙甘草各 6 克。

【制用法】　逢有孕时吃,每月 2 剂,月尾 1 剂,月中 1 剂,直到生产为止。

【主　治】　妇人有孕,每逢 6～7 个月小产。

【方　源】　民间验方。

滋阴固胎汤

【处　方】　生地黄、旱莲草各 30 克,白芍 20 克,阿胶(烊化)、山药、枸杞子各 15 克,太子参 12 克,黄芩、白术、荷叶蒂、桑寄生各 10 克,甘草 6 克。

【制用法】　水煎服,1 日 1 剂。

【主　治】　肝肾阴虚,血热内扰所致流产。

【方　源】　《全国名老中医验方选集》

安胎饮

【处　方】　黄芪、太子参、当归、白芍、生地黄、黄芩、白术、续断、桑寄生、杜仲、菟丝子、苎麻根各 10 克。

【制用法】　1 日 1 剂,水煎服,服至超过以往流产。

【主　治】　先兆流产。

【方　源】　民间验方。

补肾固胎汤

【处　方】　炙黄芪、益智仁各 15 克,炒杜仲、补骨脂、菟丝子各 12 克,续断、狗脊各 20 克,阿胶 10 克,黑艾叶 9 克。

【制用法】　1 日 1 剂,水煎服,连服 7～10 剂,自觉症状改善后,改为每周服药 2 剂,至妊娠 6 个月停药。

【主　治】　流产。

【方　源】　经验方。

先兆流产

妇女怀孕以后,阴道不时少量下血,或时下时止,或淋漓不断,伴腰酸、腹痛、小腹胀坠等现象者,称"先兆流产",中医学称"胎动不安"。

保小产秘方

【处　方】　头二蚕茧黄(各半丝,不拘多少),桂圆 2 枚。

【制用法】　将二蚕茧黄用阴阳瓦煅灰存性,研末,桂圆煎汤调服,每服 9 克。

【主　治】　胎动不安。

【方　源】　《家用良方》

香油蜜膏

【处　方】　香油 100 克,蜂蜜 200 克。

【制用法】　分别将上述 2 味用小火煎煮至沸,凉温,共混合调匀。每次饮 1 汤匙,1 日 2 次。

【主　治】　先兆流产,漏血症。

【方　源】　《偏方大全》

鲜山药杜仲汤

【处　方】　鲜山药 90 克,杜仲(或续断)6 克,苎麻根 15 克,糯米 80 克。

【制用法】　杜仲和苎麻根用纱布包好,糯米洗净,共煮成粥服药。

【主　治】　先兆流产或习惯性流产。

【方　源】　《偏方大全》

盘胎饮

【处　方】　杜仲(切片)20 克,川续断(酒炒)30 克,山药 30 克。

【制用法】 水煎服,1日1剂。

【主　治】 腰酸腹痛,先兆流产。

【方　源】《400种病症民间验方》

固肾安胎汤

【处　方】 白芍、桑寄生各15克,甘草6克,川断12克,生龙骨、生牡蛎各30克。

【制用法】 水煎服,1日1剂。

【主　治】 先兆流产。

【方　源】 辽宁中医杂志,1982(9):14

培育汤

【处　方】 桑寄生、芡实、菟丝子各12克,川断、炒杜仲、太子参、山萸肉、石莲肉、大熟地、苎麻根、椿根皮各10克,山药15克,升麻6克。

【制用法】 水煎服,1日1剂。

【主　治】 先兆流产,习惯流产。

【方　源】 中医杂志,1988,29(1):44

二黄汤

【处　方】 黄酒500毫升,鸡蛋黄14只。

【制用法】 放在铝锅内,以小火炖煮至稠黏,可加少许盐或红糖;冷却后装瓶,经常服用。

【主　治】 先兆流产。

【方　源】《醋蛋治百病》

胎位不正

　　胎位不正,指妊娠30周以后胎儿在子宫体内的位置不正常,多见于经产妇或腹壁松弛者。胎儿多呈横位或臀位、斜位、足位。

　　诊断要点:①孕妇妊娠28～30周后:胎儿在子宫位置不正常;②如系骨盆狭窄、子宫畸形等引起的,应另法处理。

归菟转胎饮

【处　方】 当归头、菟丝子、川芎各5克,白芍3克,黄芪5克,升麻4克,苏叶、艾叶、川朴、枳壳各3克,炙甘草2克。

【制用法】 上药悉炒微黄,水煎服,1日1剂。

【主　治】　胎位异常。

【方　源】　《全国名老中医验方选集》

参芪转胎饮

【处　方】　炙黄芪 12 克,当归 15 克,党参、炙甘草、川断、桑寄生、杜仲各 9 克,枳壳、川芎各 6 克,苏梗、升麻各 3 克。

【制用法】　水煎服,1 日 1 剂。

【主　治】　气血虚弱的胎位异常。

【方　源】　《全国名老中医验方选集》

加味当归芍药散

【处　方】　酒当归、焦白术、杭白芍、白茯苓、盐泽泻、酒续断、菟丝子、大腹皮各 9 克,酒川芎、紫苏叶、陈皮各 6 克。

【制用法】　水煎服,1 日 1 剂,早、晚空腹时服,连服 3 剂,停药 2 天后复查;胎位尚未转正,继服 3 剂;服 9 剂后胎位仍未转正者为无效。

【主　治】　胎位不正。

【方　源】　福建中医药,1984,15(4):18

加减保产无忧散

【处　方】　生黄芪、荆芥、川贝各 3 克,川芎、当归各 4.5 克,羌活、甘草各 1.5 克,生姜 3 片。

【制用法】　水煎服。妊娠 6～7 个月者服 1 剂,7 个月以上至 8 个月以内者服 2 剂,8 个月至 9 个月服 3 剂。服药 10～15 天后复查胎位,如果转为正常胎位后又异常者,可按月份大小再予数剂。

【主　治】　胎位不正。

【方　源】　浙江中医杂志,1986(2):62

当归芍药散

【处　方】　当归芍药散(片)。

【制用法】　每日服药 4.5 克(5 片),口服 3 次。

【主　治】　胎儿臀位。

【方　源】　上海中医杂志,1987(7):7

转胎饮

【处　方】　升麻 9 克,人参 3 克。

【制用法】 水煎服。1 日 1 剂,连服 5 剂。妊娠中毒、高血压慎用。

【主　治】 胎位不正。

【方　源】 《祖传秘方大全》

妊娠咳嗽

妊娠中期,久嗽不已,甚或五心烦热,胎动不安者,称为"妊娠咳嗽",古病名称"子嗽"。本病多因素体阴亏,肺阴不足,孕后血养胎元,则阴血愈亏。阴虚火旺,虚火上炎,灼肺伤津,肺失清降,发为咳嗽之证。

桑菊止咳饮

【处　方】 桑叶 15 克,菊花 15 克,黄芩 15 克,白芍 15 克,钩藤 15 克,蔓荆子 15 克,石决明 30 克,甘草 10 克。

【制用法】 水煎服,1 日 1 剂,日 3 服。

【主　治】 妊娠咳嗽伴头痛。

【方　源】 《家庭实用百病良方》

止嗽饮

【处　方】 紫菀 12 克,桔梗 12 克,天冬 12 克,桑白皮、杏仁、青皮、竹茹各 9 克,白前 12 克,甘草 6 克。

【制用法】 水煎服,1 日 1 剂,分 2 次服。

【主　治】 妊娠咳嗽,咳甚遗尿,胸胁胀满,面目水肿。

【方　源】 《河南省秘验单方集锦》

滋阴咳愈煎

【处　方】 熟地黄、炙百合、麦冬各 15 克,山药 20 克,山萸肉、阿胶珠(烊化)各 10 克,五味子 10 克。

【制用法】 水煎服,1 日 1 剂,分 3 次服。

【主　治】 妊娠咳嗽,痰少或痰中带血,咳甚遗溺。

【方　源】 《河南省秘验单方集锦》

补肺饮

【处　方】 党参、白术、茯苓、炙甘草、苏叶、桔梗各 15 克。

【制用法】 水煎服,1 日 1 剂。

【主　治】 妊娠咳嗽。

【方　源】 《400 种病症民间验方》

百合杏胶汤

【处　方】　百合、阿胶、杏仁各 10 克。

【制用法】　水煎服，1 日 1 剂。

【主　治】　子嗽。

【方　源】　经验方。

子嗽饮

【处　方】　当归 12 克，白芍、沙参、寸冬、紫菀、款冬花、桑白皮各 9 克，川贝、知母、阿胶、五味子、甘草各 6 克。

【制用法】　水煎服，1 日 1 剂。

【主　治】　子嗽，干咳无痰。

【方　源】　《山东中医验方集锦》

百合止嗽饮

【处　方】　百合 20 克，紫菀、麦冬、桔梗、桑白皮、竹茹各 15 克，甘草 10 克。

【制用法】　水煎服，1 日 1 剂，分 3 次服。

【主　治】　妊娠后咳嗽痰少。

【方　源】　《家庭实用百病良方》

妊娠呕吐

　　妊娠后出现恶心、呕吐、头晕厌食，甚或食入即吐者，称为妊娠呕吐。若仅见恶心嗜酸、择食，或晨间偶有呕吐痰涎，为妊娠早期的正常反应，一般 12 周后即可逐渐消失。本病属中医学"恶阻"范畴。

　　诊断要点：①根据病史、症状及有关检查，确诊为有孕；②孕后出现恶心呕吐、懈怠、嗜睡、择食嗜酸等症；③需与妊娠期间其他原因引起的呕吐相鉴别，如胃炎、消化性溃疡、病毒性肝炎等。

苏叶黄连散

【处　方】　黄连、紫苏叶各等分。

【制用法】　上药共研细面，每次服 1 克，1 日服 3 次。

【主　治】　肝胃不和呕吐。

【方　源】　《祖传秘方大全》

香砂六君子汤

【处　方】　党参 10 克，白术 10 克，茯苓 12 克，甘草、半夏、砂仁各 6 克，陈皮

10克,木香3克,生姜3片,大枣5枚。

【制用法】 水煎服,1日1剂。

【主　治】 脾胃虚寒呕吐。

【方　源】《名医方论》

砂半止呕煎

【处　方】 玄参、甘草、砂仁、半夏各6克,白术、香附(童便炒)、陈皮各15克,姜3片为引。

【制用法】 水煎服,1日1剂。

【主　治】 妊娠呕吐。

【方　源】《400种病症民间验方》

枇杷止呕饮

【处　方】 枇杷叶15克,伏龙肝60克,生姜5片。

【制用法】 水煎服,1日1剂。

【主　治】 妊娠2个月后呕吐。

【方　源】《家庭实用便方》

韭菜姜汁汤

【处　方】 韭菜200克,鲜姜200克,白糖适量。

【制用法】 将韭菜、生姜切碎,捣烂取汁,用白糖调匀饮汁。

【主　治】 孕后呕吐,不思饮食。

【方　源】《偏方大全》

芹菜根饮

【处　方】 鲜芹菜根10克,甘草15克,鸡蛋1个。

【制用法】 菜根、甘草先煎汤,水沸后打入鸡蛋冲服。

【主　治】 妊娠后反胃呕吐。

【方　源】《偏方大全》

缺　乳

产后或哺乳期乳汁甚少或全无,称为缺乳。亦称"乳汁不行"或"乳汁不足"。多因身体虚弱,气血不足或肝郁气滞所致。相当于西医学的"乳汁减少"。

诊断要点:乳汁减少或全无,乳房柔软,不胀不痛而硬,伴局部红肿为特征。

下奶饮

【处　方】　南瓜子仁量不拘。

【制用法】　捣碎冲服。

【主　治】　乳少。

【方　源】　《安徽单验方选集》

疏肝通乳汤

【处　方】　柴胡、当归、棉花子各 12 克,川芎 6 克,木通 18 克,通草、王不留行各 15 克,桔梗、路路通、穿山甲、漏芦各 10 克。

【制用法】　水煎服,1 日 1 剂。

【主　治】　初产妇缺乳。若乳房不胀,点滴无乳者去柴胡、川芎、漏芦,加党参、黄芪、麦冬、熟地、太子参;乳房胀硬有包块者加青皮、橘核、皂角刺、白芷;乳房胀痛灼热者加蒲公英、连翘、蚤休。

【方　源】　湖北中医杂志,1985(5):23

通乳灵

【处　方】　黄芪 35 克,当归 25 克,王不留行 15 克,丝瓜络 15 克,漏芦 15 克,木通 25 克,竹叶 25 克,通草 15 克,丹参 15 克,灯心草 15 克,海螺 1 个,鸡蛋 7 个。

【制用法】　上药除鸡蛋外加水 6 碗,煎取约 2 碗药汁,7 个鸡蛋去壳入药汁中微火煮熟。服药吃蛋,如一次吃不下 7 个鸡蛋,则不必勉强。第二次,仍加水 6 碗,同样加入鸡蛋,数量以能吃下为度,服法同头次,1 日服 3 次。

【主　治】　缺乳,产后气血不足。

【方　源】　吉林中医药,1981(2):11

丝瓜鸡蛋饮

【处　方】　丝瓜络 25 克,鸡蛋 2 枚。

【制用法】　丝瓜络煎水,去渣,打入鸡蛋 2 枚,煮熟,1 次服下。

【主　治】　乳汁极少。

【方　源】　《醋蛋治百病》

豆腐饮

【处　方】　豆腐 2 块,丝瓜 150 克,香菇 20 克,猪蹄 1 只,盐、生姜、味精各适量。

【制用法】　先将猪蹄煮烂,再将豆腐切成小块,丝瓜切片,与香菇、调料等再煮

20 分钟,可食可饮。

【主　治】　乳汁不通。

【方　源】　《偏方大全》

增乳煎

【处　方】　当归身 18 克,党参 18 克,川芎 18 克,赤芍、生地黄、黄芪、甘草、麦冬、白芷各 18 克。

【制用法】　水煎服,1 日 1 剂。

【主　治】　体虚乳少。

【方　源】　《400 种病症民间验方》

回　乳

　　妇女产后气血旺盛,奶多奶胀或无小儿吃奶,或因其他原因,须断奶者可用下列方法。

回乳灵

【处　方】　麦芽 60 克。

【制用法】　炒为末,每服 15 克,白汤下。

【主　治】　回乳。

【方　源】　经验方。

建曲回乳饮

【处　方】　建曲 60 克,蒲公英 60 克。

【制用法】　1 日 1 剂,水煎服。同时趁热用干净纱布包好,放在乳房上熨贴。

【主　治】　乳房胀痛,奶水不回。

【方　源】　新中医,1976(4):9

消肿回乳饮

【处　方】　当归尾、红花各 9 克,赤芍、牛膝各 6 克。

【制用法】　水煎空腹服,1 日 1 剂。

【主　治】　乳胀肿痛,乳汁不回。

【方　源】　经验方。

外敷剂

【处　方】　皮硝 60 克。

【制用法】　纱布包,外敷乳房。

【主　治】　回乳。

【方　源】　北京西苑医院妇科付方珍主任经验方。

断奶汤

【处　方】　豆豉 60 克,食用油、熟米饭各适量。

【制用法】　锅内放入油待热,先炒豆豉,后下米饭炒后食用。

【主　治】　断奶后乳胀。

【方　源】　《偏方大全》

乳 腺 炎

乳腺炎俗名"奶疮",由于奶汁淤积,或乳头皲裂被细菌感染所引起。多见于初产妇女,病人除乳房肿痛外,常伴有发热、怕冷等症状。

乳痈消痈饮

【处　方】　瓜蒌、丝瓜络、橘络、青皮、香附、通草、当归各 9 克,甘草 3 克。

【制用法】　水煎服,1 日服 2 剂。

【主　治】　乳腺炎未成脓。

【方　源】　《家用偏方三百三》

消痈饮

【处　方】　夏枯草 20 克,香附子 8 克,山慈菇 12 克,刘寄奴 8 克。

【制用法】　水煎服,1 日 3 次。

【主　治】　肝气郁结乳痈。

【方　源】　《中国民间草药方》

蒲公英外用方

【处　方】　鲜蒲公英 120 克,鲜马齿苋 60 克。

【制用法】　将上药捣烂,外敷贴乳痈处。

【主　治】　乳腺炎化脓前期。

【方　源】　民间验方。

外用方

【处　方】　仙人掌 40 克,荷叶 30 克。

【制用法】　将上 2 味药捣烂,外敷患乳。

【主　治】　初期乳腺炎。

【方　源】　民间验方。

解郁散痈饮

【处　方】　牛蒡子根 20 克,金银花 20 克,夏枯草 20 克,蒲公英 20 克。

【制用法】　水煎服,1 日服 3 次。

【主　治】　肝气郁结乳痈。

【方　源】　《中国民间草药方》

恶露不绝

产后恶露持续 20 天以上仍未净者,称为"恶露不绝"或"恶露不尽"。主要由于产后冲任不调,气血运行失常所至。临床常见有气虚下陷,气不摄血;或素体阴虚,加之产后失血,耗阴伤液,虚热内生;也有产后受寒,寒凝血滞,瘀血不去,气血俱虚等。

益母鸡蛋饮

【处　方】　鸡蛋 2 个,益母草 30~60 克。

【制用法】　加水同煮,蛋煮去壳再煮片刻。吃蛋喝汤。

【主　治】　产后恶露不尽。

【方　源】　《醋蛋治百病》

桃仁莲藕汤

【处　方】　桃仁 10 克,莲藕 250 克,盐适量。

【制用法】　将莲藕洗净切成小块,加清水 3 大碗和桃仁同煮,以食盐少许调味,饮汤食藕。

【主　治】　产后恶露不尽。

【方　源】　《偏方大全》

参芪止血汤

【处　方】　黄芪 30 克,当归 6 克,荆芥炭、益母草、党参、白术、白薇各 9 克,川芎、炮姜炭、炙甘草各 3 克。

【制用法】　水煎服。1 日 1 剂。

【主　治】　产后发热,恶露未尽。

【方　源】　经验方。

冠榆饮

【处　方】　鸡冠花 30 克,地榆 30 克,川柏 12 克,仙鹤草 30 克,炒槐米 12 克,椿根皮 30 克,棕榈炭 12 克。

【制用法】 水煎服,1 日 1 剂。

【主　治】 产后恶露不绝。

【方　源】 《全国名老中医验方选集》

银黄汤

【处　方】 银花炭、益母草各 15 克,炒黄芩、炒丹皮、炒蒲黄、茜草、焦楂曲各 10 克,党参 12 克,贯众炭 30 克,大黄炭 6 克。

【制用法】 水煎服,1 日 1 剂。

【主　治】 各种类型的恶露不绝。

【方　源】 浙江中医杂志,1985,20(11-12):5

鹿角霜饮

【处　方】 鹿角霜末 30 克。

【制用法】 研末,酒、水各半煎服。

【主　治】 产后恶露不尽,小腹疼痛。

【方　源】 《常见病验方研究参考资料》

产后腹痛

产妇分娩以后,发生以小腹疼痛为主症的疾病,称为"产后腹痛",亦名"儿枕痛"。本病的发生,主要是气血运行不畅,迟滞而痛。导致不畅的原因则为血虚和血瘀两方面。

苏木益母草煲鸭蛋

【处　方】 苏木 9 克,益母草 30 克,青皮鸭蛋 2 个。

【制用法】 将 3 味加水适量同煮,待鸭蛋熟后去壳再煮 2～3 分钟,喝汤吃蛋。

【主　治】 产后血瘀腹痛。

【方　源】 《疾病食疗 900 方》

厚朴三物汤加减

【处　方】 厚朴 40 克,枳壳、柿蒂各 15 克,独活、川楝子各 15 克,川军、木香、白芷、杏仁各 5 克,皂角 3 克。

【制用法】 上药加水 400 毫升,文火煎至 300 毫升,同法再煎 1 次,两煎混匀,每次服 300 毫升。1 日服 2 次。

【主　治】 产后腹痛拒按,证属脾胃虚弱,寒邪乘之。

【方　源】《全国名老中医验方选集》

当归生姜羊肉汤

【处　方】　当归 15 克,生姜 15 克,羊肉 250 克。

【制用法】　将羊肉切成小块,同当归、生姜一起放在瓷罐内,加水 500 毫升,用旺火隔水炖至羊肉熟透后服用。

【主　治】　产后血虚寒凝腹痛。

【方　源】《疾病食疗 900 方》

红花酒

【处　方】　红花 10 克,米酒 1 碗。

【制用法】　上药煎至米酒剩一半,分 2 次温服。

【主　治】　产后腹部疼痛,上下攻窜而部位不定,并伴纳呆、便秘。

【方　源】浙江中医杂志,1986,21(7):302

山楂红糖饮

【处　方】　生山楂 30 克,红糖 30 克,益母草 50 克。

【制用法】　水煎服,1 日 1 剂。

【主　治】　产后血瘀腹痛。

【方　源】经验方。

产后腹痛汤

【处　方】　焦山楂 30 克,益母草 30 克,墓头回 9 克,姜炭 10 克,桃仁 5 克,红花 5 克,大黄 10 克,当归 10 克,甘草 6 克。

【制用法】　水煎,加红糖内服。

【主　治】　产后恶露不尽,腹痛。

【方　源】《河南省秘验单方集锦》

莲蓬饮

【处　方】　莲蓬去子 7 个。

【制用法】　煎汤服,1 日 1 剂。

【主　治】　产后腹痛。

【方　源】《家用良方》

第四章

骨伤科疾病特效处方

颈 椎 病

颈椎病又称颈椎综合征,是由于颈部长期劳损、椎间盘组织或骨与关节发生退行性变,影响邻近的神经、脊椎、椎动脉而导致的以颈项及肩背疼痛、麻木、活动受限等症状为特点的综合征。属中医学的"痹证""痿证""颈筋急"等范畴。

诊断要点:①颈型:头项及肩部疼痛等异常感觉伴有相应的压痛点,X线摄片显示颈椎曲度改变或椎间关节不稳定;②神经根型:具有典型的根性症状(麻木、疼痛),且其范围与颈脊神经所支配的区域相一致,压颈试验或上肢牵拉试验阳性,X线摄片显示颈椎曲度改变,不稳定和骨赘形成,临床表现和X线摄片上的异常显示在节段上相一致;③脊髓型:有脊髓受压表现,X线摄片显示椎体后缘多有骨质增生,椎管矢状径出现狭窄等;④椎动脉型:有猝倒伴颈性眩晕病史,旋颈试验阳性,X线摄片显示椎间关节失稳或钩椎关节骨质增生;⑤交感神经型:有头晕耳鸣、心动过速及心前区不适等交感神经症状,X线摄片有失稳或退变显示;⑥混合型:上述各型症状、体征相互掺杂而出现。

骨刺散

【处　方】　乌梢蛇60克,透骨草、当归、防风、土鳖虫各36克,威灵仙72克,没药、降香各20克。

【制用法】　上药共研细末,饭前服3克,1日3次,1剂药量为1个疗程,重者可连服2个疗程。

【主　治】　颈椎骨质增生及其他椎体骨质增生。

【方　源】　湖南中医杂志,1987,3(2):14

二仙搽液

【处　方】　仙灵脾50克,灵仙50克,米醋1.5千克,生姜适量。

【制用法】　上药共煎数沸,离火浸渍备用。用较大生姜1块,切成两段,以切开一端蘸药液自上而下擦颈椎及颈椎两旁 1 寸许。颈部要保持药液的湿润,擦至皮肤发红为度。疼痛部位也可擦,1 日 1 次。

【主　治】　颈椎病神经根型。

【方　源】　陕西中医,1987,8(2):77

颈椎热敷方

【处　方】　葛根 12 克,桂枝 12 克,当归 12 克,威灵仙 18 克,鸡血藤 30 克,豨莶草 30 克,肉苁蓉 20 克,骨碎补 21 克。

【制用法】　将上药煎 2 次,共煎汤 1 脸盆,置炉上保温,用厚布蘸药汤乘热敷患处 30 分钟,药汤重煎可连用 3 天。

【主　治】　颈椎病。

【方　源】　江西中医药,1990,21(5):52

搜风通络汤

【处　方】　全蝎 10 克,蜈蚣 2 条,鹿衔草 15 克,川芎 15 克,当归 15 克,自然铜 15 克,乌梢蛇 15 克。

【制用法】　将上药加水煎煮 2 次,取药汁混合,1 日饮服 2 次。

【主　治】　颈椎病。

【方　源】　江西中医药,1990,21(5):24

定眩汤

【处　方】　天麻、半夏、全蝎、僵蚕各 9 克,白芍、夜交藤各 24 克,钩藤(另包后下)20 克,茯苓 15 克,丹参 30 克。

【制用法】　水煎服。

【主　治】　椎动脉型颈椎病。

【方　源】　陕西中医,1988,9(7):299

活血通络汤

【处　方】　羌活、片姜黄各 10 克,桂枝 6 克,川芎、当归、鸡血藤、威灵仙各 15 克,赤芍 12 克,丹参 30 克。项背强者加葛根;头晕目眩加天麻、钩藤;手臂冷痛加制川乌,重用桂枝;口干唇燥去桂枝,加生地、麦冬;胃纳不佳加白术、陈皮;伴高血压病加炙地龙、怀牛膝。

【制用法】　加黄酒 100 毫升入煎,早、晚各煎服 1 次,1 日 1 剂,连服 30 剂为 1 个疗程。

【主　治】　神经根型颈椎病。

【方　　源】　实用中医内科杂志,1988(1):34

颈椎病煎

【处　　方】　人参、半夏、川芎各 10 克,五灵脂、威灵仙、当归各 15 克,夏枯草、羌活、菊花各 12 克,乳香 6 克,蜈蚣 2 条。

【制用法】　1 日 1 剂,分 2 次服,20 天为 1 个疗程。

【主　　治】　颈椎病。

【方　　源】　河北中医,1989,11(4):22

颈椎骨刺丸

【处　　方】　白粉霜 75 克,珍珠粉、麝香各 0.15 克,乳香、没药各 0.6 克,冰片、白芷各 1.5 克,黄连、礞石各 3 克,牛黄 0.6 克,槐角 12 克。

【制用法】　上药共研为末,面粉 50 克糊丸,朱砂 15 克为衣。每剂可制丸 800 粒。1 日服 1 次,每次 3 丸,连服 3 个月。不良反应为轻度腹泻。

【主　　治】　颈椎骨刺。

【方　　源】　成都中医学院学报,1988,11(3):23

疏风养血汤

【处　　方】　川羌活,北防风,薄荷叶,正川归,紫丹参,粉葛根,西秦艽,僵蚕,大熟地,生白芍,生甘草(原方未注明药量)。

【制用法】　水煎服。

【主　　治】　各种类型的颈椎病。

【方　　源】　江西中医学院学报,1987(3):26

中药托敷剂

【处　　方】　透骨草 12 克,五加皮、五味子、东山楂各 15 克,当归 12 克,红花 10 克,赤芍、生地黄各 12 克,羌活、独活各 10 克,防风 10 克,炮附子 6 克,花椒 30 克。

【制用法】　上药装布袋内,扎紧袋口,水煎 15 分钟,托敷患部,每次 30 分钟。1 天托敷 2 次,1 剂药连用 2 天共 4 次。

【主　　治】　颈椎骨质增生、腰椎骨质增生引起的颈、背、腰部疼痛不舒、活动障碍等。

【方　　源】　中国中医骨伤科杂志,1990,6(4):54

透骨消痛丸

【处　　方】　鹿角 35 克,狗脊 35 克,当归 60 克,白芍 80 克,威灵仙 60 克,透骨草 80 克,全蝎 30 克,血竭 30 克,葛根 80 克,防风 50 克,白花蛇 2 条。

【制用法】 上药共为极细末,过 120 目筛,炼蜜为丸,每丸 6 克,每服 1 丸,1 日 3 次,30 天为 1 个疗程。

【主　治】 颈椎病。

【方　源】 中医正骨,1992,4(4):44

痹通膏

【处　方】 透骨草 60 克,铅粉 200 克,血竭 20 克,冰片 20 克。

【制用法】 将透骨草浸泡于 500 毫升植物油中 24 小时,加铅粉 200 克,常规炼膏淬火后熔化,再将血竭、冰片研末,加入搅拌均匀,视疼痛面积及骨刺位置将痹通膏涂于牛皮纸或白布上外敷,敷药厚度为 3～4 毫米,每日换药 1 次,7 日为 1 个疗程。

【主　治】 颈椎病。

【方　源】 河南中医,1994,14(2):51

刺痛消

【处　方】 制川乌 6 克,制草乌 6 克,羌活 12 克,独活 12 克,伸筋草 15 克,制乳香 12 克,制没药 12 克,蜈蚣 2 条,全虫 10 克,当归 15 克,土元 10 克,木瓜 20 克。有热加知母、忍冬藤;有寒者适当加重川乌、草乌用量,防止过量,或加细辛;痛甚加重乳香、没药用量或加田三七。

【制用法】 水煎服,1 日 1 剂。

【主　治】 颈椎病肢体痛。

【方　源】 河南中医,1994,14(4):48

葛根四虫散

【处　方】 葛根、全蝎、僵蚕、地龙、炙鳖甲各 60 克,蜈蚣 30 条,丹参、白芍、牛膝各 30 克,姜黄 15 克,羌活、独活、桔梗、桂枝各 10 克。

【制用法】 将药研成细末,过筛为散剂,分成 45 包备用。每次 1 包,1 日 3 次,15 天为 1 个疗程,休息 3 天,可服第 2 疗程。眩晕耳鸣严重者,用天麻、钩藤煎水送服上药。上肢疼痛为主者,用桑枝、玄胡、大枣煎水送服。恶心呕吐明显者,用竹茹、半夏煎水送服。药后有呕吐者,改在饭后服。部分患者服药 20 次左右觉口中灼热,可配服复方蒲公英而解除之。

【主　治】 颈椎病。

【方　源】 黑龙江中医药,1993(4):24

桂枝汤加味

【处　方】　桂枝、白芍各 15 克,葛根、伸筋草各 20 克,丹参 30 克,炙甘草 10 克,生姜 3 克,大枣 5 克。

【制用法】　每日 1 剂,水煎,每日早、晚各服 250～300 毫升。15 天为 1 个疗程,一般连用 2～10 个疗程。

【主　治】　颈椎病。

【方　源】　国医论坛,1991,6(3):18

五虎丹

【处　方】　鹿角胶 12 克,龟甲 12 克,穿山甲 9 克,地鳖虫 9 克,地龙 10 克,威灵仙 10 克,丹参 10 克。湿重加木瓜、薏苡仁;热重加忍冬藤、桑枝;风盛加乌蛇、防风;寒胜加桂枝、葛根;血瘀加乳香、鸡血藤。气血虚加黄芪、当归;肾阴虚加熟地、枸杞子;肾阳虚加淫羊藿、肉苁蓉。

【制用法】　1 日 1 剂,水煎 2 次,取药液 400～500 毫升,午、晚睡前 2 次温服,服药 10 剂为 1 个疗程,每疗程间隔 3 天,一般用药 1～4 个疗程。

【主　治】　颈椎综合征。

【方　源】　福建中医药,1993,24(5):53

补肾祛瘀通络汤

【处　方】　当归、骨碎补、杜仲、淫羊藿、龟甲、鹿角霜、防风各 10 克,川芎、土鳖虫、桂枝各 7 克,鸡血藤、熟地黄、煅龙骨、煅牡蛎、葛根、黄芪、威灵仙各 15 克,细辛 3 克。疼痛剧者加制川乌 7 克,片姜黄 10 克。

【制用法】　水煎服,1 日 1 剂,早、晚分服,5 日为 1 个疗程。

【主　治】　颈椎病。

【方　源】　湖南中医杂志,1993,9(3):34

葛桂芍甘汤

【处　方】　葛根 30～50 克,白芍 30～50 克,甘草 10 克,桂枝、姜黄、威灵仙、川芎各 15 克。头胀痛加泽泻 30 克,羌活 15 克;头晕加菊花 15 克,怀牛膝 15 克;恶心加白术、半夏各 15 克。

【制用法】　水煎服,1 日 1 剂,7 剂为 1 个疗程。

【主　治】　风湿痹阻型颈椎病。

【方　源】　中医正骨,1995,7(2):7

活络镇痛膏

【处　方】　川乌150克,草乌150克,威灵仙150克,川芎150克,当归200克,乳香150克,没药150克,三棱200克,赤芍200克,白芷100克,全虫150克,白花蛇150克,桃仁150克,麻黄50克,桂枝200克,续断150克,狗脊200克,樟丹1250克,香油2500毫升。

【制用法】　以上药物放锅内,香油浸2天,煎至深黄色时去渣,用纱布5层过滤后再放樟丹,然后备用。颈部疼痛为主贴阿是穴、大椎穴;颈部疼痛伴上肢疼痛麻木者贴大椎穴、肩井穴。每贴5天后再换,10天1个疗程。

【主　治】　颈椎病。

【方　源】　中医外治杂志,1995(1):12

阳和汤加减

【处　方】　熟地黄30克,炙鳖甲30克,鹿角胶10克,肉桂、桂枝各5克,麻黄6克,细辛3克,附子10克,白芥子10克,炮姜6克,炮山甲10克,蜈蚣2条,全蝎6克,知母10克,生龙骨、生牡蛎各30克。神经根型加徐长卿15克,八角枫10克,伸筋草10克,椎动脉型加半夏10克,白术10克,天麻10克;交感神经型加珍珠母30克,琥珀末2克,酸枣仁15克;脊髓型加黄芪30克,当归15克,虎潜丸10克;如症兼背疼痛加狗脊15克,杜仲15克,桑寄生15克;如舌红或药后咽痛口干,便干口渴者去肉桂、炮姜,或熟地改生地,或加黄柏10克,大黄6克;如患者脾胃虚弱,食少腹胀者加神曲10克,山楂10克,焦三仙15克,或加千年健10克。

【制用法】　水煎服,1日1剂。

【主　治】　颈椎病骨质增生期。

【方　源】　中国中医骨伤科,1995,3(1):20

肩关节周围炎

　　肩关节周围炎,中医学称之为"漏肩风"。临床特征为肩前或外侧区压痛,拒按,逐渐发展为活动受限,肩关节各方向活动幅度减小,以上举、外展和内外旋受限最为明显。或肌肉痉挛,每遇阴雨天气或夜间疼痛加剧,日轻夜重,为肩关节囊及周围组织慢性炎症性病变。多有外伤史、劳损史、受凉史。是中老年人的常见病、多发病。

松肩汤

【处　方】　桂枝12克,赤芍、白芍各30克,黄芪15克,片姜黄15克,羌活、独活各15克,桑枝30克,威灵仙18克,青风藤30克,当归12克,红花10克,细辛6

克,木瓜 30 克。

【制用法】 上药加水 1000 毫升,浸泡半小时,用文火煎至 500 毫升滤液。再加水 500 毫升,文火煎至 250 毫升滤液,将 2 次滤液混匀,每次日服 250 毫升,1 日 3 次,剩下药渣用布包好,热敷肩部。

【主　治】 肩关节周围炎。

【方　源】 山东中医杂志,1988,7(6):48

肩周散

【处　方】 生半夏、生南星、白芷、生川乌、生草乌、细辛、红花、没药、乳香、生葱、生姜、白酒各适量。

【制用法】 上药共研细末,再加生葱、生姜捣烂,兑适量白酒,一起入锅内炒热,敷于患肩部,隔日换药 1 次。如皮肤对药物过敏者,可用纱布蘸清油隔在皮肤上,再在上敷药。

【主　治】 肩关节周围炎。

【方　源】 中医骨伤科杂志,1986,2(2):10

川草散

【处　方】 川乌、草乌各 90 克,樟脑 90 克。

【制用法】 将上药研末,装瓶备用。根据疼痛部位大小取药末适量,用醋调成糊状,均匀敷于压痛点,约 0.5 厘米厚,外包纱布,用热水袋热敷 30 分钟,1 日 1 次。

【主　治】 肩关节周围炎。

【方　源】 中国医学文摘(中医),1987,10(4):215

肩痹汤

【处　方】 鲜桑枝 90 克,鲜槐叶 60 克,鲜柏叶 50 克,鲜柳枝 30 克,鲜松枝 30 克,鲜艾叶 30 克,桂枝 15 克,白酒 15 克。

【制用法】 上药共水煎,局部熏洗,1 日 2 次,热敷后进行功能锻炼。

【主　治】 肩关节周围炎。

【方　源】 中国中医骨伤科杂志,1989,5(1):39

芪葛桂枝汤

【处　方】 黄芪、葛根各 30 克,桂枝、白芍、片姜黄、羌活、桑枝、当归、川芎各 10 克,威灵仙 12 克,甘草 6 克,田七末(冲服)1.5 克。

【制用法】 水煎服,1 日 1 剂。

【主　治】 肩关节周围炎。

【方　　源】　中医杂志,1986,27(10):29

五枝膏

【处　　方】　樟丹 250 克,乳香 15 克,没药 15 克,香油 500 克,桑树枝 1 段,槐树枝 1 段,桃树枝 1 段,柳树枝 1 段(长 36 厘米,直径为 12 厘米,以秋末冬初采者为宜)。

【制用法】　首先将五树枝都切成 3 厘米为一段,放入香油中炸焦捞出(呈黄色),乳香、没药研细加入油中,边加边搅拌(朝一个方向搅拌),然后再加入樟丹继续搅拌,呈糊状放温后摊在 25～30 张牛皮纸上备用。先用温水将肩关节周围皮肤擦洗干净后,贴上五枝膏,每 5 天更换 1 次,同时开始做肩关节功能锻炼。

【主　　治】　肩关节周围炎。

【方　　源】　经验方。

玉竹汤

【处　　方】　玉竹 30 克,桑寄生 30 克,鹿衔草 15 克,白术 15 克,云苓 15 克,怀牛膝 15 克,白芍 15 克,炙甘草 9 克。

【制用法】　1 日 1 剂,水煎分 2 次服。

【主　　治】　肩周炎。一臂或两臂痹痛而致不能高举或转动不灵者,不论新久之病,均有效。若再用玉竹 30 克,煲兔肉或老母鸡佐膳,疗效尤为巩固。

【方　　源】　经验方。

补肝益肾汤

【处　　方】　山萸肉 20 克,生黄芪 30 克,党参 20 克,鲜生姜、嫩桑枝、桂枝、杜仲、当归、川芎、白芍各 10 克。腰痛加川断;下肢痛加牛膝;腰冷便溏加白术、茯苓、广木香、肉桂;失眠加百合、炒枣仁;脘痞纳差加半夏、陈皮。

【制用法】　水煎服,1 日 1 剂,早、晚 2 次分服。

【主　　治】　肩周炎。

【方　　源】　贵阳中医学院学报,1988(4):44

芍蜈散

【处　　方】　白芍 200～300 克,大条蜈蚣 10～20 条,姜黄 12～15 克。

【制用法】　上药共碾细末,每次 12～15 克,加水 50～70 毫升煮沸待温后服,1 日 3 次。1 周为 1 个疗程。随症加减。

【主　　治】　肩周炎。

【方　　源】　浙江中医杂志,1988,23(11):496

蠲痹解凝汤

【处　方】　黄芪、葛根各 20 克,山萸肉、伸筋草、桂枝、姜黄各 10 克,田三七 5 克,当归、防风各 12 克,秦艽 15 克,甘草 6 克。

【制用法】　水煎加黄酒少许温服。1 日 1 剂,分 3 次服完。

【主　治】　肩周炎。

【方　源】　陕西中医,1988,9(12):546

松肩汤

【处　方】　羌活、当归、赤芍、桂枝、地龙、威灵仙各 10 克,鸡血藤 30 克,片姜黄、黄芪各 12 克,甘草 6 克,生姜 3 片,大枣 4 枚。

【制用法】　水煎服,1 日 1 剂,早、晚分服。

【主　治】　肩周炎。

【方　源】　河北中医,1989,11(2):23

三气饮加减

【处　方】　熟地黄、鸡血藤各 20 克,白芍、当归、片姜黄、附片(先煎)各 15 克,桂枝、枸杞子、杜仲各 10 克,茯苓、威灵仙、白芷各 12 克,细辛 5 克,黄芪 25 克。

【制用法】　水煎服。

【主　治】　漏肩风。

【方　源】　湖北中医杂志,1986(6):53

三痹汤加减

【处　方】　羌活、党参各 12 克,秦艽、防风、当归、茯苓、白芍各 10 克,黄芪、熟地黄各 15 克,细辛 2 克,蜈蚣 2 条,川芎、炙甘草各 6 克。

【制用法】　水煎服。

【主　治】　肩关节周围炎中期寒湿痹阻型。

【方　源】　新中医,1990,22(12):24

六味地黄丸加味

【处　方】　全当归、葛根各 12 克,熟地黄、淮山药、山萸肉、茯苓、泽泻、牡丹皮、桂枝、炙甘草各 10 克,橘络 6 克。

【制用法】　水煎服,1 日 1 剂。

【主　治】　肩关节周围炎后期肝肾亏损型。

【方　源】　新中医,1990,22(12):25

四虫蠲痹汤

【处　方】　全蝎、地鳖虫各 6 克,蜈蚣 2 条,地龙、天麻、当归、桂枝、柴胡各 10 克,薏苡仁 45 克,葛根 30 克,鹿衔草、熟地黄、炙黄芪各 15 克,白芍 18 克。

【制用法】　水煎服,1 日 1 剂。

【主　治】　肩周炎。

【方　源】　四川中医,1990,8(1):41

肩周宁汤

【处　方】　白花蛇、羌活、伸筋草、追地风、骨碎补、当归、赤芍、杜仲、牛膝、补骨脂、螃蟹(原方未注明药量)。

【制用法】　水煎服,1 日 1 剂。

【主　治】　治疗肩关节周围炎。

【方　源】　陕西中医,1989,10(3):111

愈肩汤

【处　方】　川羌活、防风、川桂枝、制半夏、片子姜、天仙藤、白术、白芷、全当归、茯苓各 10 克,红花、风化硝各 3 克。

【制用法】　上药研末姜汤泛丸,病轻者服 1 个月,病程长或重者服 2～3 个月,亦可水煎日服 1 剂。

【主　治】　肩关节周围炎。

【方　源】　四川中医,1990,8(5):41

蠲痹汤

【处　方】　羌活,姜黄,当归,炙黄芪,赤芍,防风,甘草,生姜,大枣(原方未注明药量)。

【制用法】　水煎分 2 次服。

【主　治】　肩关节周围炎。

【方　源】　北京中医杂志,1987(4):37

秦艽木瓜酒

【处　方】　秦艽 10 克,木瓜 20 克,全蝎 2 克,川乌、草乌各 10 克,红花 8 克,郁金、羌活、川芎各 10 克,透骨草、鸡血藤各 30 克。以上药物浸入 60 度左右的粮食白酒 1000 克中,半月后即可服用。

【制用法】　每晚服用 15～30 克。

【主　治】　肩周炎。

【方　源】　江苏中医,1990,11(9):23

肱骨外上髁炎

肱骨外上髁炎亦称肱桡关节滑囊炎、肱骨外髁骨膜炎,因网球运动员较常见,故又称网球肘。其因长期劳累,伸腕肌起点反复受到牵拉刺激,引起部分撕裂和慢性炎症或局部的滑膜增厚、滑囊炎等变化。多见于特殊工种,如砖瓦工、木工、网球运动员等。属中医学"伤筋"范畴,并称之为"肘劳"。

诊断要点:①起病缓慢,初起时在劳累后偶感肘外侧疼痛,延久则加重,如提热水瓶、扭毛巾,甚至扫地等动作均感疼痛乏力,疼痛甚至可向上臂及前臂放射,影响肢体活动,但在静息时多无症状。②检查时肱骨外上髁部多不红肿,较重时局部可有微热、压痛明显,病程长者偶有肌肉萎缩。肘关节伸屈旋转功能虽正常,但做抗阻力的腕关节背伸和前臂旋后动作可引起患处的疼痛。

方法 1

【处　方】　将鲜毛茛茎叶适量洗净切碎捣烂,做成约铜钱大小的扁圆形泥饼(厚约 0.5 厘米)。

【制用法】　将毛茛饼敷贴于肱骨外上髁疼痛最明显处,在药饼上盖一张稍大于药饼范围的不吸水纸(如钢板蜡纸),再盖上敷料用胶布固定即可。在 1～2 小时内局部有灼热辣痛感,当皮肤充血发红时,取下药饼,经 4～6 小时后局部轻度红肿疼痛并逐渐起水疱,至 1～2 天后水疱逐渐增大。在水疱全部覆盖原药液弥散范围并极度充盈时,用空针管将液抽出,以消毒敷料覆盖或包扎,以防感染。约经数天后局部组织逐渐恢复,短期局部皮肤有色素沉着,经久消退。

【主　治】　肱骨外上髁炎。

【方　源】　安徽中医学院学报,1985(4):39

方法 2

【处　方】　硫黄结晶颗粒,加工成碎米粒大小。

【制用法】　患者取坐位,按部位大小选择硫黄结晶颗粒放在最痛点上,用火柴点燃后,迅速用橡皮揿灭。一般治疗 1 次,如不愈,可隔 3 天后再按原法灸 1 次。

【主　治】　网球肘。

【方　源】　浙江中医杂志,1982,17(1):35

方法 3

【处　方】　云南白药,活血止痛膏贴。

【制用法】 将适量云南白药撒在肱骨外上髁疼痛部位,再将活血止痛膏贴在其上,每2~3天换药1次,5次为1个疗程。

【主　治】 肱骨外上髁炎。

【方　源】 基层中药杂志,1995,9(1):48

方法 4

【处　方】 桂枝20克,桑枝20克,威灵仙20克,泽兰20克,刘寄奴20克。

【制用法】 水煎为2000毫升,熏洗患处,每天2次,每次20分钟。配以手法治疗。

【主　治】 多次局封未愈的肱骨外上髁炎。

【方　源】 广西中医药,1995,18(4):15

方法 5

【处　方】 生川乌、生草乌、生半夏各15克,川椒、苏木、生南星、细辛、川桂枝各12克。

【制用法】 蒸洗前先用手法在患处进行分筋、理筋、镇定,使局部劳损肌腱粘连得以松解后,将中药煎至有蒸气时,即可使患处位于药罐上方,且用布类罩围,使蒸气集中在患处。早、晚各蒸洗1次,每次蒸熏15分钟,浸洗15分钟。每剂中药用4次。每次煎药后将水加至1000毫升。

【主　治】 肱骨外上髁炎及桡骨茎突炎。

【方　源】 安徽中医学院学报,1985(1):25

红花乌头酒

【处　方】 红花、桃仁、当归、血竭、乳香、没药、川乌、草乌、徐长卿、甘草各50克,生姜10克。

【制用法】 用白酒500毫升,密闭浸泡上药1周后滤汁,然后再用白酒500毫升将上药浸泡10天后滤汁,2份药酒合在一起,加入樟脑10克,麝香1克,加水100毫升装瓶密闭备用将药酒摇匀,用10厘米×10厘米大小的6~8层纱布浸沾药酒后敷于患处,外层用油纸或塑料薄膜覆盖包扎,以防药物向外挥发造成浪费,然后将热水袋置于外层热敷。每晚1次,5次为1个疗程,停药2天后再进行下一个疗程,连续用药3~4个疗程即可治愈。

【主　治】 顽固性网球肘。

【方　源】 中国中医骨伤科杂志,1988,4(4):37

急性腰扭伤

急性腰扭伤指以损伤后立即出现剧烈性腰痛、腰肌紧张及活动受限为特点的腰部肌肉、筋膜、韧带、椎间小关节和关节囊、腰骶关节及骶髂关节的急性扭挫损伤。属中医学的"闪腰""瘀血腰痛"等范畴。

诊断要点：①损伤后腰部强直疼痛，前后俯仰及转动受限，行走不适，咳嗽时加重；②腰部肌肉紧张，压痛点明显，X线摄片无特殊显示。

橘子酒

【处　方】　橘子(炒去皮)适量，猪腰子1个，葱白、茴香、盐各适量。

【制用法】　橘子炒去皮，研细，用猪腰子1个去筋膜，破开入药，加葱白、茴香、盐，湿纸裹，煨熟。每服6克橘子末，酒调服，或细嚼煨熟猪腰子，温酒下。

【主　治】　急性腰扭伤。腰痛，恶血蓄瘀，痛不可忍。

【方　源】　《三因极一病证方论》

姜黄散

【处　方】　新鲜生姜、雄黄各适量。

【制用法】　将生姜内层挖空，把研细的雄黄放入生姜内，上面用生姜片盖紧，放瓦上焙干，把生姜焙成老黄色，放冷，研细末，贮于玻璃瓶内，用时撒在普通黑膏药上或伤湿止痛膏上贴患处。

【主　治】　急性腰扭伤。

【方　源】　《百病良方》

复方骨碎补煎剂

【处　方】　骨碎补30克，制乳香、制没药各10克，桃仁10克，红花6克，延胡索10克，乌药10克，䗪虫3克，甘草5克。

【制用法】　上药1日煎服1剂，每剂加水煎煮2次，取药汁混合分2次服。

【主　治】　急性腰扭伤。

【方　源】　山东中医杂志，1987,6(3):53

芍药甘草活络效灵丹

【处　方】　白芍30克，甘草15克，当归15克，丹参15克，制乳香、制没药各15克，地龙10克，木香10克。

【制用法】　上药加水煎煮2次，取药汁混合，1日2次饮服。狗皮膏药1张外贴患处。

【主　治】　急性腰扭伤，腰痛活动不利。

【方　源】　中医骨伤科杂志，1987,3(1):39

加味车甘散

【处　方】　车前子 15 克,麻黄 6 克,荆芥 9 克,土元 9 克,牛膝 9 克,甘草 6 克。

【制用法】　上药加水煎煮 2 次,取药汁混合,1 日 2 次饮服。

【主　治】　急性腰肌扭伤。

【方　源】　山东中医杂志,1988,7(3):49

地龙汤

【处　方】　地龙 15 克,桃仁 12 克,泽兰 12 克,当归 10 克,苏木 10 克,桂枝 7 克,大茴香、小茴香各 10 克,乌药 10 克,麻黄 6 克,甘草 9 克,酒大黄 6～15 克,沉香末(冲服)1～2 克。局部肿胀、青紫、压痛加三棱、莪术各 10 克。

【制用法】　1 日 1 剂,水煎服。

【主　治】　急性腰扭伤之腰部剧烈疼痛,痛随呼吸而加重,腰部活动受限。

【方　源】　江西中医药,1990,21(5):25

红蛋饼

【处　方】　红花 10 克,鸡蛋 2 个。

【制用法】　用食油适量,将鸡蛋打在碗内,放入红花搅拌均匀,用油炒熟(不加盐),1 次食用,1 日 1 次。

【主　治】　急、慢性腰扭伤。

【方　源】　四川中医,1989(3):35

身痛逐瘀汤

【处　方】　秦艽、川芎、甘草、羌活(或独活)、没药、五灵脂(炒)各 6 克,桃仁、红花、当归、香附、地龙各 10 克,牛膝 12 克。年老体弱或正气不足者加党参、黄芪;疼痛较剧者加延胡索、七叶莲。

【制用法】　水煎服,1 日 1 剂。药渣可加入适量醋酸及水,煮沸待温后熏洗伤处,以增强疗效。

【主　治】　急性腰扭伤。

【方　源】　广西中医药,1987,10(2):47

大黄白芷肉桂酒

【处　方】　大黄、白芷、肉桂各 10 克,樟脑 2 克,好酒 150 毫升。

【制用法】　上药入酒中泡 1 日,每次服 10 毫升,1 日 2 次。

【主　治】　扭、挫伤腰痛。

【方　源】　湖南中医杂志,1987(3):6

加味破故纸汤

【处　方】　破故纸、制大黄各 12 克,肉桂、红花、地鳖虫各 6 克,桃仁、川杜仲各 10 克,炒枳壳、槟榔、制乳香、制没药各 8 克,田七粉 1.5 克。

【制用法】　水煎服,1 日 1 剂。

【主　治】　急性腰扭伤,腰肌劳损及肾虚腰痛。

【方　源】　中医杂志,1986(12):13

土鳖红花酒

【处　方】　土鳖、红花各 10 克(藏红花更佳),白酒适量。

【制用法】　急性腰扭伤,以土鳖、红花混入水,加酒 200 毫升,用文火煎 15~30 分钟后服。慢性腰扭伤,将土鳖、红花混研为极细末,用白酒 2 次送服(不饮酒者用黄酒或低度酒代服)。

【主　治】　急、慢性腰扭伤。

【方　源】　黑龙江中医药,1990(2):33

硼砂外用方

【处　方】　硼砂适量。

【制用法】　将硼砂研极细末,用灯心草沾硼砂末点患者双眼内、外眦,泪出后即感腰部明显轻松,30 分钟点眼 1 次,一般点 3 次即可痊愈,3 次 1 个疗程,每次点眼后让患者活动腰部。

【主　治】　急性腰扭伤。

【方　源】　河南中医,1995(1):46

乳没热敷方

【处　方】　乳香、没药、红花各 15 克,桑枝、苏木、七叶莲、伸筋草、千斤拔、桂枝、枫荷桂各 20 克,川木瓜、鸡血藤各 30 克。

【制用法】　放 3000 克以上水的砂锅内,加水适量,煮开 30 分钟后去渣存液使用。毛巾折叠成长方形,放入煮开着的药液内浸透拧干,速敷于患者腰部,边敷边揭开,待毛巾不太热时再敷上另一条毛巾,每次 30 分钟,1 日 1 次,敷后令患者卧床休息 1 小时,3 个小时内不能用冷水洗热敷部位。

【主　治】　急性腰扭伤。

【方　源】　内蒙古中医药,1992,11(2):24

治腰第一方

【处　方】　独活、防风、降香、枳壳、延胡索各 10 克,海风藤、川断、桑寄生、怀牛膝各 15 克,细辛 3 克,小茴香、清甘草各 5 克。

【制用法】　1 日 1 剂,水煎服。

【主　治】　急性腰扭伤。

【方　源】　浙江中医学院学报,1992,16(3):2

麻黄车甘汤

【处　方】　麻黄 15 克,黄芩 10 克,车前子(布包)10 克,甘草 10 克。

【制用法】　水煎 2 次,取汁 500 毫升,分 2 次温服,1 日 1 剂。服药后取微汗,以助药力发散。4 剂为 1 个疗程。

【主　治】　急性腰扭伤。

【方　源】　吉林中医药,1995(3):21

芍药甘草汤送服三七粉

【处　方】　白芍、甘草各 20 克,三七粉 6 克。

【制用法】　将 20 克白芍与甘草加入 500 毫升水中,浓煎至 200 毫升左右,取汁去渣,另取三七粉 6 克,早晚分 2 次送服,连服 3 日。

【主　治】　急性腰扭伤。

【方　源】　浙江中医杂志,1995(11):524

肥大性脊柱炎

肥大性脊柱炎又称增生性脊柱炎,指椎体软骨退变、骨质增生,以活动受限、晨起或久坐立起时明显为特点的慢性骨关节病变,以腰$_{4,5}$椎体部为好发部位。属中医学的"痹证"范畴。

诊断要点:①好发于中老年;②腰背部酸痛不适,晨起或久坐立起时明显,稍活动后减轻,活动多时又加重;③腰背部有压痛点,功能轻度受限;④X 线摄片显示椎间隙不同程度变窄,椎体上下缘可有唇样骨赘,严重者可见上、下椎体增生之骨质形成"骨桥"。

补肾克刺汤

【处　方】　淫羊藿、杜仲、木瓜、独活各 15 克,巴戟天、川芎、鹿胶(兑服)各 10 克,续断、黄芪、狗脊各 20 克,当归 12 克,薏苡仁 30 克,炙甘草 3 克。

【制用法】　水酒各半煎服。

【主　治】　腰椎骨质增生。

【方　源】　新中医,1990,22(12):41

补肾通痹汤

【处　方】　鹿角霜、鹿蹄草、肉苁蓉、熟地黄各 15 克,巴戟天、炙狗脊、怀牛膝、川续断各 10 克,制附子 8 克,薏苡仁 30 克,楮实子 15 克,地鳖虫 5 克。

【制用法】　水煎,分 2 次口服,15 剂为 1 个疗程。

【主　治】　肥大性腰椎炎。

【方　源】　福建中医药,1990,21(6):8

腰痛方

【处　方】　杜仲、山药、毛姜、当归、续断、黄芪、熟地黄各 60 克,千年健、骨碎补、五加皮、大伸筋、白鲜皮、石兰藤、石菖蒲、前胡、牛膝、寻骨风、威灵仙各 30 克,肉桂、附片、制台乌、石膏、土鳖、甘草各 15 克。

【制用法】　白酒 25 升,浸泡 7 日。1 日 3 次,每次服 15 毫升,1 个月为 1 个疗程。

【主　治】　肥大性脊椎炎。

【方　源】　湖北中医杂志,1984(2):7

活络通痹汤

【处　方】　独活、川续断、制川乌、制草乌、熟地黄各 15 克,桑寄生、丹参、黄芪各 30 克,细辛 5 克,牛膝、地龙、乌药、炙甘草各 10 克,土鳖虫 6 克。

【制用法】　取上药 1 剂,水煎 2～3 次,混合后分 2～3 次服下。药渣用纱布包好趁热敷于腰部,以温热不损伤皮肤为度。

【主　治】　肥大性腰椎炎。

【方　源】　新中医,1985(10):35

益精壮骨汤

【处　方】　熟地黄 15 克,白术 10 克,龟甲 30 克,大枣 10 克。

【制用法】　文火浓煎 4 次,1 日服 2 次,1 剂服 2 天。痛者 1 日 1 剂,分 3 次服。

【主　治】　腰椎肥大症。

【方　源】　中国骨伤,1988,1(3):47

灵仙乌蛇饮

【处　方】　威灵仙 30 克,乌蛇 1 盘(去头重 20 克左右),丹参、木瓜、狗脊、秦芄、当归、姜黄、补骨脂各 15 克,苏木、花椒各 10 克。

【制用法】 1 日 1 剂,重煎 3 次,药液混合,分别在早 8 时,下午 3 时,晚 12 时服用。

【主　治】 颈腰椎增生。颈椎增生者加葛根 15 克,腰椎增生者加骨碎补 15 克。

【方　源】 陕西中医,1992,13(6):25

滋肾壮阳汤

【处　方】 巴戟天 9 克,淡苁蓉 9 克,全鹿丸(分吞)9 克,金狗脊 12 克,制附片 3 克,炙黄芪 6 克,酒川断 9 克,炒杜仲 12 克,甘杞子 12 克,炒独活 3 克,苡米仁 9 克,广皮 4.5 克,法半夏 4.5 克,黑芝麻(同苍术 4.5 克拌炒)15 克,云茯苓 9 克,桂圆肉 9 克。

【制用法】 水煎服。

【主　治】 肥大性脊柱炎。

【方　源】 《邹云翔医案选》

腰肌劳损

慢性腰肌劳损,多由于急性腰扭伤治疗不当或多次反复扭伤和长期的不适当弯腰,以致腰背肌肉韧带过久处于紧张状态,使腰背软组织劳损所致。临床以腰痛持续或酸胀牵掣不适,时轻时重,劳累后加重,甚则腰痛如折为主症。

丹参杜仲酒

【处　方】 杜仲、丹参各 30 克,川芎 20 克,江米酒 750 毫升。

【制用法】 将上药共研细,用江米酒浸之,5 宿后去渣备用。随意温饮,不拘时候。

【主　治】 腰肌劳损,腰腿酸痛。

【方　源】 《普济方》

羌活酒

【处　方】 羌活(去芦头)60 克,独活(去芦头)30 克,五加皮 40 克,生地黄汁(煎 10 沸过滤)200 毫升,黑豆(紧小者,炒熟)200 克。

【制用法】 上 5 味,除黑豆、地黄汁外,余 3 味,锉如麻豆大,纳清酒 2000 毫升中,热下豆及地黄汁于锅中,煮鱼眼沸,取出去滓候冷。每服任性饮之,常令有酒力妙。

【主　治】 腰肌劳损,腰痛强直,难以俯仰。

龙马定痛丹

【处　方】　马钱子 30 克,土元、地龙、全蝎各 3 克,朱砂 0.3 克。

【制用法】　将上药研末,制成蜜丸 40 粒,于每晚睡前用糖开水送服 1 粒,1 周后无效者可于每晨加服½～1 粒。掌握好剂量以防中毒。

【主　治】　各种痹证,腰肌劳损,颈椎病,肩周炎,风湿热或类风湿关节炎,坐骨神经痛等。

【方　源】　上海中医药杂志,1983(11):29

蝎甲散

【处　方】　全蝎 1.5 克,炙甲片、蕲蛇各 9 克,蜈蚣 3 条,土鳖虫 6 克,参三七 5 克。

【制用法】　上药 1 日量,共研细末,早、晚分 2 次吞服。

【主　治】　腰肌劳损。

【方　源】　浙江中医杂志,1987,22(11):515

九香散

【处　方】　九香虫 7 克,陈皮 7 克。

【制用法】　上药共研细末,1 日 2 次分服,用开水或酒服,连服 7 剂。

【主　治】　腰肌劳损。

【方　源】　民间验方。

鳖甲散

【处　方】　鳖甲 10～15 克。

【制用法】　将鳖甲焙化研面,据情以盐开水或牛膝、杜仲、附片煎水送服。1 天 1 次,连服 2～3 天。

【主　治】　腰肌劳损。

【方　源】　民间验方。

五圣止痛汤

【处　方】　白术、杜仲(炒断丝)、防风、当归、穿山甲(炒、捣碎)各 12 克。

【制用法】　黄酒 60 毫升,以水 600 毫升,煎取 400 毫升,分 2 次服完。也可捣成细面,装于胶囊内,每次服 4 粒,黄酒 50 毫升为引,1 日 3 次。

【主　治】　腰肌纤维炎、脊柱韧带劳损、腰部扭伤等引起的慢性腰痛。

【方　源】　浙江中医杂志,1987,22(12):537

补中益气汤

【处　方】　炙黄芪30克,党参15克,白术12克,炙甘草5克,当归10克,陈皮5克,升麻3克,柴胡3克,山药15克,茯苓10克,牛膝10克,杜仲10克。兼脾有水湿停滞者加薏苡仁30克,桑寄生15克,独活6克;兼脾肾阳虚者,加附子10克。

【制用法】　水煎服,1日1剂。

【主　治】　慢性腰痛。

【方　源】　中医正骨,1995,7(2):32

威龙舒筋散

【处　方】　威灵仙、五爪龙、乳香、没药各60克,红花10克,透骨风、九龙藤、爬山虎、牛大力、千斤拔各50克,无名异40克(1个疗程药量)。

【制用法】　将上药碾极细末后取⅓,装入布袋,至锅内煮沸20分钟,取出热敷两侧腰部,10分钟换药袋1次,但必须使药水温度维持在60~70℃。1日1次,每2天1换,6天为1个疗程。

【主　治】　慢性腰肌劳损。

【方　源】　中国骨伤,1995,8(1):38

豨莶狗脊仙灵脾汤加味

【处　方】　炙黄芪60克,当归尾10克,赤芍15克,川芎10克,地龙15克,桃仁10克,红花6克,仙灵脾15克,狗脊15克,豨莶草15克,淮山药15克,川断10克,淮牛膝10克,鸡血藤15克,全虫3克。寒湿偏重加防己、草薢;瘀肿偏甚去山药、鸡血藤、全虫,加泽兰叶、苏木;肢痛麻甚加制乳香、威灵仙;阴虚阳亢去仙灵脾、川断、山药,加鳖甲、知母、黄柏;湿热偏重加苍术、黄柏、生薏仁。

【制用法】　水煎服,1日1剂。

【主　治】　慢性腰腿痛。

【方　源】　中国骨伤,1995,8(3):34

益气活血壮腰汤

【处　方】　黄芪30克,当归30克,淮牛膝30克,防风15克,全蝎6克,蜈蚣2条,巴戟天15克,炒狗脊20克,泽泻15克。肝肾亏虚者加吴茱萸肉10克,女贞子15克,海马6克;肾阳虚者加淡附子10克,鹿角霜12克,肉桂6克;风寒阻滞者加独活10克,细辛10克,制川乌、制草乌各6克;湿困痹阻者加薏米仁30克,猪茯苓各 12 克,炒苍术、炒白术各 10 克;湿热内阻者加龙胆草 6 克,黄柏 10 克,薏米仁 30 克,猪茯苓各 12 克;损伤瘀阻者加炙甲片 12 克,红花 10 克,桂枝 6 克。

【制用法】 水煎服,1 日 1 剂。

【主　治】 腰腿痛。

【方　源】 中国中医骨伤科杂志,1995,4(1):25

壮腰煎

【处　方】 黄芪 40 克,鹿角霜、白术各 20 克,当归、骨碎补、螃蟹、枸杞子各 10 克,蟅虫、没药各 6 克,生麦芽 15 克。

【制用法】 水煎服,1 日 1 剂,分 2 次服,令患者将热药渣敷腰部,10 天为 1 个疗程。

【主　治】 腰肌劳损。

【方　源】 辽宁中医杂志,1990,14(8):37

地鳖虫泽兰汤

【处　方】 土鳖虫、七叶一枝花、牛膝、泽兰、生大黄、伸筋草、三棱、莪术、炒杜仲、炙地龙、没药、寄生、生甘草(原方未注明药量)。

【制用法】 加水 1000 毫升,煎汁 300 毫升,1 日分 2 次服。

【主　治】 腰痛。

【方　源】 中国中医骨伤科杂志,1990,6(5):33

腰椎间盘突出症

腰椎间盘突出症多与劳动强度和外伤诱发有关,主要表现为腰痛和放射性腿痛,反复发作,脊柱外形改变,腰部有放射性压痛,直腿抬高试验(＋)等,患处多凉麻不适,遇冷、劳累多明显加重。属中医学的"痹证"范畴。

舒筋活血汤

【处　方】 青皮、荆芥、红花、枳壳、三七各 6 克,羌活、防风、牛膝、杜仲、独活、当归尾、川断、五加皮、乌药、延胡索各 9 克,丹参、金毛狗脊各 12 克。

【制用法】 上药加水煎煮 2 次,取药汁混合,1 日分 2 次饮服。

【主　治】 腰椎间盘突出症,腰痛及下肢疼痛麻木,酸胀,痛有定处。

【方　源】 中华中医骨伤科杂志,1988,4(2):46

活瘀舒筋汤

【处　方】 桂枝、赤芍、丹参各 15 克,延胡索、当归各 10 克,鸡血藤、伸筋草、刘寄奴、续断、桑寄生、王不留行各 15 克,川乌、草乌各 6 克。

【制用法】 1 日 1 剂,上药加水煎煮 2 次,取药汁混合后,1 日分 2 次口服。

【主　治】 腰椎间盘突出症。

【方　源】 民间验方。

复方马钱子散

【处　方】 马钱子、土鳖虫、牛膝、麻黄、僵蚕、全蝎、甘草、乳香、没药、苍术各适量。

【制用法】 上药经适当炮制后制成散剂,分装胶囊,每粒胶囊含生药 0.3 克。每晚临睡前服药 4 粒,以后每日增加 1 粒,但最多不超过 8 粒,以黄酒 30～50 毫升或加水少量冲服,1 个月为 1 个疗程,必要时停药 3 日后继续服用。

【主　治】 腰椎间盘突出症。

【方　源】 中国医学文摘(中医),1986,10(4):217

麻桂温经汤

【处　方】 净麻黄、川桂枝、川红花、白芷、辽沙参、桃仁泥、赤芍、生甘草、大秦艽、汉防己、制川乌各常规量。

【制用法】 1 日 1 剂,水煎服。

【主　治】 腰腿痹痛(腰椎间盘突出症、腰椎椎管狭窄症及风湿性坐骨神经痛)的急性发作期。

【方　源】 中国医学文摘(中医),1985,9(3):156

五虎散

【处　方】 土元、全蝎、乌梢蛇、穿山甲各 9 克,地龙 21 克。

【制用法】 急性发作期用汤剂,1 日 1 剂,水煎服;恢复期用散剂(上方药焙干研末),每次 3～4 克,1 日 2 次酒兑服。并配合腰背肌功能锻炼。可随症加减用药。

【主　治】 腰椎间盘突出并发坐骨神经痛。

【方　源】 湖南中医杂志,1989,5(3):44

独活寄生汤加味

【处　方】 独活 15 克,防风 9 克,细辛 6 克,秦艽 10 克,桑寄生 24 克,杜仲 15克,牛膝 15 克,桂心 9 克,当归 9 克,川芎 9 克,芍药 30 克,生地黄 18 克,茯苓 15克,全虫 10 克,蜈蚣 3 条。

【制用法】 取蜈蚣 3 条,全虫 10 克置瓦片上焙枯研细为末,兑入煎好的上述药汁中,3 次服完。

【主　治】　腰椎间盘突出症。①气滞血瘀型:独活寄生汤加全虫 10 克,蜈蚣 3 条,姜黄 10 克,延胡索 15 克,泽兰 10 克,槟榔 12 克,枳壳 10 克。②风寒湿痹型:独活寄生汤加蜈蚣 3 条,全虫 10 克。③肾虚型:独活寄生汤加全虫 10 克,蜈蚣 3 条,肉苁蓉 10 克,菟丝子 15 克,狗脊 15 克,附片 30 克(开水先煎 2 小时)。④术后瘀阻型:独活寄生汤加全虫 10 克,蜈蚣 3 条,泽兰 10 克,丹参 15 克,玄参 10 克。

【方　源】　云南中医杂志,1992(5):19

三虫四物汤

【处　方】　全蝎 10 克,蜈蚣 3 条,乌梢蛇 10 克,当归、白芍、川芎、威灵仙、制乳香、制没药、川牛膝各 15 克,熟地黄、伸筋草 30 克,甘草 6 克。偏虚寒者加独活 12 克、制川乌 9 克、川羌活 10 克、细辛 6 克;偏于肾亏虚者加杜仲 15 克、狗脊 5 克、川断 12 克。

【制用法】　1 日 1 剂,分 2 次水煎服,2 周为 1 个疗程。

【主　治】　腰椎间盘突出症。

【方　源】　河南中医,1994,14(6):24

地龙舒腰汤

【处　方】　麻黄 3 克,秦艽 9 克,赤芍 9 克,当归 9 克,川芎 9 克,地龙 9 克,威灵仙 9 克,川牛膝 9 克,三七末 4 克,陈皮 6 克。下肢疼痛剧烈者加制川乌 6 克,独活 9 克;兼有游走窜痛者,加木瓜 6 克,防己 9 克;下肢麻木者,加土鳖虫 9 克,蜈蚣 2 条;夜寐不安者,加合欢皮 9 克,远志 9 克,茯苓 9 克;胃脘胀闷,纳呆者,加生山楂 9 克,佛手 9 克,鸡内金 9 克。

【制用法】　水煎服,1 日 1 剂。

【主　治】　腰椎间盘突出症。

【方　源】　山东中医杂志,1995(5):213

归芪芍草汤

【处　方】　黄芪 20 克,白芍 30 克,当归、甘草、杜仲、炮穿山甲、牛膝各 15 克,白花蛇 1 条。

【制用法】　1 日 1 剂,1 碗半水加 1 碗半米酒煎成大半碗复煎 1 次,早晚服。

【主　治】　腰椎间盘突出症。

【方　源】　新中医,1994,26(7):54

加味阳和汤

【处　方】　熟地黄 30 克,鹿角霜、土鳖虫各 10 克,炮姜炭、肉桂各 6 克,麻黄 4

克,白芥子 8 克,黄芪 20 克,蜈蚣 1 条,生甘草 5 克。

【制用法】 1 日 1 剂,水煎服,症状体征控制后,5 日 1 剂。

【主　治】 腰椎间盘突出症。

【方　源】 安徽中医学院学报,1994,13(1):31

腰痛康复散

【处　方】 羌活、防风、秦艽、川断、狗脊、海风藤、生姜、杜仲、红花、莱菔子、郁金、五灵脂、当归、白芍、鸡血藤、延胡索、淫羊藿、熟地黄各 400 克,桂枝、牛膝、川芎各 300 克,制马钱子、乳香、没药、三七、肉苁蓉各 250 克,血竭 200 克,寄生 350 克,威灵仙 500 克。

【制用法】 将上药研末,5～10 克,1 日 3 次,饭后 20 分钟黄酒送服。

【主　治】 风湿性腰椎间盘突出症。

【方　源】 中医药学报,1995(3):46

肋软骨炎

肋软骨炎临床表现为局部隆起肿胀、压痛或触痛,无化脓性炎症改变,并伴有憋气、咳嗽、上肢活动受限等。病因目前未明,多认为与病毒感染、损伤有关。

伸筋透骨热敷方

【处　方】 伸筋草 60 克,透骨草 80 克,川乌、草乌各 20 克,水蛭、䗪虫各 15 克。

【制用法】 上药加水煎汁,趁热浸透多层纱布,敷于压痛明显部位,1 日 2～3 次,每次 30 分钟。

【主　治】 肋软骨炎。

【方　源】 四川中医,1985,3(9):39

五生散

【处　方】 生川乌、生草乌、生南星、生半夏、生白附子各 50 克。

【制用法】 将上药共研细末混匀,分为 6～8 份,根据病变部位大小取适量药末,加入少许面粉,用温水或蜂蜜调成糊状,每晚临睡前外敷患处,并于次晨取下,如无瘙痒、皮疹等过敏反应,可连续外敷 24 小时,为保持敷药湿润,应每隔 7～8 小时取下调湿再敷。

【主　治】 肋软骨炎。

【方　源】 江西中医药,1988(47):31

消肿止痛汤

【处　方】　柴胡、枳实各 10 克,赤芍、丹参、瓜蒌根、瓜蒌皮各 15 克,郁金、延胡索、白芍各 12 克,炮山甲、红花、甘草各 8 克,蒲公英 30 克。

【制用法】　水煎服,1 日 1 剂,5 剂为 1 个疗程,并用文火炒热药渣,加食醋拌匀,趁热布包温熨患部。

【主　治】　肋软骨炎。

【方　源】　江苏中医杂志,1987,8(9):28

三黄二香散

【处　方】　生大黄 30 克,黄连 30 克,乳香、没药各 15 克,米醋适量。

【制用法】　将上药共研细末,加米醋适量调成糊状,1 日 1 料,分 2 次外敷患处。

【主　治】　非化脓性肋软骨炎。

【方　源】　浙江中医杂志,1984,19(7):324

瓜贝散

【处　方】　瓜蒌 4 份,浙贝母 2 份,桂枝 1 份。

【制用法】　将上药共研细末,每服 10 克,1 日 2 次。

【主　治】　肋软骨炎。

【方　源】　辽宁中医杂志,1987,11(9):39

复方南夏膏

【处　方】　生南星 50 克,生半夏 50 克,生草乌 50 克,狼毒 50 克,甘松 25 克,山奈 25 克。

【制用法】　将上药共研细末,与鸡蛋清适量调和均匀,外敷患处,每日换药 1 次。

【主　治】　肋软骨炎。

【方　源】　中医骨伤科杂志,1987,3(2):30

坐骨神经痛

坐骨神经痛是指沿坐骨神经通路及其分布区的疼痛,即在臀部、大腿后侧、小腿后外侧和足外侧的疼痛。以中年男性较多。属中医学“痹证”“腰痛”范畴。

通络汤

【处　方】　黄芪、熟地黄、淫羊藿、巴戟天、杜仲、桑寄生、当归、赤芍、白芍、怀牛膝各 15 克,附子 12 克,川芎 9 克,鸡血藤 30 克。

【制用法】 水煎服,1 日 1 剂。

【主　治】 急性坐骨神经痛。

【方　源】 上海中医药杂志,1985(11):20

坐骨神经止痛汤

【处　方】 黄芪 30 克,当归、赤芍、羌活、独活、防风各 15 克,乌梢蛇 12 克,蜈蚣 2 条,薏苡仁 20 克,细辛、甘草各 6 克。

【制用法】 水煎服,1 日 1 剂。

【主　治】 坐骨神经痛。

【方　源】 四川中医,1988(9):35

活血止痛汤

【处　方】 生黄芪 30 克,木瓜 20 克,延胡索 20 克,赤芍、白芍、全当归、怀牛膝各 15 克,海风藤、防风、苍术各 12 克,土鳖虫 10 克,桂枝 6 克,甘草 6 克。

【制用法】 水煎服,1 日 1 剂,分早、晚服。

【主　治】 坐骨神经痛。

【方　源】 广西中医药,1987,10(5):20

活络通经汤

【处　方】 羌活、独活、桑寄生、防风、川芎、当归、茯苓、牛膝、党参、制川乌、制草乌、川断、杜仲各 10 克,细辛 6 克,制马钱子 0.7 克,白芍 30 克。

【制用法】 水煎服,1 日 1 剂。每服 3 剂,药递加制马钱子 0.1 克,至肢体微有抽动感为止。

【主　治】 坐骨神经痛。

【方　源】 广西中医药,1988,11(2):6

狼毒药酒

【处　方】 狼毒、鸡血藤、青风藤、海风藤、追地风、天麻、制川乌、制草乌、细辛、穿山甲各 10 克,牛膝 15 克。

【制用法】 诸药共捣为粗末,用白酒 750 毫升浸泡 4 昼夜,将酒滤出后服用,每次 5 毫升,1 日 2 次,饭后服。痛甚者可日服 3 次。

【主　治】 坐骨神经痛。

【方　源】 广西中医药 1987(2):封三。

踝关节扭伤

踝关节扭伤指踝关节过度内、外翻导致以踝部肿胀、剧痛及功能受限为特点的踝部软组织损伤。属中医学的"筋伤"等范畴。

诊断要点：①有足踝部扭伤史，损伤后跛行，局部肿胀、疼痛，压痛明显，运动受限；②X线摄片无特殊显示。

方一

【处　方】　五倍子 50 克，栀子 30 克，生草乌 30 克，大黄 30 克，生南星 30 克，土鳖虫 20 克，乳香 20 克，没药 20 克，细辛 10 克。

【制用法】　上药研细末，取适量醋调外敷患处，1 日 1～2 次，10 次为 1 个疗程。

【主　治】　踝关节扭伤之肿痛剧烈者。

【方　源】　中西医结合杂志，1985，5(6)：371

方二

【处　方】　附子 200 克，细辛 200 克，红花 250 克，乳香 250 克，没药 250 克，川芎 250 克，黄柏 200 克，白芍 2 克，甘草 200 克，樟脑 100 克。

【制用法】　上述药物以 70 度酒精 5000 毫升浸泡 1 周，过滤取药液 1000 毫升备用。施治时取药液适量湿敷患处，也可配合红外线照射，每次 20～30 分钟，1 日 1 次；7 次为 1 个疗程。

【主　治】　踝关节扭伤。

【方　源】　吉林中医药，1990(3)：15

方三

【处　方】　鲜韭菜 250 克，食盐末 3 克，酒 30 毫升。

【制用法】　将新鲜韭菜切碎，放盐末拌匀，用小木槌将韭菜捣成菜泥，外敷于软组织损伤表面，以清洁纱布包住并固定，再将酒 30 克分次倒于纱布上，保持纱布湿润为度。敷 3～4 小时后去掉韭菜泥和纱布，第 2 日再敷 1 次。

【主　治】　足踝部软组织损伤。

【方　源】　民间验方。

方四

【处　方】　鲜景天三七全草适量。

【制用法】　取鲜景天三七全草，洗净后放入 75％ 酒精溶液中浸泡 15 分钟，取出捣烂备用:冲洗扭伤部位,按肿胀部位的范围取药适量外敷。36 小时以内就诊者以食醋调敷,36 小时以后就诊者以酒精或白酒调敷。有皮损破溃者按常规清创消毒后调敷上药,药厚 1 厘米,用塑料薄膜及绷带包扎固定,24 小时换药 1 次,若药物干燥,可用原药重新调敷或用醋直外滴,始终使之保持湿润。

【主　治】　急性关节扭伤。

【方　源】　中西医结合杂志,1991,11(5):309

方五

【处　方】　栀子 2 份,乌药、桃树枝、樟树枝各 1 份,50%酒精适量。

【制用法】　将上药研末,以水和 50%酒精各半调成糊状,加适量面粉混合搅匀,摊在塑料布上,厚约 0.3 厘米,敷于患处,绷带包扎固定,以防药液外渗,冬季 2～3 天换药 1 次,夏季 1～2 天换药 1 次,以保持湿润为度。

【主　治】　踝关节扭伤。

【方　源】　民间验方。

方六

【处　方】　生山栀、大黄各等分。

【制用法】　将上 2 味药共研细粉消毒后备用。将扭伤部位洗净后取药粉适量,24 小时以内就诊者醋调外敷,24 小时后就诊者以酒精调敷。敷药范围以直径大于肿区 2 厘米为度,约厚 0.5 厘米,用塑料及绷带包扎固定,一般 2 小时换药 1 次。若药物干燥,可用酒精直接外滴,保持潮湿,亦可原药重新调敷。

【主　治】　关节扭伤。

【方　源】　中西医结合杂志,1989,9(8):498

第五章

外科疾病特效处方

颈淋巴结结核

颈淋巴结结核指结核性淋巴结炎。多见于儿童及青年。相当于中医学所称"瘰疬",俗称"疬子颈"。

诊断要点:①症见颈部一侧或双侧有孤立或成串肿大的淋巴结,可活动,无疼痛,继则粘连不易推动,肿块变软,表面暗红,微热,触之波动感;②溃后排出混有干酪样碎屑的稀薄白汁,创口有潜行性空腔,创面肉芽呈灰白色;③发病初期无全身症状,随病情进展,可有低热、盗汗等。

蜂房膏

【处　方】　露蜂房1个(瓦焙存性),血竭3克,麝香0.4克,山慈菇6克,明矾40克。

【制用法】　上药共研粉,用香油调匀外敷患处。

【主　治】　颈淋巴结结核。

【方　源】　新中医,1987,19(11):6

蜈蚣散

【处　方】　全蝎、蜈蚣、僵蚕、浙贝母各等量。

【制用法】　将上药共为细面,每次用1~1.5克和鸡蛋搅拌均匀,用植物油煎,以勿化为度服下,1日2次,20~30天为1个疗程。

【主　治】　颈淋巴结结核未溃者。

【方　源】　广西中医药,1987(5):23

秘方一嗅灵

【处　方】　麝香2克,煅珍珠1粒,鸡爪皮5个,蜈蚣3条,轻粉1.5克,壁虎半条,大枣3枚。

【制用法】 上药共为细末,以大枣泥调匀,装瓶石蜡密封瓶口备用。用时取上药量的一半,用鼻嗅1～3小时。用药期间禁食盐、碱、油。

【主　治】 颈淋巴结结核。

【方　源】 浙江中医杂志,1985,20(6):260

蛋发油

【处　方】 鸡蛋黄10个,碎头发1两。

【制用法】 将上两味捣匀后放铁锅内加热,出油过滤备用,浸泡纱条,填充瘘管。

【主　治】 颈淋巴结结核溃破型。

【方　源】 民间验方。

雄黄蚯蚓蛋

【处　方】 雄黄6克,活蚯蚓2条,鸭蛋1个。

【制用法】 将鸭蛋打开1小孔,倒出少许蛋清。蚯蚓放入冷水内浸泡,待排出体内泥土后,切碎,与雄黄末共入鸭蛋内,搅拌均匀,用白面或胶布封口,置火边焙黄,熟透后食用。每天1个,间隔3天,再服第2个、第3个药蛋为1个疗程。

【主　治】 颈淋巴结结核。

【方　源】 民间验方。

烧　伤

烧伤常为火焰、烈火、沸水、滚油、电灼伤等对人体造成的急性损伤。临床根据烧伤面积和深度不同,分为一度、浅二度、深二度、三度烧伤。

诊断要点:①一度烧伤:红肿热痛,感觉过敏,表面干燥,无水疱;②二度烧伤:浅二度:剧痛,感觉过敏,有水疱,疱皮剥脱后可见创面均匀发红,潮湿水肿明显。深二度:痛觉迟钝,有水疱,基底苍白,间有红色斑点,创面潮湿,拔毛时痛,毛根有正常解剖结构;③Ⅲ度烧伤:皮肤痛觉消失,无弹性,干燥无水疱,如皮革状,蜡白焦黄或炭化,可见皮下血栓阻塞的静脉,拔毛不痛,毛根无正常解剖结构。

烫伤液

【处　方】 鸡蛋1个,冰片3克。

【制用法】 将鸡蛋钻小孔,使蛋清流入碗中,再将冰片研细入内,加少量芝麻油拌匀即成。创面常规处理,用消毒棉签蘸涂患处,1日3～4次。药液以新鲜为宜,当日用完。

【主　治】 烧、烫伤。

【方　源】　四川中医,1990,10(8):51

黑布膏

【处　方】　黑醋250毫升,五倍子100克,蜈蚣(研末)1条,蜂蜜18克。

【制用法】　将五倍子、蜈蚣研末,共混匀搅和,摊于黑布上,外敷患处,3～5天更换1次。敷药后局部瘙痒,皮肤发红者,不须处理,停药后数天可自行消退。

【主　治】　烧伤后引起的瘢痕。

【方　源】　新中医,1986,18(12):8

黄柏膏

【处　方】　黄柏、乳汁各适量。

【制用法】　将黄柏研末与乳汁搅拌均匀,涂抹疮面。

【主　治】　烧伤。

【方　源】　《儒门事亲》

复方地榆酊

【处　方】　生地榆96克,大黄135克,冰片24克,甘油100毫升,70%乙醇1200毫升。

【制用法】　先将生地榆、大黄浸泡于70%乙醇中1周,然后用多层纱布过滤,再将冰片、甘油放入药液中拌匀装瓶,密封备用。创面按烧伤外科常规处理,用消毒纱布拭干创面水分,然后将浸泡于药液中的消毒纱布敷于创面上,2～4小时后,用消毒棉签蘸药液涂于创面纱布上,1日5～6次,用至脱痂。

【主　治】　二度烧伤。

【方　源】　河南中医,1988,8(5):30

蜂麻冰莲糊

【处　方】　蜂蜜100克,芝麻油100毫升,冰片5克,黄连末5克。

【制用法】　将蜂蜜放锅内加热溶化,加入芝麻油,用槐条搅拌,待稍温加冰片、黄连末拌匀装瓶。创面常规消毒,然后取药糊均匀涂于创面,每天换药1次,等伤势好转后,2～3天换1次。如有水疱,当挑破露出创口。

【主　治】　一、二度烧烫伤。

【方　源】　新中医,1986,18(12):35

烫伤灵

【处　方】　四季青叶500克,绿茶叶30克。

【制用法】 上 2 味加水 2500 毫升,文火煎至浓缩成黏胶状,直接涂敷创面,随干随涂,以创面不痛为度。

【主　治】 一、二度烧伤。

【方　源】 《中医外科学》

紫黄膏

【处　方】 紫草、大黄、栀子、黄柏、薄荷各 15 克,石膏 50 克,豆油 500 克。

【制用法】 将前 6 味药置入豆油中浸泡 24 小时,文火炸至焦黄,去渣,离火趁热加入蜂蜡 150 克,搅拌冷却成膏,局部清疮面,涂抹本品。

【主　治】 烧伤。

【方　源】 黑龙江中医药,1985(6):35

收干生肌药粉

【处　方】 乳香面 30 克,没药面 30 克,琥珀面 6 克,血竭面 12 克,儿茶面 15 克,水飞甘石面 21 克。

【制用法】 薄撒于疮面上,或制成药捻用。

【主　治】 烫灼伤、女阴溃疡、臁疮、疮面脓毒已尽者均可用。

【方　源】 民间验方。

胆 石 症

胆石症是由于胆道内存在结石引起的症状,为胆道系统中最常见的病变。包括胆囊结石、胆总管结石及肝内胆管结石。属中医学"结胸发黄""黄疸""胁痛""腹痛"等病证范畴。

诊断要点:①胆囊结石:无症状的隐性结石不易诊断。较大的结石可引起右上腹胀闷不适感或胆囊炎症状。较小的结石阻塞胆囊管时,可引起胆绞痛,多向右肩背部放射。有明显的压痛和肌紧张,或触及有压痛的胆囊;②胆总管结石:发作期表现为典型的上腹部疼痛,寒战高热与黄疸三者并存。腹痛始为胀闷感,继而转为阵发性及刀割样绞痛;③肝内胆管结石:临床表现不典型,可无腹痛,常有反复发作的肝区闷胀痛或叩击痛,伴畏寒、发热或黄疸,肝脏肿大有触痛;④超声波检查、X 线检查胆造影,十二指肠引流有助于诊断。

复方金钱草膏

【处　方】 金钱草 500 克,蒲公英 300 克,茵陈 200 克,芦根 100 克,山楂 50 克,郁金 300 克,延胡索 100 克,柴胡 100 克,白芍 100 克。

【制用法】 水煎 3 次,取汁浓缩为 2000 毫升加蜜 500 毫升,熬成膏剂。每次

30～50 毫升冲服。1 日 2 次。

【主　治】　胆石症。

【方　源】　中西医结合杂志,1989,9(7):396

核桃冰糖糊

【处　方】　核桃 5～6 个,香油和冰糖适量。

【制用法】　用香油将核桃仁炸酥,研末与冰糖调成糊状,1 日 1 剂,随时服。

【主　治】　胆石症。

【方　源】　《中医外科学》

消石汤

【处　方】　柴胡 15 克,茵陈 20 克,金钱草 30 克,郁金 12 克,生内金 6 克,姜黄、生大黄各 10 克。

【制用法】　水煎服,1 日 1 剂,1 个月为 1 个疗程。

【主　治】　胆石症。

【方　源】　新中医,1989,21(7):26

消石散

【处　方】　郁金粉 0.6 克,白矾粉 0.4 克,火硝粉 0.9 克,滑石散 2 克,甘草梢粉 0.3 克。

【制用法】　混匀,温开水送服,1 日 1～2 次。

【主　治】　胆结石。

【方　源】　《中医外科学》

溶石散

【处　方】　鱼脑石 0.5 克,火硝 1 克,芒硝 1 克,木香 0.6 克,郁金 4 克,穿山甲 4 克,鸡内金 4 克。

【制用法】　研末冲服,1 日 2 次。

【主　治】　胆石症。

【方　源】　河北中医,1992(2):12

胆道排石汤

【处　方】　酒炒龙胆草 10 克,金钱草 60 克,海藻 15 克,昆布 15 克,降香 5 克,夏枯草 30 克,蒲公英 30 克,紫花地丁 30 克,旋覆花(包)10 克,天葵子 10 克,煨三棱 10 克,红柴胡 10 克,硝石 15 克。

【制用法】 上药除硝石一味分 5 次另行冲服外,加水 2.25 升浓煎至 0.9 升,分 2 日 5 次服,15 剂为 1 个疗程,痛止即停药。平时可 4 日服药 1 剂(即 2 日服药 1 剂,休息 2 日),5 剂可服 20 天,完全停药 20 天。

【主　治】 胆道结石属湿热型。

【方　源】 经验方。

胆石通糖浆

【处　方】 郁金 15 克,广木香 15 克,黄芩 15 克,茵陈 20 克,川楝子 9 克,虎杖 30 克,玉米须 20 克。

【制用法】 将广木香打为粗粉,提取有效成分。另将余药经整理后混合煎汁,共煎 2 次,每次务使水面高出药材,经煮沸 70 分钟(指沸后时间),过滤。滤液合并静置沉淀 24 小时,再吸取上清液浓缩至一定量,加入蔗糖煎沸使溶解,出料前 5 分钟加防腐剂,过滤,滤液与木香提取液混匀,分装于 100 毫升玻璃瓶中即得,每次饭前 15 分钟服 33 毫升,1 日 3 次,30 天为 1 个疗程,停药 1 周后进入下 1 个疗程。

【主　治】 胆石症属气郁型。

【方　源】 经验方。

泌尿系结石

泌尿系结石包括肾结石、输尿管结石和尿道结石。以老年人和 10 岁以下的儿童为多见,由于结石对尿道的刺激,可引起血尿、疼痛等症状。本病属中医学"石淋"范畴。

诊断要点:①多见于老年人或 10 岁以下男童;②终末血尿为其主要症状,伴尿频、尿急、尿痛或排尿困难,尿流中断,尿出小结石等;③探查、肛门造影、X 线透视或照片结果有助于诊断。

排石汤

【处　方】 石韦 24 克,冬葵子 12 克,金钱草 40 克,海金沙 20 克,生大黄(后下)15 克,车前子、鸡内金、木通、川牛膝各 12 克。

【制用法】 水煎服,1 日 1 剂。

【主　治】 尿路结石。

【方　源】 四川中医,1988,6(7):32

石韦芍药汤

【处　方】 石韦、金钱草、白芍 30 克,冬葵子、车前子各 20 克,枳实、牛膝各 15 克,甘草 10 克。

【制用法】 水煎服,每日1剂。

【主 治】 尿路结石。

【方 源】 黑龙江中医药,1989(3):44

化石汤

【处 方】 生地黄25克,金钱草50克,冬葵子25克,胡桃肉50克,石韦15克,滑石(包煎)25克,瞿麦20克,炒车前子(包煎)25克,川牛膝25克,生甘草10克,芒硝20克。

【制用法】 水煎服,1日1剂。

【主 治】 尿路结石。

【方 源】 中医杂志,1987,28(6):13

消石冲剂

【处 方】 金钱草30克,虎杖18克,川牛膝6克,皂角刺9克,海金沙12克,冬葵子9克,石韦15克,生谷芽15克,生黄芪15克,葶苈子9克。

【制用法】 上药共研细面,1日1剂,分2次冲服。

【主 治】 尿路结石。

【方 源】 广西中医药,1988,11(2):12

硝石散

【处 方】 火硝6克,滑石18克。

【制用法】 在铁勺内置纸1张,火硝置在纸上用文火炒黄取出,加滑石,然后加水煎沸10分钟,滤液即成,1日1剂,分2次服用。

【主 治】 尿路结石。

【方 源】 新中医,1985,1(2):56

琥金通淋排石汤

【处 方】 琥珀(冲服)6～9克,海金沙9克,金钱草60～90克,滑石18克,瞿麦、木通、萹蓄、车前子(包煎)、猪苓、茯苓、泽泻各9～15克,川牛膝20克,甘草梢3克。

【制用法】 水煎服,1日1剂。药后服食核桃仁4～6个。药后配合:①微屈五指或空心掌,从上而下地拍打患侧腰部及腹部(以能耐受为度)。②药后15分钟,饮温糖茶水。500～1000毫升,半小时后跑步或跳跃15～30分钟。③等膀胱高度充盈有强烈尿意时,突然用力尿出至痰盂中,以观察有无结石排出。

【主 治】 尿路结石。

【方　源】　中医杂志,1987,28(6):14

金龙排石汤

【处　方】　鸡内金9克,金钱草30克,火硝(冲服)6克,硼砂(冲服)4克,白芍30克,怀牛膝12克,地龙12克,茯苓15克,泽泻10克,车前子10克,滑石30克,生甘草梢9克。

【制用法】　水煎服,1日1剂。

【主　治】　尿路结石。

【方　源】　新中医,1988,2(6):36

溶石汤

【处　方】　炙鳖甲9克,夏枯草、海浮石、生牡蛎、白芷各9克,火硝3克,苍术、薏苡仁、海金沙、车前子各9克,金钱草、滑石各30克。

【制用法】　水煎服,1日1剂。

【主　治】　尿路结石。

【方　源】　《中医外科学》

三金排石汤

【处　方】　海金沙60克,川金钱草60克,鸡内金12克,石韦12克,冬葵子9克,硝石(包)15克,车前子(包)15克。尿石不尽可加煅鱼脑石30克,以加强排石作用。

【制用法】　1日1剂,水煎2次分服。

【主　治】　泌尿系结石。

【方　源】　经验方。

八角金盘汤

【处　方】　八角金盘(研吞)5克,琥珀(吞)5克,益母草15克,冬葵子10克,滑石10克,芦根30克,赤小豆30克,陈皮5克,甘草5克。若热重排尿灼痛加川黄柏10克、焦山栀10克;血尿甚加白茅根30克、女贞子15克、旱莲草15克;腰痛甚加川断10克、淮牛膝10克、桑寄生10克。忌急用止血止痛之品。大黄对消除尿血与绞痛有较好作用,除便溏慎用外,一般均可加用,便秘者加大黄(后下)5克,如大便如常,用制大黄(同煎)5～10克。

【制用法】　水煎,1日1剂,分2次服。

【主　治】　尿石症,属痰阻血瘀者。

【方　源】　民间验方。

阑尾炎

阑尾炎是一种极常见的急腹症,主要表现为右下腹痛及右下腹局限而固定的压痛。属于中医学"肠痈"的范畴。

蒜泥外敷方

【处　方】　大蒜头12个,芒硝60克,大黄60克,醋适量。

【制用法】　先将蒜头去皮洗净,和芒硝同捣成糊状,用醋先在压痛处涂擦,再敷上药糊,药1寸厚,周围以纱布围成圈,防止药液外流,2小时后去掉,以温水洗净,再以醋调大黄末敷12小时。

【主　治】　急性阑尾炎。

【方　源】　《常见病单方验方选》

通变大承气汤

【处　方】　生大黄(后下)15～30克,厚朴10克,枳壳10克,败酱草30克,白花蛇舌草30克,红藤30克,虎杖25克,丹参25克,桃仁2克。

【制用法】　浓煎成100毫升,分2次饮用,1日1剂,连服5～7天。

【主　治】　急性化脓性阑尾炎。

【方　源】　《急难重症新方解》

阑尾炎外敷方

【处　方】　花粉120克,黄柏30克,生南星30克,赤芍30克,川乌、草乌各30克,生甘草30克,陈皮30克,大黄60克,姜黄60克,僵蚕90克,黄芩90克,白芷20克,樟脑20克,冰片20克,香油500克,猪油1000克,黄蜡100克,薄荷冰10克,制乳香、制没药各15克,藤黄30克。

【制用法】　先将上药研末,再用香油、猪油、黄蜡共放锅内,煮沸后加入药物搅拌至60℃,再加入乳香、没药,搅拌至30℃以下,最后加入冰片、薄荷冰,搅匀即成,外用时,局部先用3层纱布铺好再涂药,然后再用纱布盖好。若局部刺激有轻度痛痒感,尽量不要取下,最好坚持一段时间。敷局部有小水疱者无须处理,若有较大水疱者,可按常规消毒穿破,涂紫药水后包扎。

【主　治】　急性阑尾炎。

【方　源】　《偏方妙用》

红藤煎

【处　方】　红藤30克,蒲公英30克,厚朴9克,败酱草30克,生大黄(后入)9

克,桃仁9克,冬瓜仁15克。高热加柴胡9克;恶心呕吐加藿香9克,陈皮9克;如呕吐频繁可用玉枢丹2克(吞服);腹痛较甚加木香9克、炒延胡索12克;大便溏薄者生大黄改制大黄9克。

【制用法】 水煎服,1日1剂,重症2剂。

【主　治】 急性阑尾炎。

【方　源】 《袖珍中医处方》

复方大黄牡丹皮汤

【处　方】 大黄9克,冬瓜仁30克,桃仁9克,木香9克,黄连9克,芒硝(冲)9克。

【制用法】 水煎服,大黄后下。症状较重者加大剂量,1日服2剂。

【主　治】 阑尾炎。

【方　源】 《常见病简易防治手册》

肠痈汤

【处　方】 败酱草15克,金银花15克,冬瓜子10克,蒲公英15克,粉丹皮10克,生薏苡仁15克,京赤芍10克,枳壳10克,桃仁6克,连翘10克,大黄(后下)6克,甘草6克。热毒盛者可将方中金银花、蒲公英、败酱草各加重30克;大便稀者减大黄;血瘀重者加红藤、丹参;腹胀者加厚朴、木香;气滞者加青皮、乌药、川楝子;热重于湿者加黄连、黄芩;湿重于热者加藿香、佩兰。

【制用法】 1日1剂,水煎2次早晚服。

【主　治】 阑尾周围脓肿。

【方　源】 经验方。

血栓闭塞性脉管炎

血栓闭塞性脉管炎是指周围血管的慢性闭塞性炎症病变。病变可累及四肢的中小动脉和静脉。以下肢多见,属中医学"脱疽""脱痈"范畴。

诊断要点:①本病多见于青壮年,以四肢末梢多发,一侧或两侧均可发病,症见疼痛发凉,皮肤感觉异常,皮色改变,营养障碍;②分三期:Ⅰ期为局部缺血期:发病缓、趾(指)冷痛,间歇性跛行,足背动脉搏动减弱;Ⅱ期为营养障碍期:疼痛呈持续性,肢端皮肤发凉,抬高则颜色变白,下垂则暗红,趾甲变形增厚,肌肉萎缩,足背动脉搏动消失。Ⅲ期为坏死期:肢端发生干性或湿性坏死,剧痛,伴发热等全身症状。

脱骨散

【处　方】 大蜘蛛1个焙干,朱砂1克,冰片0.1克。

【制用法】　上药共研细面,撒于朽骨之端,1日1次。

【主　治】　脱疽死骨尚未脱落。

【方　源】　《中医外科学》

芒硝外敷方

【处　方】　芒硝60克,乳香、没药各20克,露蜂房20克,水蛭15克,地丁30克。

【制用法】　诸药共研细末,以猪油调和敷患处,每次1小时,早晚各1次。

【主　治】　血栓闭塞性脉管炎。

【方　源】　辽宁中医杂志,1989,13(9):28

蜂房醋膏

【处　方】　土蜂房30克,米醋适量。

【制用法】　蜂房研为末,醋调涂患处,1日3～4次。

【主　治】　脱疽。

【方　源】　新中医,1984(5):7

葱姜液

【处　方】　生姜120克,甘草60克,葱根7个。

【制用法】　煎汤,趁热熏洗患处。

【主　治】　脱疽未溃,患处发凉麻木,皮色苍白或青紫,或有结节肿块。

【方　源】　《中医外科学》

六虫散

【处　方】　地龙、土鳖虫、炮山甲、生水蛭各30克,全蝎15克,蜈蚣10条。

【制用法】　上药共研细末,和匀。以上为1料,约服1个月,每次2克,1日2～3次。

【主　治】　血栓闭塞性脉管炎。

【方　源】　浙江中医杂志,1985,20(5):212

通脉消炎汤

【处　方】　毛冬青30克,地龙干30克,紫丹参30克,赤小豆30克,当归15克,银花24克,玄参24克,桂枝12克,石斛12克,血竭3克,大枣10枚。

【制用法】　开始1日1剂,水煎服,3～6个月后视病情改进情况可间日1剂,或每周5剂,至临床症状消失后尚需每周保持服药2～3剂,以巩固疗效至半年左右。

【主　治】　血栓闭塞性脉管炎。症见四肢为主出现肿胀,怕冷发凉、麻木、紫红疼痛、间歇性跛行,甚者肢端出现坏死、溃疡、趾骨脱落。

【方　源】　经验方。

温经通络汤

【处　方】　鸡血藤 15～30 克,海风藤 9～15 克,全丝瓜 15～30 克,鬼见愁 6～12 克,鬼箭羽 15～30 克,路路通 9～15 克,桂枝 9～15 克,蕲艾 9～15 克,全当归 9～15 克,赤白芍 15～30 克。

【制用法】　1 日 1 剂,水煎 2 次分服。

【主　治】　血栓闭塞性脉管炎。

【方　源】　经验方。

活络通脉清解汤

【处　方】　玄参 90 克,银花藤 90 克,当归 60 克,丹参 10 克,川芎 40 克,威灵仙 20 克,路路通 20 克,皂角刺 20 克,蒲公英 90 克,土茯苓 90 克,甘草 30 克。

【制用法】　水煎内服、外洗。

【主　治】　血栓闭塞性脉管炎。

【方　源】　经验方。

痔　疮

痔疮属肛门大肠疾患,临床主要表现为便血,脱垂,肿痛,大便习惯改变,局部分泌物增多,甚则流脓流水等。主要包括内痔、外痔、内外混合痔、息肉痔、脱肛等,是一种常见病。

消痔液

【处　方】　苦参、花椒各 60 克,白矾 90 克。

【制用法】　上药加水 1500 毫升,煎煮去渣,倒入便盆中加盖,盖上凿 1 小孔如鸡蛋大,肛门对着小孔趁热先熏后洗,每次要熏洗 45 分钟以上,药液冷时加温。1 日熏 2～3 次,一般 3～5 天痊愈。

【主　治】　内外痔疮,痔出血及肛周瘙痒。

【方　源】　四川中医,1988,6(10):11

痔炎灵膏

【处　方】　乌药 150 克,黄柏 75 克,大黄 150 克,当归 150 克,血竭 150 克,地榆 150 克,黄连 15 克,菖蒲 75 克,红花 75 克,冰片 50 克,枯矾 50 克。

【制用法】 上药共研极细末,过 120 目筛,加凡士林 1500 克(调匀装瓶,高压消毒备用)。局部用 1∶5000 的高锰酸钾液坐浴后,将药膏涂敷患处,每日换药 2 次。

【主 治】 炎性外痔,血栓性外痔。

【方 源】 辽宁中医杂志,1985,3(9):20

复方五倍子洗剂

【处 方】 五倍子 30 克,桑寄生 30 克,莲房 30 克,荆芥穗 30 克,川椒 15 克,黄柏 15 克,防风 15 克,明矾 15 克,蛇床子 15 克,苦参 15 克,百部 15 克。

【制用法】 煎水趁热熏洗,1 日 1 次,7 次为 1 个疗程。

【主 治】 痔疮。

【方 源】 辽宁中医杂志,1985,3(9):3

荆防马钱子散

【处 方】 荆芥、防风、马钱子各 10 克,土茯苓 15 克,芒硝 30 克,使君子 12 克。

【制用法】 水煎熏洗患处,1 日 1 剂,每天熏洗 2～3 次。

【主 治】 内痔、外痔、环状痔、混合痔。

【方 源】 山东中医杂志,1987,6(1):48

蛋黄油

【处 方】 鸡蛋数个。

【制用法】 将鸡蛋煮熟,取蛋黄研碎,置勺内用文火煎炒,以煎出油为度。用时将蛋黄油直接涂敷在痔核表面,每次 1～2 滴,每日早、晚各 1 次。如为内痔,则用消毒棉签蘸蛋黄油塞涂于肛门内痔核部。

【主 治】 痔疮。

【方 源】 广西中医药,1980(4):33

消痔汤

【处 方】 乌梅 10 克,五倍子 10 克,苦参 15 克,射干 10 克,炮山甲 10 克,煅牡蛎 30 克,火麻仁 10 克。便血甚者加地榆炭、侧柏叶;炎症甚者加黄柏、黄连;大便秘结者加番泻叶;疼痛甚者加乳香、延胡索;肛门坠胀者加木香、枳壳;脾虚下陷者加黄芪、葛根、升麻。

【制用法】 1 日 1 剂,水煎分 2 次服。

【主　治】　各期内痔,由于湿热内生,气血运行不畅,经络阻滞,瘀血浊气下注肛门所致者。

【方　源】　经验方。

加减凉血地黄汤

【处　方】　地丁草 12 克,野菊花 6 克,银花 9 克,赤芍 6 克,半枝莲 15 克,草河车 9 克,蒲公英 30 克,生甘草 3 克。

【制用法】　1 日 1 剂,水煎 2 次分服。

【主　治】　血栓外痔。

【方　源】　经验方。

治痔汤

【处　方】　蒲公英 30 克,黄柏 30 克,赤芍 30 克,牡丹皮 30 克,桃仁 20 克,土茯苓 30 克,白芷 15 克。如内痔嵌顿,水肿明显者重用土茯苓,加苦参、泽泻、五倍子;炎性外痔则重用蒲公英、黄柏,加黄芩、金银花、防风;血栓外痔应重用赤芍、桃仁,酌加红花、川芎。

【制用法】　1 日 1 剂,加水 2500～3500 毫升,煮沸后过滤去渣,将药液倒入普通搪瓷盆内,患者趁热先熏后洗,每次 15～30 分钟,1 日 2～3 次。

【主　治】　痔。证属风湿燥热侵袭脏腑,阴阳失调,气血纵横,经脉交错,浊气瘀血下注。

【方　源】　经验方。

第六章

皮肤科疾病特效处方

荨 麻 疹

荨麻疹是由于皮肤黏膜小血管扩张及渗透性增加而出现的一种局限性水肿反应。病因复杂,不易查明。临床以红色或白色风团为主要皮损特征。属中医学的"瘾疹"范畴。诊断要点:①常见有皮肤瘙痒,随即出现红色或白色风团,风团大小形态不一,发生部位不定;②风团持续数分钟至数小时,可自行消退,不留痕迹;③部分患者皮肤划痕试验阳性。

玉米须酒酿

【处　方】　玉米须 15 克,已发酵好的酒酿 100 克。

【制用法】　玉米须放入铝锅中,加水适量,煮 20 分钟后捞去玉米须,再加酒酿,煮沸食用。

【主　治】　荨麻疹。

【方　源】　民间验方。

五虫汤

【处　方】　全蝎 3 克,蜈蚣 2 条,僵蚕、地龙、桂枝、防风、生姜各 10 克,蝉蜕、麻绒各 5 克,大枣 5 枚。

【制用法】　1 日 1 剂,水煎服,3 剂为 1 个疗程。

【主　治】　顽固性荨麻疹。

【方　源】　民间验方。

散表通腑方

【处　方】　散表方:荆芥、防风各 9 克,大胡麻仁、威灵仙、何首乌各 12 克,白鲜皮 15 克。通腑方:枳实、厚朴、生大黄(后下)、茯苓各 15 克,莱菔子、陈皮各 12 克。

【制用法】 上两方各 1 剂,在 1 日内水煎服。通腑方晚饭前服,解表方睡前服。水煎前用清水浸药 1 小时,煎药时间以 10~15 分钟为宜。服解表方后应取微汗,周身潮湿为度。服药后禁食鱼、虾、蟹、蛋类及葱、姜、椒等辛辣之品。

【主　治】 荨麻疹。

【方　源】 《常见病简易疗法手册》

蝉蜕黄酒煎剂

【处　方】 蝉蜕(焙酥或日光曝晒酥,研细末)10 克,黄酒 20 毫升左右(此剂量为 3 岁患儿用量,可随年龄及体质情况酌情增减)。

【制用法】 取一个搪瓷缸,加水 150 毫升左右,置火炉上,待水沸后,将蝉蜕末及黄酒加入缸内,再用武火煎 1~2 分钟即可。待温度适宜时饮,一次服。盖被微汗效更佳。每晚临睡前服 1 次,不可间隔,以愈为度。

【主　治】 急、慢性及顽固性小儿荨麻疹。

【方　源】 新中医,1986,18(4):18

多皮饮

【处　方】 地骨皮 9 克,五加皮 9 克,桑白皮 15 克,干姜皮 6 克,大腹皮 9 克,白鲜皮 15 克,粉丹皮 9 克,赤苓皮 15 克,冬瓜皮 15 克,扁豆皮 15 克,川槿皮 9 克。

【制用法】 水煎服,1 日 1 剂,分 2 次服。

【主　治】 亚急性、慢性荨麻疹。若患者遇冷而复发则重用于姜皮;遇热而复发则去姜皮,另加干生地 15~30 克效果更好。

【方　源】 经验方。

胡麻散加减

【处　方】 大胡麻 24 克,生首乌、白蒺藜、苦参各 18 克,威灵仙、牛蒡子、防风、浮萍各 12 克,蝉蜕 6 克,甘草 10 克。

【制用法】 用水 600 毫升,煎取 300 毫升,冷却后加防腐剂适量,装瓶备用。成人 1 日 3 次,每次 50 毫升,儿童酌减。

【主　治】 急、慢性荨麻疹。

【方　源】 浙江中医杂志,1987,22(10):454

加减荆防汤

【处　方】 荆芥、防风、黄芩、黄柏、连翘各 10 克,升麻 3 克,生石膏 30 克,蝉蜕 8 克,白鲜皮 12 克。

【制用法】 1 日 1 剂,水煎分 2 次温服,服药 7 天为 1 个疗程。

【主　治】　荨麻疹。

【方　源】　浙江中医杂志,1985;20(9):403

枳术赤豆饮

【处　方】　炒白术、炒枳壳、蝉蜕、白芍、防风各 6 克,茯苓皮、赤小豆、冬瓜皮各 12 克,荆芥 3 克。

【制用法】　1 日 1 剂,水煎分 2 次服。

【主　治】　丘疹性荨麻疹。

【方　源】　中医杂志,1982,23(6):33

肤子茶

【处　方】　地肤子 30 克,红糖 30 克。

【制用法】　将地肤子加水 500 毫升,煎至 250 毫升过滤,冲红糖趁热服下,然后盖被使出汗少许。每日早、晚各服 1 次。

【主　治】　荨麻疹。

【方　源】　赤脚医生杂志,1976(11):18

麻黄加术汤

【处　方】　麻黄、桂枝、杏仁各 10 克,甘草 6 克,白术 12 克。

【制用法】　1 日 1 剂,水煎 2 遍,分早、晚服用。

【主　治】　荨麻疹。

【方　源】　山东中医学院学报,1980(3):36

加味四物清风饮

【处　方】　当归、生地黄、赤芍、荆芥、僵蚕、蝉蜕、川羌、独活各 15 克,川芎、防风、柴胡各 10 克,薄荷 5 克,苦参 25 克,川椒 20 克,大枣 5 枚。

【制用法】　1 日 1 剂,分 2 次服。

【主　治】　荨麻疹。

【方　源】　黑龙江中医药,1988(5):41

神经性皮炎

神经性皮炎是常见的慢性皮肤病,病因不明,但与神经精神因素有明显关系。以皮肤苔藓样变及剧烈瘙痒为临床特征。属中医学的"牛皮癣""摄领疮""顽癣"范畴。诊断要点:①初起自觉皮肤瘙痒,经反复搔抓后出现扁平圆形或多角形丘疹,密集成群,历时稍久,则相互融合,呈典型苔化斑片。皮损境界清晰,呈正常皮色或淡褐色,可伴色素沉着;②好发于颈后、颈侧、肘窝、腘窝、股内侧、尾骶部、腕、踝等易摩擦部位;③阵发性剧烈瘙痒,夜间尤甚。

加味四物消风汤

【处　方】　生薏苡仁、珍珠母各 30 克,干地黄、白鲜皮各 15 克,当归、川芎、赤芍、防风、荆芥穗、五味子各 10 克。

【制用法】　水煎服,1 日 1 剂。

【主　治】　神经性皮炎。

【方　源】　《常见皮肤病中医治疗简编》

细辛姜桂酊

【处　方】　细辛、良姜、官桂各 1.5 克,95%乙醇 100 毫升,甘油适量。

【制用法】　将前 3 味药研成细末,入 95%乙醇中浸泡 1 周,过滤后加入适量甘油即成。用此药涂患处,1 天 2 次。

【主　治】　神经性皮炎。

【方　源】　《常见病验方选编》

苍蛇活血汤

【处　方】　苍耳子 15～24 克,防风 9～12 克,乌梢蛇、当归、赤芍、白蒺藜各9～15 克,牡丹皮 9 克,鸡血藤 15～30 克,生地黄、地肤子、白鲜皮各 18～30 克,蝉蜕 6～8 克。

【制用法】　1 日 1 剂,水煎服。随症加减。

【主　治】　神经性皮炎。

【方　源】　中医杂志,1983,24(12):42

半斑散

【处　方】　生半夏、斑蝥、白狼毒各等分。

【制用法】　将上 3 味药共为极细末,取适量用米醋调成糊状,涂抹患处,涂后局部微觉有痒感,继之转灼热痛感,1～2 小时局部起水疱,24 小时左右将水疱刺破、擦干(勿盖敷料),一般 7～15 天即可掉痂痊愈。

【主　治】　局限性神经性皮炎。

【方　源】　中西医结合杂志,1984,4(8):498

轻粉膏

【处　方】　轻粉、银朱、东丹各 60 克,嫩松香 360 克,蓖麻油 90 克(夏天配制成为 60 克)。

【制用法】 先将蓖麻油和松香一并入砂锅内炖烊后,以木棒不断搅匀,约 5 分钟,稍冷,再缓入银朱、东丹、轻粉。遇热甚可变质,故配制时必需火稍冷。用文火保温于纸上,一次摊好备用。用时据皮损范围选用相应大小的膏药,于酒精灯旁溶开,用 75％乙醇棉球消毒皮损后贴上膏药,隔日换药 1 次。

【主 治】 神经性皮炎。

【方 源】 陕西中医,1989,10(4):161

皮炎灵

【处 方】 新鲜猪蹄甲、黄酒各适量。

【制用法】 将新鲜猪蹄甲洗净、烘干,研成细末备用,取 15～30 克,用黄酒 60～90 毫升冲服,服后盖被发汗,直至病灶汗出为止。每周 1～2 次,10 次为 1 个疗程。

【主 治】 神经性皮炎。

【方 源】 四川中草药通讯,1975(2):30

健脾化湿清金汤

【处 方】 党参 12 克,茯苓、白术、淮山药、玄参、鸡内金各 9 克,薏苡仁 15 克,黄芩、白及、甘草各 6 克。

【制用法】 加水 500 毫升,煎至 250 毫升,1 日分 2 次饮服。

【主 治】 神经性皮炎。

【禁 忌】 服药期间禁忌酒、辛辣、豆制品、雄鸡、鲤鱼等食物。

【方 源】 陕西中医,1980(2):4

解鳞汤

【处 方】 苦参 50～70 克,生地黄 30 克,蝉蜕 10 克,荆芥 10 克,细辛 5 克,桂枝 10 克,羌活 15 克,牡丹皮 10 克,赤芍 15 克,当归 10 克,川芎 10 克,甘草 10 克,全虫 25 克,蜈蚣 6 条。

【制用法】 前 2 味共研细面,每次冲服 3 克,余药水煎服,1 日服 3 次。

【主 治】 神经性皮炎。

【方 源】 辽宁中医杂志,1987(11):45

加味首乌饮

【处 方】 首乌 12 克,牡丹皮 4.5 克,生地黄 12 克,熟地黄 9 克,当归 9 克,红花、地肤子各 4.5 克,白蒺藜 3 克,僵蚕、元参、甘草各 3 克。

【制用法】 1日1剂,水煎分2次服。同时配合枫银膏:大枫子仁与水银按3:1比例配成硬膏状,每日涂擦1次。艾卷熏点,1日1次,每次3分钟。

【主　治】 神经性皮炎。

【方　源】 中医杂志,1965(6):19

风癣汤

【处　方】 生地黄30克,元参12克,丹参15克,当归9克,白芍9克,茜草9克,红花9克,黄芩9克,苦参9克,苍耳子9克,白鲜皮9克,地肤子9克,生甘草6克。

【制用法】 1日1剂,水煎分2次温服。同时配合外用皮癣膏:黄柏、白芷、轻粉各25克,煅石膏、蛤粉、五倍子各30克,硫黄、雄黄、铜绿、樟丹各15克,枯矾、胆矾各6克,各药均取净末,研匀,加凡士林500克调和成膏,涂擦患处。

【主　治】 神经性皮炎。

【方　源】 《朱仁康临床经验集》

清风化瘀汤

【处　方】 荆芥、防风、三棱、莪术、生甘草各10克,蝉蜕5克,露蜂房3克,生地黄、蚤休各15克,紫草20克。

【制用法】 1日1剂,水煎服。并用药渣煎汤洗浴或用渣装入纱布袋内局部热敷,1日1次。

【主　治】 神经性皮炎。

【方　源】 江苏中医,1990(3):10

敷贴法

【处　方】 鲜白头翁叶适量。

【制用法】 将白头翁鲜叶浸泡于凉水中以防干瘪备用。同时将叶轻轻揉搓,使其渗出汁液,将叶展开贴皮损处,上盖两层纱布,嘱患者以手轻轻加压,5分钟后即有灼痛,20分钟后痒感消失,此时可将药、布一并除去。患者苔藓化明显时,最好用热水清洗,使苔藓部分变软。按皮肤大小敷药,一次敷贴不超过80平方厘米。如果皮损波及发际,最好将其局部头发剃去;如有多处损害,在距第一次敷药4天后,再行第二次贴敷;如用后48小时,损害处不起疱,痒感不消失,可视为无效,可按上法再次敷贴。贴敷时间为20~25分钟。对超过1.5平方厘米水疱,消毒刺破放液,然后用呋喃西林湿敷,经1~2次换药,5~6天后水疱可吸收,大疱留干痂,以后渐至正常。

【主　治】 神经性皮炎。

【方　源】　新医学,1975(12):578

皮肤瘙痒症

皮肤瘙痒症是仅有皮肤瘙痒而无原发性损害的皮肤病。可分全身性与局限性两种。中医学称"风瘙痒"。诊断要点:①无原发性皮疹,仅有条状抓痕、搓破、渗液、结痂等继发性损害,日久可呈湿疹样变,色素沉着,或色素减退;②瘙痒呈阵发性,并可有蚁行感、烧灼等感觉,常因情绪、温度、衣服等刺激而诱发或加重。

加味桂枝汤

【处　方】　桂枝 10 克,白芍 10 克,鸡血藤 30 克,当归 10 克,防风 10 克,炙甘草 5 克,大枣 5 枚,生姜 3 克。

【制用法】　上方水浸泡 1 日后,第 1 次煎取 250 毫升,分早晚服,第 2 次煎至2500 毫升,于晚上服药后,趁热洗患处。每次洗 15～20 分钟,1 日用 1 剂。

【主　治】　老年性皮肤瘙痒。

【方　源】　山东中医杂志,1988,7(6):23

蛇床子汤

【处　方】　蛇床子、地肤子、苦参各 30 克,黄柏 15 克,花椒 5 克,甘草 10 克,生薏苡仁 30 克。

【制用法】　上方水煎 3 次,每次加水约 30 毫升,煎取 200 毫升,第 1、3 次药液倾入盆内,加温水适量洗澡,第 2 次药液分 3 次内服。

【主　治】　皮肤瘙痒症。

【方　源】　中医杂志,1984,25(1):18

祛风止痒汤

【处　方】　蝉蜕 15 克,徐长卿 15 克,当归 10 克,生地黄 15 克,大枣 10 枚。大便干燥或便秘者,加生首乌 15～30 克。

【制用法】　水煎服,1 日 1 剂,煎 2 次和匀,分 2～3 口服。

【主　治】　老年皮肤瘙痒,入夜尤其,皮肤干燥脱屑,属血虚风燥者。

【方　源】　《陈树森医疗经验集萃》

癣症熏洗方

【处　方】　苍术、苦参、黄柏、防风各 9 克,大风子、白鲜皮各 30 克,松香、鹤虱草各 12 克,五倍子 15 克。

【制用法】　上药共研粗粉。用较厚纸卷药末成纸卷,燃烟熏皮痒处。每日

1～2次,每次半小时,温度以病人能耐受为度。

【主　治】　皮肤瘙痒,神经性皮炎,慢性湿疹,皮肤淀粉样变。

【方　源】　《名中医治病绝招》

凉血祛瘀汤

【处　方】　生地黄30克,白鲜皮、元参、苦参、银花、连翘各15克,地肤子、赤芍各12克,紫草、荆芥、防风各10克,升麻、薄荷、生甘草各6克,蝉蜕3克。

【制用法】　1日1剂,水煎2次内服;药渣再水煎反复擦洗患处。

【主　治】　皮肤瘙痒症。

【方　源】　新中医,1984(5):26

土茯苓汤

【处　方】　土茯苓60克,银花、防风、僵蚕、苍耳子、皂角刺各10克,荆芥5克,全蝎6克。

【制用法】　1日1剂,水煎分2次温服。

【主　治】　皮肤瘙痒症。

【方　源】　浙江中医杂志,1982,17(5):22

当归芍药汤

【处　方】　当归、芍药、元参、党参、枣仁、牡丹皮、天冬、麦冬各10克,丹参15克,茯苓、柏子仁、远志各9克,生地黄15～30克,水牛角30克。

【制用法】　1日1剂,水煎日2服。

【主　治】　皮肤瘙痒症。

【方　源】　四川中医,1988,6(3):45

当归饮子加味

【处　方】　熟地黄、首乌、黄芪、白蒺藜、当归各15克,白芍、川芎、荆芥、防风各10克,甘草6克。

【制用法】　1日1剂,水煎服,2周为1个疗程。

【主　治】　皮肤瘙痒症。

【方　源】　山东中医杂志,1986(5):14

擦洗法

【处　方】　食盐,米泔(浸泡生米后的水)。

【制用法】　取米泔水1000毫升放食盐100克,置于铁锅内煮沸5～10分钟,然后将药液倒置于面盆中,温热以适应为度。用消毒毛巾蘸药液擦洗患部,日 2 次,早、晚各 1 次。每次搽洗 1~3 分钟。擦洗前先抓后搽洗,以疏松毛孔,使药直达病所。

【主　治】　皮肤瘙痒症。

【禁　忌】　忌饮酒,戒鱼、虾、蟹等物。洗澡时不用碱性强的肥皂。

【方　源】　新中医,1986(7):51

止痒洗剂擦洗法

【处　方】　苍耳草、艾叶各 50 克,蜂房、白鲜皮、苦参、地肤子、川槿皮各 30 克,川椒、白矾各 20 克。

【制用法】　1 天 1 剂,水煎滤渣,趁热洗浴,1 日 1~2 次,每次搽洗 15~20 分钟,7 天为 1 个疗程。

【主　治】　皮肤瘙痒症。

【方　源】　新中医,1986(10):45

公英地丁汤擦洗法

【处　方】　蒲公英、黄芩各 12 克,地丁 18 克,豨莶草、荆芥、麻黄、地骨皮、铜绿各 9 克,白芷、防风各 6 克。

【制用法】　水煎以纱布蘸洗患处,1 天 1~2 次,每次 20~30 分钟。

【主　治】　皮肤瘙痒症。

【禁　忌】　此药不能用金属器具煎,并严禁内服。

【方　源】　赤脚医生杂志,1979(2):30

湿　疹

湿疹是一种常见的过敏性炎症性皮肤病,其特点为多形性皮疹,倾向湿润,对称分布,易于复发和慢性化,自觉剧痒。属中医学"浸淫疮"范畴。

诊断要点:①好发于面部、肘窝、胸窝、四肢屈侧及躯干等处;②皮损呈多形性,红斑、丘疹、水疱(不形成大疱)、糜烂、渗出、结痂等,病变处轻度肿胀,边界不清,常呈对称分布;③急性反复发作可转为慢性;④剧痒,慢性病常有急性发作。

六虫解毒汤

【处　方】　全蝎 5 克,蜈蚣 3 条,蕲蛇、赤芍、地龙各 15 克,僵蚕 10 克,蝉蜕 9 克,银花、当归、首乌、地骨皮、野菊花各 24 克。

【制用法】　煎服,1 日 1 剂。药渣再煎液外洗。

【主　治】　湿疹。

【方　源】　经验方。

五倍子洗剂

【处　方】　五倍子、蛇床子各30克,紫草、土槿皮、白鲜皮、石榴皮各15克,黄柏、赤石脂各10克,生甘草6克。

【制用法】　将上药置入纱布袋中,扎紧袋口,放入锅中,加入5000毫升,煎成3000毫升后,取出纱布袋,将药汁倾盆中,趁热熏洗,每日早、晚各1次,轻者连洗1周,重者需1～2个月。

【主　治】　顽固性肛门湿疹。

【方　源】　新中医,1984(9):23

三心导赤散

【处　方】　连翘心、莲子心各6克,栀子心3克,元参、生地黄各4.5克,甘草梢、车前子、车前草各3克,茯苓、白术各10克。

【制用法】　水煎取汁,乳母服⅔,乳子服⅓,1日4～6次,每次10～15毫升。

【主　治】　湿疹发于乳儿者。

【方　源】　中医杂志,1986,27(8):16

五倍子方

【处　方】　五倍子6克。

【制用法】　将五倍子炒黄研细末,撒于患处。

【主　治】　湿疹皮肤起红斑,水疱变为脓疱,痒而兼痛流黄水。

【方　源】　《中国民间小单方》

加味麻黄连翘赤小豆汤

【处　方】　麻黄、杏仁、生姜各9克,连翘15克,桑白皮、大青叶、赤小豆、地肤子各30克,大枣6枚,甘草3克。瘙痒剧烈加徐长卿、白鲜皮;药疹加甘草30克、赤小豆60克。

【制用法】　1日1剂,水煎服。第3煎药液加热洗浴或湿敷。

【主　治】　急性湿疹样皮炎。

【方　源】　国医论坛,1990(3):14

三黄散

【处　方】　黄柏、大黄、黄连各等分。

【制用法】　上药共研细末,装瓶备用。每晚睡前和次日晨用1%高锰酸钾溶液清洗肛门四周,再于患处上药。有渗出者,搽敷干药末;疮面干燥者,以香油调和涂擦。

【主　治】　肛周湿疹。

【方　源】　内蒙古中医药,1983,6(3):13

半边莲饮

【处　方】　半边莲、乌韭、白英各 15 克,金银花 6 克,大枣 7 枚。

【制用法】　上药加水 600 毫升,煎取 200 毫升,以汤代茶,1 个疗程 5～10 剂。

【主　治】　婴儿湿疹。

【方　源】　浙江中医杂志,1988,18(8):351

银翘萆薢汤

【处　方】　萆薢、泽泻、车前子、茯苓、苦参、白鲜皮、防风、地肤子各 5～9 克,薏苡仁、生地黄各 6～20 克,银花、连翘各 6～15 克。

【制用法】　1 日 1 剂,水煎分 2 次服。

【主　治】　湿疹。

【方　源】　浙江中医杂志,1987(7):308

六虫解毒汤

【处　方】　全蝎 5 克,蜈蚣 3 条,蕲蛇、赤芍、地龙各 15 克,僵蚕 10 克,蝉蜕 9 克,银花、当归、首乌、地骨皮、野菊花各 24 克。

【制用法】　1 日 1 剂,水煎分 2 次服,药渣再煎液外洗。

【主　治】　湿疹。

【方　源】　湖北中医杂志,1980(3):20

豆薯子酊涂擦法

【处　方】　豆薯子 100 克,75％乙醇 500 毫升。

【制用法】　将豆薯子炒黄,放 75％乙醇中浸泡 48 小时后备用。治疗前先将药加热至微温,湿敷患处,每天 2 次,每次 20 分钟,共 3 天;第 4 天以后外涂,每天 3 次。

【主　治】　急性湿疹。

【方　源】　中医杂志,1983,24(10):23

升炉散湿敷法

【处　方】　升丹 3 克,苦参、炉甘石各 15 克,枯矾 6 克,冰片 1.5 克。

【制用法】 将上药共研细末。急性或亚急性湿疹,每日先用干或鲜野菊花;车前草适量煎水洗净患处,后敷升炉散(必要时日涂 2～3 次),待疮面干燥时,再以麻油调升炉散外敷;慢性湿疹则以油调升炉散直接外敷,一般连用 10 天。

【主　治】 急性、亚急性、慢性湿疹。

【方　源】 新医药学杂志,1976(5):42

加味青冰散

【处　方】 青黛 25 克,滑石 15 克,冰片 2.5 克,炉甘石 42.5 克,土霉素 2 克。

【制用法】 上药共研细末备用,使用时先用淡盐水洗患处,后扑药粉,早、晚各 1 次。

【主　治】 湿疹。

【方　源】 湖南医药杂志,1978(5):29

紫榆膏

【处　方】 地榆 800 克,紫草 400 克,氧化锌 400 克,凡士林加至 400 克。

【制用法】 将地榆、紫草共研细末,过 80 目筛与氧化锌粉混合均匀。将凡士林加温熔化,待冷凝时边搅边撒入上述混合之粉末,并不断搅匀。于患处直接涂敷,以纱布包扎,每日换药 1～2 次,换药前勿洗,可用液状石蜡或植物油拭净创面既可。

【主　治】 湿疹。

【方　源】 中草药通讯,1979(5):34

湿疹散敷贴法

【处　方】 蛇床子、苦参、滑石粉、丝瓜叶、熟石膏、大青叶各 2 份,枯矾、硫黄各 1 份。

【制用法】 将上药共研细末。凡属急性有水疱渗液者以粉直接敷贴。慢性湿疹无水疱无渗出液用凡士林及其他植物油调敷患处,1 日 2 次。在使用湿疹散前先用苦楝皮、苍耳子、车前草各 30 克,地肤子 15 克,薄荷 9 克,煎汤外洗患处,再用外敷方,效果更佳。

【主　治】 急、慢性湿疹。

【方　源】 赤脚医生杂志,1976(11):27

虫咬皮炎

本病由感受虫毒而发。常由某些昆虫如臭虫、跳蚤、蚊、蜂、蜈蚣、隐翅虫等叮咬所致。其皮疹多见于暴露部位,可为小出血点、丘疹、风团等,常可在皮疹中央见虫咬痕迹,有不同程度的痒或痛感。隐翅虫线状皮炎表现为线状或条状的红肿,上有密集排列的小丘疹、水疱、脓疱,自觉灼热疼痛。

独头大蒜方

【处　方】　独头大蒜 1 枚。

【制用法】　将独头大蒜捣烂敷于被咬伤的部位。

【主　治】　蜈蚣咬伤。

【方　源】　《民间方》

季德胜蛇药片

【处　方】　季德胜蛇药片(每片 0.3 克)6～8 片。

【制用法】　用 10 毫升冷开水,将药片调成糊状涂患处,半小时涂 1 次。

【主　治】　隐翅虫皮炎。

【方　源】　《百病良方》

茶叶单方

【处　方】　茶叶 6 克。

【制用法】　将茶叶泡水洗或搽患处。

【主　治】　各种昆虫咬伤。

【方　源】　《中国民间小单方》

白酒单方

【处　方】　白酒 50 克。

【制用法】　将白酒在杯中加热,外搽患处。

【主　治】　蜂蜇伤。

【方　源】　《中国民间小单方》

黄柏水

【处　方】　黄柏 3～5 克,元明粉 3 克。

【制用法】　上方煎水,待冷后湿敷局部。1 日 4～6 次,每日 1 剂。

【主　治】　睑部隐翅虫皮炎。

【方　源】　安徽中医学院学报,1988,7(2):26

七叶一枝花方

【处　方】　七叶一枝花 2000 克,50％乙醇适量。

【制用法】 将七叶一枝花研粉,用50％乙醇1000毫升浸泡3天取出浸液,再用50％乙醇1000毫升浸药渣3天,取出2次浸液合并、过滤,再加适量50％乙醇制成10％(及20％)七叶一枝花乙醇溶液(pH为7.0)。外搽,1日数次。

【主　治】 毛虫皮炎和蜂蜇。

【方　源】 经验方。

寻 常 疣

寻常疣系由病毒引起的良性赘生物,临床表现为米粒至豌豆大的角质增生性突起,境界清楚,表面粗糙,显示不规则的乳头状增殖。类似中医学所称的"枯筋箭""千日疮""疣目"等。

诊断要点:①米粒至豌豆大的乳头状角质增生,质硬、呈灰褐、黄色或正常皮色,表面干燥粗糙,顶端可分裂呈刺状;②初发多为1个,可因自身接种而多发,好发于手足背、手指、足缘或甲廓等处,亦可见于头、面部,常侵犯儿童及青少年。

治疣灵擦剂

【处　方】 香附、木贼各500克,黄药子、龙葵各250克,红花100克,6％乙醇4000毫升,二甲基亚砜适量。

【制用法】 将前5味药共置一容器内,加入乙醇浸泡1周,过滤取上清液,每100毫升滤液加入二甲基亚砜30毫升。寻常疣及跖疣,第1次用药前先用温水浸泡,待疣组织变软,用刀削去部分疣状增殖物,以不出血为度,然后涂本品,1日2次,2周为1个疗程,4个疗程无效则停止用药。扁平疣可直接将本品涂于皮损上。

【主　治】 寻常疣、扁平疣及跖疣。

【方　源】 中西医结合杂志,1988,9(1):44

大蒜方

【处　方】 生大蒜、唾液各适量。

【制用法】 将生大蒜瓣开蘸唾液涂擦赘瘤,1日2～3次。

【主　治】 寻常疣。

【方　源】 《民间方》

六神丸

【处　方】 六神丸5～10粒。

【制用法】 用温水洗净患部,以75％乙醇局部消毒,用镊子将乳头样小棘拔除或用手术刀将其表面角质层刮破,将六神丸碾碎,撒于患处,胶布固定;不易固定处,用手指压迫片刻,血止即可。

【主　治】　寻常疣。

【方　源】　四川中医,1988,6(3):11

紫硇砂单方

【处　方】　紫硇砂30克。

【制用法】　将纯净无杂质的紫硇砂研极细末,装瓶备用。使用时选1枚最大的疣体,洗净擦干,取硇砂粉0.5克,敷于疣体上,然后用胶布固定,1周为1个疗程。敷后不可与水接触。忌食辛辣燥热之品。治时只需敷1枚较大的疣,其他疣可自行痊愈。

【主　治】　寻常疣。

【方　源】　新中医,1988,20(3):550

治疣验方

【处　方】　蟾蜍1只。

【制用法】　将蟾蜍置开水中煮沸10分钟,去蟾蜍,用煎液洗疣,1日数次。每只蟾蜍煎液可用2～3天。

【主　治】　寻常疣或扁平疣。

【方　源】　经验方。

经霜茄子方

【处　方】　经霜茄子1只。

【制用法】　用刀切去茄子蒂部,切面在火上烘热使其汁流出即擦疣部,以局部发热为宜,1日擦2～3次,连续使用7～10天。

【主　治】　寻常疣。

【方　源】　中医杂志,1986,27(9):39

扁 平 疣

扁平疣亦名青年扁平疣。为常见病毒性赘生物,好发于青年颜面、手背和前臂,呈针头至黄豆大的扁平丘疹。中医学称之谓"扁瘊"。

诊断要点:①针头至黄豆大扁平丘疹,表面光滑,境界清楚,质坚实,呈浅褐、灰褐或正常皮色,播种状或条索分布,可相互融合;②好发于青年人的颜面、手背、前臂等部位;③一般无自觉症状,有时有轻度瘙痒感。

红花单方

【处　方】　红花9克。

【制用法】 用沸水冲泡红花,代茶饮,待颜色变淡时为止,1日1剂,连用10天为1个疗程。4个疗程无效者改用其他方法。

【主　治】 扁平疣。

【方　源】《常见病简易疗法手册》

生猪油单方

【处　方】 生猪油适量。

【制用法】 用小块生猪油涂扁平疣表面,1天3～4次。

【主　治】 扁平疣。

【方　源】《民间方》

除疣汤

【处　方】 薏苡仁、大青叶、板蓝根、牡蛎粉各30克,败酱草、夏枯草各15克,赤芍10克。

【制用法】 1剂药煎成300毫升,早、晚分服,药渣再煎成1000毫升洗局部15～20分钟,7天为1个疗程。

【主　治】 扁平疣。

【方　源】 中医杂志,1983,24(10):33

香附方

【处　方】 生香附20粒(约10克),鸡蛋1个。

【制用法】 将生香附去毛须、洗净、晒干、碾碎,加鸡蛋中煎炒(加少许植物油或盐),每2～4日服1次,5～8次为1个疗程。

【主　治】 扁平疣。

【方　源】 经验方。

祛疣擦剂

【处　方】 板蓝根、马齿苋、紫草、木贼草各60克,苦参、地肤子、蛇床子、苍术、薏苡仁、蜂房各15克,白芷、北细辛各10克。

【制用法】 诸药用纱布包好,加水2500～3000毫升,水煎至300～400毫升备用。用时需加温,用药或纱布在病变部位用力涂擦20～30分钟,使局部感灼热及微痛为度,1日2～3次,每1剂溶液用3～5天。

【主　治】 扁平疣。

【方　源】 陕西中医,1989,10(7):301

四仁汤

【处　方】　薏苡仁、冬瓜仁各 80 克,桃仁、杏仁各 10 克,小儿酌减。

【制用法】　1 日煎服 1 剂。药渣煎水 1000 毫升,用以擦洗患处 10～15 分钟,以皮损发热为度。7 天为 1 个疗程。共治疗 4 个疗程。

【主　治】　扁平疣。

【方　源】　湖北中医杂志,1985(4):5

紫色疽疮膏

【处　方】　轻粉 9 克,红粉 9 克,琥珀粉 9 克,乳香粉 9 克,血竭 9 克,冰片 0.9 克,蜂蜡 30 克,香油 120 克,珍珠粉 0.9 克。

【制用法】　锅内盛油在火上,开后离火,将前 5 种药粉入油内溶匀,再入蜂蜡,使其完全熔化,将冷却时兑入冰片、珍珠面搅匀成膏,贴敷患处。

【主　治】　扁平疣、鼠疮(淋巴结核)、臁疮、顽疮等。

【禁　忌】　急性炎症性皮损,新鲜肉芽勿用。此药膏有一定毒性,若大面积使用时,应注意汞剂的吸收中毒,对汞剂过敏者禁用。

【方　源】　经验方。

桃仁红花饮

【处　方】　板蓝根、大青叶、牡蛎各 31 克,紫草、郁金、桃仁、红花各 9 克,薏苡仁、桑白皮各 12 克。

【制用法】　共煎 4 次,取汁混合约得 1000 毫升,1 日服 2 次,每次 300 毫升;其余 400 毫升用作擦洗患处及湿敷。擦洗患处的次数不限;湿敷于睡前进行,取相当于病损大小的纱布 4～6 层浸透药汁敷 2 小时。1 日用药 1 剂。

【主　治】　扁平疣。

【方　源】　中西医结合杂志,1986,6(1):696

消疣汤

【处　方】　薏苡仁、白茅根各 30 克,板蓝根 20 克,槐花 18 克,柴胡、蜂房、菊花各 12 克,桃仁 15 克,红花 9 克。

【制用法】　1 日 1 剂。水煎服 3 次,药渣加水再煎,取汁洗患处,1 日 3 次,每次 10 分钟。

【主　治】　扁平疣。

【方　源】　四川中医,1988(8):35

白芷细辛饮

【处　方】　白芷 9～30 克,细辛 3 克,苦参、苍术、夏枯草、蛇床子各 9～12 克,露蜂房 3～6 克。

【制用法】　水煎服或同时用药液湿敷,1 日 1 剂,分 2 次温服。

【主　治】　扁平疣。

【方　源】　四川中医,1988(8):39

传染性软疣

传染性软疣是一种病毒性传染性皮肤病,以儿童及青年人多见。由传染性软疣病毒所致,直接接触传染,也可自体接种。临床以内含软疣小体的半球形小丘疹为皮损特征。属中医学的"鼠乳"范畴。

诊断要点:①初起为米粒大的半球形丘疹,渐增至豌豆大小,表面有蜡样光泽,中心凹陷,如脐窝,呈正常皮色或灰白色,早期质硬,后渐变软,挑破后可挤出白色奶酪样物质;②数目不定,集簇或散发,不相融合,可发全身任何部位;③轻度瘙痒,病程缓慢,可持续数月或数年,愈后不留瘢痕。

鸦胆子液

【处　方】　鸦胆子 40 克。

【制用法】　将上药连壳打碎装入烧瓶中,加水 80 毫升后,置酒精灯上煮沸。5～10 分钟后去渣取汁约 40 毫升,即成 100% 鸦胆子煎液。以棉签蘸药液点涂疣体上,1 日 2 次。

【主　治】　传染性软疣。

【方　源】　《祖传秘方大全》

疣洗方

【处　方】　马齿苋 30 克,苍术、蜂房、白芷各 10 克,苦参、陈皮各 15 克,蛇床子 12 克,细辛 6 克。

【制用法】　上药加水煎取 300 毫升,趁热反复温洗患处,擦至皮肤略呈淡红色为度,每日加温洗 3～5 次,每次洗 15 分钟,每煎可洗 2 天。

【主　治】　传染性软疣,疣数目较多者。

【方　源】　经验方。

洗疣汤

【处　方】　板蓝根 40 克,紫草、香附各 15 克,桃仁 9 克。

【制用法】 上药加水 1000 毫升,煎汁外洗,1 日 3 次,每剂可洗 1～3 天。

【主 治】 扁平疣、传染性软疣。

【方 源】 临床皮肤科杂志,1981(2):85

加味调胃承气汤

【处 方】 大黄 9～15 克,芒硝 6～10 克,板蓝根 9～15 克,地肤子 9～12 克,生甘草 6 克。

【制用法】 水煎服,1 日 1 剂。

【主 治】 播散性传染性软疣有阳明实热证者。

【方 源】 上海中医药杂志,1986(7):135

斑蝥膏

【处 方】 斑蝥 12.5 克,雄黄 2 克,蜂蜜半食匙。

【制用法】 将前 2 味药研成细末,再加蜂蜜混合调匀成膏,装瓶内备用。同时,先将疣上涂碘酒消毒,依疣样大小,挑取适量斑蝥膏,用拇示指捏成扁圆形,放于疣面上,再用胶布固定。局部可略有红肿痛或起小疱。

【主 治】 传染性软疣。

【方 源】 经验方。

红骨姜萸液

【处 方】 红花 30 克,骨碎补 40 克,干姜 30 克,吴茱萸 15 克,樟脑 10 克,生半夏 30 克,75％乙醇 1000 毫升。

【制用法】 将上药放入 75％乙醇内浸泡 1 周,滤渣即可。用药液涂搽疣体,1 日多次。涂搽后疣体发红,逐渐消退,如较大未脱落者,可用镊子拔除。

【主 治】 传染性软疣。

【方 源】 云南中医杂志,1988,9(3):22

枫胆液

【处 方】 大枫子 25 克,鸦胆子 40 克,川椒 40 克,乌梅、薏苡仁、香附、槟榔、大黄、紫草、丹参、苍术各 50 克。

【制用法】 先将大枫子、鸦胆子去壳,然后将所有药物置容器内,加白酒使之越过药物平面 10 厘米,密封浸泡 40 天,即可过滤备用。每日搽患处 4～6 次。

【主 治】 传染性软疣。

【方 源】 中华皮肤科杂志,1987,20(4):196

抗疣Ⅰ号散

【处　方】　五倍子、冰片、川椒、大青叶各等量。

【制用法】　将上药共为细面，用热毛巾将软疣逐个擦洗，使之潮红，用醋调研好的药面成糊状，逐个涂在软疣上，1日1～2次，7天为1个疗程。抗疣1号不仅可用于传染性软疣，而且对其他疣类也有良效。

【主　治】　传染性软疣。

【方　源】　甘肃中医，1993(6)：28

毛 囊 炎

毛囊炎是毛囊部发生的急性、亚急性的慢性化脓性或非化脓性炎症。化脓性者主要是由葡萄球菌侵入毛囊而致，非化脓性的多与职业或某些治疗因素有关。依其发病部位的不同，中医学中有多种名称，如"发际疮""肉龟""羊须疮""板疮"等。

诊断要点：①好发于头部、胸背、四肢和臀部；②初起患处骤然发生红色粟疹，中有毛发穿过，形若粟粒黍豆，散在或攒集，周边红晕，时有痒痛，数月后疮顶可见白色脓头，疼痛加剧，疮周皮肤焮红或脂水渗流；③一般无全身症状，病程可长可短，且愈后可复发。

解毒洗、擦剂

【处　方】　洗剂：黄柏、苦参各30克，艾叶、川椒、薄荷各20克，白矾10克。擦剂：大黄、五倍子各50克，白芷、雄黄各30克，黄丹10克，冰片3克。

【制用法】　洗剂1日1剂，加水浓煎，趁热外洗患部，1日2～3次。洗后保留药液，下次加热再用。擦剂各药分别研末，过100目筛，加入蓖麻油调成糊状。治疗时先剪去患处头发，用洗剂清洗后，刺破脓点，除去痂皮，取擦剂涂擦患处1日2～3次。治疗期间忌辛辣、鱼腥等刺激品。

【主　治】　毛囊炎。

【方　源】　黑龙江中医药，1990(2)：42

冰椒油

【处　方】　冰片、红辣椒、芝麻油、生白矾、黄蜡各适量。

【制用法】　剪去辣椒柄蒂，除净籽瓤，椒尖向下，纳入等量冰片、白矾、黄蜡粗粉，余1/5～1/3空隙，灌入适量麻油，镊夹辣椒中部，点燃辣椒尖部，徐徐滴油于小酒杯或空正金油盒内(其他干净小容器亦可)，立即使用或冷凝密封备用。用时用净毛笔或其他用具蘸热油(若是备用药，加热至熔化为度)涂点疖肿，1日1～2次，辣椒辣,药油热,则效较佳。

【主　治】　疖生于脑后发际毛囊之发际疮(属"毛囊炎"范畴)。

【方　源】　新中医,1984(6):27

毛囊炎验方

【处　方】　金银花 30 克,连翘 20 克,蚤休 15 克,栀子 10 克,丹参 12 克,皂刺、葛根、防风各 9 克,生甘草 6 克。

【制用法】　水煎服,1 日 1 剂。

【主　治】　多发性毛囊炎。

【方　源】　中医通报,1988,13(5):36

加减托里消毒散

【处　方】　金银花,苦地丁,蒲公英,皂角刺,穿山甲,红花,丹参,党参,黄芪,白术,当归,熟地黄。

【制用法】　1 日 1 剂,水煎内服。第 1～2 周重用清热解毒药,第 3～4 周重用活血化瘀药,第 4 周以后重用补益气血药。

【主　治】　脓肿性穿掘性头部毛囊周围炎(中医学"蝼蛄疖")。

【方　源】　广西中医药,1986,9(4):22

四黄散

【处　方】　大黄末 15 克,黄柏末 15 克,雄黄末 15 克,硫黄末 15 克。

【制用法】　将上药共为细末。麻油调搽。

【主　治】　毛囊炎,疖肿,脓疱疮。

【方　源】　经验方。

败酱草膏

【处　方】　鲜败酱草 5000 克。

【制用法】　将净水 40000 毫升煮败酱草,煎至 3 小时后滤,再煎浓缩成膏。加蜜适量,贮存备用。每次用 6 克,外涂,1 日 2 次。

【主　治】　毛囊炎、痔等化脓性皮肤病。

【方　源】　经验方。

收湿解毒汤

【处　方】　黄柏、苦参各 30 克,蒲公英 90 克。

【制用法】　先将头部毛发剃净,将前药加水 2500 毫升,煎 40 分钟不过滤,待药液降温至 40℃ 左右时,取干净白毛巾一条,浸药液湿敷患处,稍干或凉则重浸药液;每日湿敷 4～6 次,每次半小时,复用前液时再加温,每日更换 1 剂。湿敷后注意头部保温,预防感冒。

【主　治】　毛囊炎。

【方　源】　辽宁中医杂志,1990,14(10):36

黄 褐 斑

黄褐斑俗称"肝斑""妊娠斑"。多发生在面部,呈对称性淡褐色至深褐色斑,大小不定,形状不规则,境界明显。与中医学文献记载的"面尘""黧黑斑""黧黑肝黯"相类似。

加味三豆饮

【处　方】　生绿豆、黑稽豆、赤小豆、银花、甘草、生地黄、赤芍、丹参各适量。

【制用法】　以上药制成浓缩液,以 500 毫升瓶装,1 日 3 次,每次 2 匙,可服 1 周。或以上处方自行煮服,1 日 1 剂,每煎 2 次分服。

【主　治】　黄褐斑。

【方　源】　上海中医药杂志,1988(1):28

清肝丸

【处　方】　柴胡 100 克,当归 100 克,白芍 120 克,山栀 100 克,凌霄花 100 克,益母草 100 克,香附 100 克,白芷 60 克。

【制用法】　上药共研细末,炼蜜为丸,每丸重 10 克,每次 1 丸,每日 3 次。

【主　治】　黄褐斑。

【方　源】　中医杂志,1986,27(3):38

肥皂方

【处　方】　皂角 10 克,甘松 10 克,白芷 10 克,密佗僧 5 克,白附子 5 克,冰片 5 克,楮实子 15 克,绿豆粉 15 克。

【制用法】　上药共为细末,加肥皂 500 克和匀备用,外涂患处。

【主　治】　雀斑,白癜风,酒刺。

【方　源】　《外科正宗》

五白消斑膏

【处　方】　白及、白附子、白芷各 6 克,白蔹、白丁香各 4.5 克,密佗僧 3 克。

【制用法】　上药共研细末,每次用少许药末放入鸡蛋清调成稀膏,晚睡前先用温水浴面,然后将此膏涂于斑处,晨起洗净。

【主　治】　面部色斑。

【方　源】　《祖传秘方大全》

祛斑美容汤

【处　方】　生地黄 24 克,当归 10 克,赤芍 10 克,桃仁 10 克,红花 10 克,川芎 6 克,山萸肉 12 克,牡丹皮 9 克,云苓 9 克,泽泻 9 克,山药 12 克,紫草 15 克,柴胡 10 克。

【制用法】　以上药为 1 料,焙干研面,开水稍煮即可饮用。每次 9 克,1 日 3 次。

【主　治】　面黚。

【方　源】　中医药信息,1988(4):40

退斑汤

【处　方】　生地黄、熟地黄、当归各 12 克,柴胡、香附、茯苓、川芎、白僵蚕、白术、白芷各 9 克,白鲜皮 15 克,白附子、甘草各 6 克。月经不调者加益母草 15 克。

【制用法】　水煎服,1 日 1 剂。或为水丸,每次 6 克,1 日 3 次。

【主　治】　黄褐斑。

【方　源】　山东中医杂志,1988,7(6):29

刘氏消斑方

【处　方】　柴胡 6 克,当归 9 克,赤芍 9 克,白芍 9 克,生地黄 15 克,木香 6 克,枳壳 9 克,丹参 9 克,川芎 9 克,益母草 15 克,泽兰 9 克,牛膝 15 克,炙甘草 6 克。兼见蕴湿者加瞿麦、泽泻、木通;若体虚气滞瘀热者加卷柏;若属风邪客于肌肤,加用荆芥穗、羌活、白芷、藁本等。

【制用法】　水煎服,1 日 1 剂,分 2 次服。

【主　治】　面部黄褐斑。

【方　源】　经验方。

紫草洗方

【处　方】　紫草 30 克,茜草 10 克,白芷 5 克,赤芍 15 克,苏木 15 克,南红花 15 克,厚朴 15 克,丝瓜络 15 克,木通 15 克。

【制用法】　加水 2000～2500 毫升,煮沸 15～20 分钟。渟洗湿敷。

【主　治】　肝斑(黧黑黚黯),中毒性黑皮病及面部继发性色素沉着。

【方　源】　经验方。

疥　疮

疥疮是一种由疥虫引起的慢性接触性传染性皮肤病,多发于皮肤细嫩、皱褶处,奇痒难忍,传染性极强,蔓延迅速,常为集体流行。根据其发病特点,中医学中又有"虫疥""脓疥""湿疥""脓窝疥"等名。

诊断要点:①好发于指缝、腕屈面、腋窝前缘、肘部屈侧、股内侧、女子乳房下、小腹、男子生殖器等处,幼儿也可见于颜面及头部;②病损为红色丘疹,水疱,并可看到条状黑线,痛久全身抓痕遍布,黑斑点点,甚至引起脓疮;③奇痒难忍,遇热及夜间更甚,妨碍睡眠。

青蒿洗剂

【处　方】　青蒿 30 克,苦参 30 克,白矾 20 克。

【制用法】　上方煎取一二汁,用 2 汁洗擦身体后,再用药棉蘸头汁擦疥疮局部,每日 3～4 次。

【主　治】　疥疮。

【方　源】　浙江中医杂志,1988,23(2):88

复方苦参洗剂

【处　方】　苦参、蛇床子、百部、千里光各 30 克。

【制用法】　上方加水约 2000 毫升,煎汤去渣,趁热先熏后洗,1 日 1 剂,早、晚各 1 次,每次约 30 分钟。

【主　治】　疥疮结节。

【方　源】　浙江中医杂志,1988,23(10):170

一擦光

【处　方】　蛇床子 30 克,苦参 30 克,芜荑 30 克,枯矾 36 克,硫黄 9 克,轻粉 6 克,樟脑 6 克,大风子肉 15 克,川椒 15 克,雄黄 15 克。

【制用法】　上药共为细末,生猪油调搽,1 日 1 次。

【主　治】　疥疮。

【方　源】　《祖传秘方大全》

二味板毒散

【处　方】　明雄黄、白矾各等分。

【制用法】　上药均研末备用。用清水调化药末,蘸搽患处。

【主　治】　疥疮、湿疹诸疮、红肿痒痛等。

【方　源】《精选八百外用验方》

止痒洗剂

【处　方】　荆芥、防风、苦参、蝉蜕、蛇床子、白鲜皮、苍术、金银花、当归、川椒、黄芩、黄芪各 30 克。

【制用法】　上方水煎外洗，1 日 1 剂，每次 10 分钟。

【主　治】　疥疮、脚气、脓疱病、银屑病。

【方　源】　江苏中医，1988，9(4)：33

苦参汤Ⅰ号

【处　方】　苦参 60 克，蛇床子、白芷、银花、野菊花、黄柏、地肤子、大麻子各 30 克。

【制用法】　上药入河水煎汤去渣，临洗时入猪胆汁 4～5 枚，1 日洗 2～3 次。

【主　治】　各种疥疮，癣癫，湿疹及杨梅疮。

【方　源】《中医外科学》

疥疮散

【处　方】　东丹 15 克，铁屑 15 克，明矾 1.5 克，花椒 15 克，硫黄 15 克，六一散 15 克。

【制用法】　上药共研细末，过筛。用葱白捣烂如泥涂在碗内，用文火烤热熏手掌，再用麻油擦在掌中蘸药粉趁热搽患处。

【主　治】　疥疮瘙痒。

【方　源】《张赞臣临床经验选编》

蟾蜍瘦肉汤

【处　方】　蟾蜍 2 只，瘦肉 50～100 克，旧陈皮 3 克。

【制用法】　先用米泔水养蟾蜍 2 天，剔去皮、头、爪、脏，再用清水浸 2 小时，与后 2 味煲粥趁热服食。

【主　治】　疥疮。

【方　源】《奇难杂证新编》

脓疱疮

脓疱疮俗称"黄水疮"，是一种常见的化脓性皮肤病，主要由葡萄球菌引起或与链球菌混合感染而发病。本病多发生于夏季，且常发生于体质较差、抵抗力较低或患有痱子、湿疹、荨麻疹等瘙痒性皮肤病的小儿。本病传播方式是接触传染，主要途径:在儿童是玩具和污染的手指;在成人是理发室、浴室和患病的子女。婴儿枕部的脓疱疮,常通过接触传染给母亲或保育员的前臂。

消炎散涂擦法

【处　方】　大黄20克,甘草20克,炉甘石粉10克,青黛10克,氧化锌10克,冰片2克,煅龙骨20克,磺胺嘧啶片20片。

【制用法】　先取大黄、甘草置锅中焙黄后研成细末,用乳钵将磺胺嘧啶(0.5克/片)及青黛、氧化锌、冰片、龙骨研为粉,然后加入炉甘石粉后,充分混匀,过80目筛。经高压消毒灭菌、贮瓶密封备用。患处用1∶5000高锰酸钾溶液洗净,清疮排脓后,取药加2%甲紫适量调成糊状,外搽,1日3次,治愈为止。

【主　治】　黄水疮。

【方　源】　中西医结合杂志,1984,4(2):116

雄矾散

【处　方】　雄黄1份,枯矾2份,生明矾3份。

【制用法】　将上药共研细末,同时以此药粉涂擦皮损处约1毫米厚,略加按压,以不掉为度,不必包扎。

【主　治】　黄水疮。

【方　源】　贵阳中医学院学报,1988,11(2):7

黄银液

【处　方】　大黄10克,黄芩10克,黄连10克,银花10克,连翘10克,苦参10克,艾叶10克,蛇床子15克,马齿苋20克。

【制用法】　将上药水煎,待温后轻擦洗患处,1日1剂,1日2次,疗程2～7天。

【主　治】　黄水疮。

【方　源】　江苏中医,1987,8(6):2

体癣与股癣

体癣是指发生于平滑皮肤上的浅部真菌病。中医学称"铜钱癣""圆癣"。股癣是发生于股内侧、肛门附近的浅部真菌痛,属体癣范畴。中医学称"阴癣"。

诊断要点:①体癣:光滑皮肤上以丘疹、丘疱疹、水疱、鳞屑组成的圆形或同心圆病损,中央自愈,向外周扩展,直接镜检及霉菌培养阳性;②股癣:腹股沟、臀部及阴股部皮肤可见半环形红斑,边缘为丘疱疹构成堤状,轻度增厚脱屑,病损中央部分可有轻度湿疹样改变,直接镜检及霉菌培养阳性。

股癣煎

【处　　方】　土槿皮 40 克,大风子、黄精、土茯苓、川楝子、白头翁各 30 克,龙胆草、荆芥、防风各 20 克,生大黄、白鲜皮各 15 克,红花 6 克。

【制用法】　将上药加陈醋 1000 克,白酒 50 克,浸泡 3 小时后,再加清水 1000 克置火上煮沸 15 分钟,离火去渣,药液待温后外洗皮损处,1 日 2 次,药渣翌日加水煮后再用,1 剂药用 2 天,1 周为 1 个疗程。

【主　　治】　体癣或股癣。

【方　　源】　湖北中医杂志,1993(1):40

川乌糊

【处　　方】　生川乌 100 克,老醋适量。

【制用法】　先将生川乌研为极细粉末,再过筛重研 1 次,然后加入老醋调成极稀糊状,装入消毒的有色玻璃瓶内,密封备用。第 1 次上药前,先将患部用温开水洗干净,再用刮匙在患部使劲搔刮数次,然后把药涂于患部。第 2 次上药前,勿在患部搔刮即可涂药。此后,可按照第 2 次上药方法,每天涂药 3 次,直至痊愈为度。凡体癣、手癣、足癣、神经性皮炎,历时经年以上,屡治不愈,局部奇痒,皮肤干燥坚厚,无红、肿、热、痛、糜烂、渗液等继发感染者,均可使用本药。生川乌有大毒,使用时需注意,非上述顽癣则禁止外用,以免滥用而引起中毒。用药期间,忌食酒、油炸、辛辣等刺激性食物。

【主　　治】　体癣。

【方　　源】　中国农村医学,1990(4):41

川槿苦参液

【处　　方】　川槿皮 9 克,苦参 9 克,斑蝥 7 个,生大黄 6 克,生大白 9 克,红花 6 克,轻粉 3 克,樟脑块 3 克。

【制用法】　将前 6 味药碾成粗末,纳入瓶中,同时把轻粉和樟脑块兑入,再加 75％的乙醇 200～250 毫升,乙醇的用量以浸没药渣再稍高出 2～3 厘米为度,浸泡 7～10 天滤出药渣,药液即可应用。其余药渣还可用 75％乙醇依法浸泡 1 周,滤出药液,贮瓶密封备用。应用时用消毒棉球或新毛笔浸蘸药液,直接搽抹患处,1 日 6～7 次。

【主　　治】　体癣或股癣。

【方　　源】　河南中医,1982(2):12

土槿百部液

【处　　方】　土槿皮 20 克,百部 15 克,蛇床子 18 克,地肤子 18 克,川椒 10 克,苦参 18 克,狼毒 20 克,海桐皮 10 克,白矾 20 克。

【制用法】 将以上中草药置于一搪瓷盆内,加凉水半盆(约 3000 毫升),先用大火煮沸,然后用文火再煮 20 分钟。煮好后,从火上端下,每剂药中加入老陈醋 30~50 克,搅拌匀后,浸泡 6 小时即可使用。每日洗敷 2 次,每次 10 分钟。在治疗期间,要暂时忌饮各类酒或忌食各种辛辣食物。

【主 治】 体癣或股癣。

【方 源】 中原医刊,1989,16(2):28

陈醋液

【处 方】 陈醋。

【制用法】 将患处用温开水洗净(切忌用生冷水洗),然后用消毒棉球蘸山西陈醋搽患处,每日早晚各搽 1 次。只限用太原酿造厂生产的陈醋,先抓后洗,疏松汗腺,使药力直达病所深部,以加速药效;搽药期间忌食刺激、油腻食物。

【主 治】 体癣。

【方 源】 中医杂志,1983,24(1):47

硫黄樟脑糊

【处 方】 硫黄 5 克,樟脑 2 克,大风子、生杏仁 6 克,轻粉 2 克,猪油适量。

【制用法】 将硫黄、樟脑、轻粉共研细末后和入大风子、生杏仁、猪油,共捣糊状,外涂敷患处,1 日 2 次,连用 5 天。

【主 治】 股癣瘙痒脱屑者。

【方 源】 《中药贴敷疗法》

手 足 癣

手足癣是很常见的霉菌病。手癣俗称"鹅掌风",足癣俗称"脚气""脚湿气"。手癣、足癣往往因相互感染而发病,也可以单独发病。除自身感染外,手癣可以在人与人之间直接接触而传染,但很多人的手癣及足癣是通过污染的洗足盆、洗手盆、浴巾、公用拖鞋、公共洗手(足)池等器物用具而间接传染的。除了致病菌的直接或间接传染外,这些霉菌病的发生还和个人的抵抗力有关。此外,手足多汗、湿热气候、鞋不透气等因素也有影响。

苦参白鲜方

【处 方】 苦参 30 克,白鲜皮 30 克,荆芥 20 克,防风 20 克,龙胆草 30 克,鹅爪 3 个,食醋 50 毫升。

【制用法】 水煎熏洗患处,1 日 1 次,每次 30 分钟。或水煎煮滤液待温,倒入塑料袋中,然后将手或足放入塑料袋内,扎住,浸泡1~2小时,每晚1次。

【主　治】　手足癣。

【方　源】　云南中医杂志,1993,14(4):32

地骨枯矾液

【处　方】　地骨皮20克,枯矾(研细)15克,大风子15克,蛇床子20克,防风15克,苦参20克,当归20克,米醋500毫升。

【制用法】　上药浸泡于米醋内24小时,滤药取液即成。用时将药液温热后泡洗患处,每次半小时,早、中、晚各1次,连续使用,每料药液可用2天。

【主　治】　手足癣。

【方　源】　河南中医,1989(4):15

黄精首乌醋

【处　方】　生黄精、生何首乌各50克,陈醋300克。

【制用法】　将前2味药轧碎,加入陈醋连同容器置入60~80℃热水中,加温6~8小时后取出。每日先用淡盐水洗脚,早、中、晚各用棉球蘸药醋涂搽患处1次。15日为1个疗程。糜烂型伴继发感染者,加服自拟苦参三妙汤(苦参15克,牛膝10克,黄柏、苍术各6克)。

【主　治】　手足癣。

【方　源】　中医杂志,1984,25(9):29

苦参白鲜皮汤

【处　方】　苦参18克,白鲜皮15克,藿香10克,苍术10克,木香6克,白矾6克,芫花6克。

【制用法】　上述1剂中药加水1500毫升,浸泡30~45分钟,用武火煮沸30分钟,倒入盆内或在药锅内先熏蒸患处,等温度适宜时将患足浸泡在药液中洗。每次约30分钟,第2次熏洗时不需加水煮沸,加温45℃左右即可,每日早、晚各1次,每剂中药熏洗4天,8天为1个疗程。

【主　治】　手足癣。

【方　源】　甘肃中医,1992(2):18

复方土大黄醋

【处　方】　土大黄、黄精、蛇床子、苦参各500克,食醋3000毫升。

【制用法】　上药加入醋中密闭浸7天即成,备用。同时每日将患部浸入药液中半小时至1小时,连续7天为1个疗程,一般1~3个疗程即可痊愈。甲癣患者可适当延长治疗时间。一般使用2个疗程后,需按上法配制新药继续治疗;对糜烂型或感染期手足癣,须待糜烂和感染治好后,方宜用本方治疗;治疗期间不宜用肥皂或碱性溶液擦洗。

【主　治】　手足癣。

【方　源】　江西中医药,1989(1):22

儿茶齿苋汤

【处　方】　孩儿茶、鲜马齿苋各35克,土茯苓30克,石榴皮20克,蛇床子30克,黄柏20克,枯矾15克。

【制用法】　将上诸药加水2000毫升,煮沸15分钟,取滤液趁温热浸泡患足,1日3次,每次20分钟。浸泡后擦干,用无菌纱布包敷,5剂为1个疗程。

【主　治】　手足癣。

【方　源】　辽宁中医杂志,1991,18(11):25

足癣灵

【处　方】　①清洗剂:苦参、蛇床子、生大黄、朴硝、明矾各30克(共煎药汁2000毫升备用)。②外敷剂:冰片、黄柏、蝉蜕、生大黄、苦参、枯矾各15克(研细,用凡士林或香脂制成膏)。

【制用法】　先用清洗剂加温水洗患处,揩干,再涂上足癣灵膏,1日1剂,直至创面干燥结痂后停药。

【主　治】　手足癣。

【方　源】　四川中医,1990(3):44

润皲膏

【处　方】　生地黄15克,川乌15克,草乌15克,当归15克,轻粉10克,冰片3克,铅丹15克,黄蜡30克,香油250克。

【制用法】　上药共为膏,每晚睡前,先用食醋250毫升加少量水,煎热浸泡患手15分钟,然后擦干再涂药膏,用塑料袋套扎患手,次日早晨擦去药膏。每日1次。制法:香油煎微滚,放入生地、川乌、草乌、当归,炸成炭状。捞出,然后放入黄蜡30克再煎,以无黄沫为度,起锅离火,将药末轻粉、冰片、铅丹渐渐投入,调成膏状即成。

【主　治】　手足癣。

【方　源】　河北中医,1991,2(13):34

木耳散

【处　方】　取黑木耳(焙干,去杂质,研为极细末),白糖等量混匀后加温开水调成膏或糊状外用。

【制用法】 用前先将患脚用 1∶5000 高锰酸钾水溶液浸洗 3～5 分钟后,将水擦干,把调好的药膏均匀地摊敷在感染患处,并用纱布覆盖,每日或隔日换药 1 次,换 3 次药为 1 个疗程。一般 2 个疗程可愈。在换药 1～2 次后大多数患者因药物的收敛吸水作用,患处皮肤干燥皲裂者,可改用糊状制剂效果更好。如有发热(体温在 38.5℃以上),白细胞总数增高者,可加抗生素治疗。

【主 治】 手足癣。

【方 源】 甘肃中医,1992,3:17

冰片龙骨散

【处 方】 冰片,龙骨,石膏,红粉,轻粉,白蜡,黄丹,炉甘石。

【制用法】 将上述药撒布患处,渗出少者以伤湿止痛膏护之,1～2 日撒布 1次。渗液与药粉成干痂者,用金银花、连翘、苦参、蛇床子各 15 克煎水洗净后再上药粉。

【主 治】 手足癣。

【方 源】 中西医结合杂志,1990,5(10)309

乌梅煎剂

【处 方】 乌梅 100 克,苦参 20 克,吴茱萸(另)15 克,黄柏 20 克,苍术 20 克,苦楝皮 20 克,乌头(另)10 克,白及(另)20 克,丁香(另)15 克,冰片(另)10 克,75％乙醇 200 毫升。

【制用法】 先以冷水(以煎成药液 500 毫升为度)煎乌头、白及至沸,30 分钟后将乌梅等放入,文火煎至药色深浓,约 60 分钟放入丁香、吴茱萸,并加盖,闻到香味即可离火,加入 70％乙醇,待凉滤入经消毒的容器内,溶以冰片,摇匀,密闭备用。用药前先以温水洗脚,擦干,用小刷之类蘸取药液深搽患处,1 日 1～3 次。

【主 治】 手足癣。

【方 源】 河南中医,1986(3):32

手足癣膏

【处 方】 红霉素软膏 50 克,APC 粉 15 克,雄黄粉、硫黄粉、黄连粉各 10 克,滑石粉、血竭粉、珍珠粉各 6 克,黄精粉 15 克。

【制用法】 将上药调匀后装入常规消毒后的瓷瓶内备用。用时先用温水清洗患处,然后涂上药膏,用手互相摩擦,以自觉手足发热、疮面看不见油迹为度。1 日1 次,1 个月 1 个疗程。治疗期间,忌用冷水洗患处,忌食鱼虾、辛辣等。

【主 治】 手足癣。

【方　源】　河北中医,1989,6(11):38

地黄蛇枫膏

【处　方】　大生地黄 24 克,生大黄 18 克,蛇床子、大风子肉、百部、豨莶草、海桐皮各 715 克,木鳖子(切片)、老紫草、白杏仁、牡丹皮、当归各 12 克,花椒、生甘草各 6 克。

【制用法】　将上药浸入 1000 毫升芝麻油内 2 昼夜,然后用炭火煎至药色微黄为止,用细筛沥渣,再用蜂蜡(切片)270 克放在杯内,即将细筛沥下芝麻油趁热倒入杯内,捣匀成膏。每日睡前用温水将患处洗净,擦干后将药膏涂于患处,搽匀,局部用纱布覆盖。

【主　治】　手足癣。

【方　源】　中医杂志,1983,24(5):11

枫鳖液

【处　方】　大风子、木鳖子、皂角子各 20 个,白鲜皮、苦参各 30 克,皂矾、雄黄、荆芥、防风各 15 克,醋 2500 克。

【制用法】　将上述诸药用醋浸泡 24 小时后,将患病的手或足投入浸泡好的药液中,每次浸泡 30 分钟,1 日 2 次,1 个月为 1 个疗程。

【主　治】　手足癣。

【方　源】　陕西中医,1985,9(6):419

白 癜 风

白癜风是一种后天性的局限性皮肤色素脱失病。中医学称"白癜"或"白驳风"。诊断要点:①病损为大小不等的局限性脱色斑,边缘清楚,周边与健康皮肤交界处皮色较深,新发生损害周围常有暂时性炎性晕轮,数目或单发或多发,可互相融合成大片,患处毛发可变白,无任何自觉症状,日晒后损害部有灼痒感;②各年龄均可发病,但青年多见,经过缓慢,可长期无变化,亦可呈间歇性发展;③全身各部均可发生,可散在,亦可仅局限于一处。可对称,亦可单侧发生,有时可呈节段性或带状分布;④可并发甲状腺疾病、贫血、糖尿病、异位性皮炎及斑秃等。

苏木着色汤

【处　方】　苏木 10 克,白蒺藜 15 克,首乌 20 克,茺蔚子 10 克,蝉蜕 10 克,赤芍 10 克,大枣 6 枚。

【制用法】　水煎服,1 日 1 剂,早晚分服,10 剂间隔 2～3 日。

【主　治】　白癜风。

【方　源】　北京中医,1987(3):26

去白散

【处　方】　枯矾 30 克,密陀僧 60 克,硫黄 30 克,轻粉 5 克。

【制用法】　上药共研末,调入地塞米松霜即成,外敷患处,1 日 3～5 次。药后局部可现潮红或粟粒样丘疹,20 天后肤色转黑转正常。

【主　治】　白癜风。

【禁　忌】　本方有毒,不能沾唇入眼。

【方　源】　上海中医药杂志,1987(9):24

消斑酊

【处　方】　乌梅 60 克,补骨脂 30 克,毛姜 10 克。

【制用法】　取上药 1 份,80％～85％乙醇 3 份,浸泡 2 周,过滤去渣,备用。用时以棉花或纱布,蘸药液均匀地涂擦于患处;直到局部皮肤发热为止,每日次数不限。

【主　治】　白癜风。

【方　源】　辽宁中药杂志,1983,7(6):35

祛白糖浆

【处　方】　白蒺藜、生地黄、丹参、钩藤各 15 克,牡丹皮、当归、鸡血藤、夜交藤各 10 克。

【制用法】　上药浓煎取汁,加糖适量,1 日 2 次,每次 15 毫升。

【主　治】　白癜风。

【方　源】　湖北中医杂志,1983(1):12

玄和汤

【处　方】　紫草、牡丹皮、刘寄奴、威灵仙各 25 克,草河车、丹参、浮萍各 50 克,川芎 15 克,琥珀、地龙、土鳖虫各 10 克。

【制用法】　水煎服,1 日 1 剂。

【主　治】　白癜风。

【方　源】　中医杂志,1981,22(6):54

白癜风方

【处　方】　硫黄 5 克,密佗僧 5 克,轻粉 5 克,麝香 0.25 克。

【制用法】　上药共为细末备用。茄蒂蘸药擦患处。

【主　治】　白癜风。

【方　源】　《精选八百外用验方》

黑白散

【处　方】　紫草 45 克,墨旱莲 90 克,白芷、首乌、潼蒺藜、白蒺藜各 60 克,重楼、丹参、苦参各 30 克,生苍术 25 克。

【制用法】　上药水泛为丸,1 日 3 次,每次 30 克。

【主　治】　白癜风。

【禁　忌】　治疗期间忌食辛辣刺激之品。

【方　源】　中医药信息,1988(1):25

三黄粉

【处　方】　雄黄 6 克,硫黄 6 克,雌黄 1.5 克,白附子 15 克,密陀僧 6 克,白及 9 克,麝香 0.9 克,冰片 0.9 克,朱砂 6 克。

【制用法】　白癜风用茄蒂或茄皮蘸药外用,圆形脱发(油风脱发)用生姜蘸药外用,面部色素沉着(黧黑𪒟黯)用牛奶或蜂蜜水调药外用。

【主　治】　白癜风,圆形脱发,面部色素沉着。

【方　源】　经验方。

花白苍术汤

【处　方】　刺蒺藜、紫草、重楼、花粉、白薇、苍术、海螵蛸、生首乌、龙胆草各 10 克,桃仁、红花各 3 克,甘草 6 克。

【制用法】　煎剂 2 天分 4 次服用。随症加减。

【主　治】　白癜风。

【禁　忌】　在服药期间少饮酒,忌吃猪头肉、臭豆腐及辛辣食物。

【方　源】　浙江中医杂志,1980(6):282

皮 肌 炎

皮肌炎是一种累及皮肤和肌肉的炎症性自体免疫性组织疾病。好发于面、颈、躯干及四肢。以局部出现鲜红色或淡紫红色水肿性红斑、附以灰白色糠状鳞屑或皮损区皮肤萎缩为特征。主要症状为:肌无力、肌痛、肌压痛和肌肿胀。本病类似于中医学"肌痹""痿证"等。

益气活血宣肺补肾方

【处　方】　党参 30 克,炙黄芪 30 克,丹参 25 克,牡丹皮 25 克,杏仁 15 克,桔梗 15 克,菟丝子 30 克,巴戟 20 克,生地黄 30 克,女贞子 20 克。

【制用法】 水煎服,1 日 1 剂。随症加减。

【主　治】 皮肌炎。

【方　源】 黑龙江中医药,1990(2):23

益气养阴汤

【处　方】 黄芪 20 克,党参、生地黄、沙参各 15 克,牡丹皮、紫草各 12 克,鸡血藤 30 克,络石藤 20 克。

【制用法】 水煎服,1 日 1 剂。随症加减。

【主　治】 皮肌炎。

【方　源】 上海中医药杂志,1986(1):32

蜈蚣方

【处　方】 蜈蚣、全蝎各等分。

【制用法】 上药研末,过筛成粉剂。1 日服 2～3 次,每次 1.5 克。根据病情酌加生地黄、赤芍、银花、连翘、牡丹皮、蒲公英、地丁、茯苓、当归尾、桃仁、红花、蝉蜕、荆芥、乳没药、花粉、生甘草等,水煎服。

【主　治】 重症皮肌炎。

【方　源】 湖北省武汉市第二医院严亦宽。

活血化瘀汤

【处　方】 赤芍 30 克,川芎 15 克,当归 20 克,鸡血藤 30 克,地龙 10 克,黄芪 15 克,红花 10 克,穿山甲 6 克,茯苓 10 克,防风 10 克,甘草 10 克。

【制用法】 水煎服,1 日 1 剂。

【主　治】 皮肌炎属血瘀者。

【方　源】 河北中医,1985(5):31

活血补气方

【处　方】 党参、黄芪、生地黄、红藤、鸡血藤各 15 克,紫草、白芍各 9 克。

【制用法】 水煎服,1 日 1 剂。

【主　治】 皮肌炎。

【方　源】 中医杂志,1985(5):31

带状疱疹

带状疱疹系由水痘-带状疱疹病毒所致,其临床特点为数个簇集水疱群,排列成带状,沿周围神经分布,常为单侧性伴有神经痛。相当于中医学的"缠腰火丹""蛇串疮",俗称"串腰龙""蜘蛛疮"。

诊断要点:①发病前有轻度发热,全身不适,食欲不振等前驱症状;②局部皮肤有灼热感,感觉过敏和神经痛,继而出现皮肤潮红,出现粟粒至绿豆大丘疱疹,快速变为水疱,不相融合,或密集成群;③皮疹沿神经分布,单侧发疹,一般不超过体表正中线,多呈不规则带状分布。常见于胸腹、腰及颜面部;④多在春季发病。

三黄二香散

【处　方】　生大黄、川黄柏、川黄连各 30 克,制乳香、制没药各 15 克。

【制用法】　上药共为细末,加适量细茶叶泡浓汁,调成糊状,外敷患处。

【主　治】　带状疱疹。

【方　源】　中医杂志,1988,29(6):20

冰灰散

【处　方】　冰片 15 克,生石灰 15 克,食醋 100 毫升。

【制用法】　将冰片、生石灰研末,以食醋拌成糊状,平摊于纱布敷于疱疹上,以胶布固定,1 日 1 次。

【主　治】　带状疱疹。

【方　源】　中医药信息,1980,6(2):47

火丹散

【处　方】　大黄 30 克,黄柏 30 克,飞滑石 21 克,青黛 60 克,冰片 5 克,甘草 10 克。

【制用法】　将上药研末后混匀,过 120 目筛,取药末 4 份,加凡士林 6 份,调和为膏备用,外敷患处。

【主　治】　带状疱疹,湿疹,虫咬皮炎。

【方　源】　《精选八百外用验方》

四味粉末搽剂

【处　方】　明矾 10 克,琥珀末 3 克,冰片 4 克,蜈蚣(焙干研末)2 条。

【制用法】　上药共为细粉末,用鸡蛋清调糊状,外涂患处,每日数次。

【主　治】　带状疱疹。

【方　源】　经验方。

疱疹净

【处　方】　板蓝根、土贝母、贯众各 30 克,水杨酸粉 51 克,甘油 100 毫升。

秘传中医特效处方集

【制用法】 前3味药加水2000毫升,先武火,后文火煎至800毫升,过滤、去渣;再加水1000毫升以文火煎至700毫升,去渣;将2次药液合煎至沸,待冷至50℃。另取水杨酸粉、甘油和香精适量,加入95％乙醇1300毫升中,然后再加入上述50℃之药液,以1000转/分的速度搅拌至呈淡黄透明时装瓶备用。每日以消毒棉签蘸药液搽皮损处3～4次,至痊愈为度。若疱溃有糜烂渗出者,以搽剂50毫升兑温开水800毫升湿敷患处10～20分钟,1日2～3次,待干燥结痂再改用原搽剂至愈。

【主　治】 带状疱疹。

【方　源】 陕西中医,1988,9(12):545

马齿苋解毒汤

【处　方】 马齿苋、大青叶、紫草、败酱草各15克,黄连、酸枣仁(或磁石30克,先煎)各30克。

【制用法】 水煎,1日1剂,早、晚各服1次。

【主　治】 带状疱疹,证属湿热内蕴,感受毒邪,湿邪搏结,壅滞肌肤所致者。

【方　源】 经验方。

六一冰朱散

【处　方】 冰片60克,朱砂10克。

【制用法】 上药共研细末,加入麻油100毫升,调糊备用。先用棉签用3％双氧水消毒患处,挑破水疱,内液流尽后将本药糊涂上,1日2～3次。

【主　治】 带状疱疹。

【方　源】 上海中医药杂志,1987(9):34

带状疱疹方

【处　方】 石灰30克。

【制用法】 将石灰浸入盛有50％乙醇100毫升之瓶内,密贮24小时。用前振荡摇匀,外敷患处。1日4～6次,待干包扎即可。

【主　治】 带状疱疹。

【方　源】 江苏中医杂志,1987,8(2):28

中药汤剂加地塞米松

【处　方】 内服:龙胆泻肝汤加蚤休、板蓝根。外用:0.2％地塞米松0.2毫升。

【制用法】 内服药1日1剂,分2次温服;外用0.2％氟美松患处周围皮下封闭,每间隔1.5厘米注射地塞米松0.2毫升。

【主　治】　带状疱疹。

【方　源】　浙江中医杂志,1985,20(9):403

雄黄粉加普鲁卡因

【处　方】　雄黄粉50克,75%乙醇100毫升,2%普鲁卡因20毫升。

【制用法】　将雄黄粉和75%乙醇混合备用,如疼痛剧烈,疱疹多者,加普鲁卡因混合,1天搽敷2次。

【主　治】　带状疱疹。

【方　源】　新医药学杂志,1974(2)24

板蓝根注射液加氯霉素

【处　方】　二甲基亚砜800毫升,氯霉素10克,板蓝根注射液100毫升。

【制用法】　取少量二甲基亚砜溶解氯霉素,加蒸馏水200毫升,二甲基亚砜800毫升,再加入1:1板蓝根注射液即成。1日外搽2～3次,并用维生素B$_{12}$250微克肌内注射,1日1次。

【主　治】　带状疱疹。

【方　源】　中西医结合杂志,1987,7(1):52

中药散剂加左旋多巴

【处　方】　中药:硫黄5克,黄柏15克,苍术20克;西药:左旋多巴0.25克。

【制用法】　上药各研细末混匀,冷开水将其调成糊状搽患处,1日2次;同时口服西药左旋多巴,每次0.25克,1天4次。

【主　治】　带状疱疹。

【方　源】　中国农村医学,1990(9):40

脂溢性皮炎

脂溢性皮炎又称脂溢性湿疹,是一种以红斑为主,复以油腻性脱屑的慢性炎症皮肤病。病因尚不完全明了,可能与遗传神经精神障碍、内分泌失调、代谢障碍等有关,易继发念珠菌感染,卫生不良、汗液脂垢的腐败分解、摩擦及各种理化性刺激等可使皮肤发生炎症。本病青壮年多见,亦可见于婴儿。好发于皮脂腺分泌旺盛部位,如头皮、面部的鼻唇沟、眉弓、耳周、腋下、胸前、肩胛间等,常自头部开始,向下蔓延,重者可泛发至全身。一般可分为干型和湿型两种。干型最轻的表现就是头皮屑多,犹如麸皮,头皮的红斑不明显,临床上常称头皮糠疹,有时可合并脂溢性脱发。重者出现略带黄色的轻度红斑,边缘不清楚,上覆盖油腻性细薄的鳞屑和结痂。湿型往往是干型演变为急性或亚急性皮炎的表现。一般是在红斑的基础上出现粟粒大小红色丘疹、水疱甚至糜烂渗液,其渗液多时结成黄色浆痂与毛发粘着,有时还有脓痂。患者仅有轻重不同的痒感,无其他自觉症状。

芩连归翘汤

【处　方】　黄连 5 克,黄芩 20 克,连翘 15 克,蒲公英 15 克,知母 15 克,牡丹皮 15 克,生地黄 15 克,当归 20 克,升麻 10 克,白芷 15 克,石膏 30 克,甘草 20 克。

【制用法】　水煎内服,日 3 次,每次服 150 毫升。同时配合外用药:地榆 20 克,黄芩 20 克,甘草 20 克,艾叶 20 克,牡丹皮 20 克,连翘 20 克。水煎湿冷敷,1 日敷 3 次,每次 30 分钟。

【主　治】　脂溢性皮炎。

【方　源】　黑龙江中医药,1987(1):24

野菊牛子汤

【处　方】　野菊花、生地黄、赤石脂各 15 克,牛蒡子、牡丹皮各 10 克,荆芥、防风各 9 克,生薏苡仁 30 克,白矾 12 克,甘草 6 克。

【制用法】　水煎服,1 日 1 剂。

【主　治】　脂溢性皮炎。

【方　源】　陕西中医,1986,7(3):128

猪胆液方

【处　方】　猪胆 1 个。

【制用法】　将猪胆汁倒在半盆温水中,搅拌后洗头(或洗患处),把油脂状鳞屑清除干净,再用清水清洁 1 次,1 天 1 次。

【主　治】　脂溢性皮炎。

【方　源】　新医学,1984(4):29

苍耳王不留行方

【处　方】　苍耳子 30 克,王不留行 30 克,苦参 20 克,明矾 10 克,冰片 10 克。

【制用法】　将上药用水煎浴发,1 日 1 剂,每剂早晚洗 2 次,每次 15 分钟。

【主　治】　脂溢性皮炎。

【方　源】　黑龙江中医药,1993(2):28

黄参糊

【处　方】　硫黄、生大黄、苦参各等分。

【制用法】 将上药共研极细末备用。先用温水洗头,再将此粉 9 克用水调成稀糨糊状洗头,待 5～10 分钟后,再用硫黄皂将头发洗净。隔日 1 次,一般用 7～14 次。

【主　治】 脂溢性皮炎及脂溢性脱发,对痤疮亦有一定作用。

【方　源】 上海中医药杂志,1988(5):21

蛇胆汁膏

【处　方】 蝮蛇的胆汁 0.5 毫升。

【制用法】 将蝮蛇的胆汁加雪花膏 500 克混合调匀即可。每日早晚用温水洗脸,待干后涂搽皮损处。

【主　治】 脂溢性皮炎。还适用于痤疮、黄褐斑。

【方　源】 辽宁中医杂志,1984,8(8):33

大黄冰片酊

【处　方】 生大黄 100 克,冰片 20 克,食醋 250 克。

【制用法】 取上药于密封瓶浸泡 7 日,待变成深棕色后方可应用。如大黄研末放入瓶中则更佳。治疗时先用 75% 乙醇消毒患处,再涂大黄冰片酊,1 日 3～4 次。有药液外溢者先用清热收敛之品治疗,然后再用本品。用药后皮肤有轻度刺激,几分钟后便消失。治疗中忌辛辣刺激食品,保持皮肤清洁,禁用碱性强的化妆品。

【主　治】 脂溢性皮炎。

【方　源】 上海中医药杂志,1988(9):34

银 屑 病

银屑病属中医学"白疕""松皮癣"范畴。初起皮疹大多为红色炎性丘疹,逐渐扩大至融合成片,边界清楚,可呈点滴状、钱币状、地图状、蛎壳状等;皮损覆盖银白色鳞屑,剥去鳞屑可见到淡红色发亮的半透明薄膜及点状出血;皮损可发全身各处,轻者局限或散发,重者波及全身,以头皮、四肢伸侧多见;患者有不同程度的瘙痒感。

生元饮

【处　方】 生地黄、元参、栀子、板蓝根各 15 克,蒲公英、野菊花、桔梗、当归、赤芍、天花粉各 10 克,贝母、土茯苓、地丁草各 12 克,甘草 6 克。

【制用法】 水煎,1 日 1 剂,分 2 次温服。

【主　治】 银屑病。

【方　　源】　中医杂志,1983(3):42

银花解毒汤

【处　　方】　金银花60克,生槐花24克,白茅根、土茯苓、白鲜皮、生地黄各30克,五灵脂12克,桃仁、红花各10克,紫草、大青叶、乌梢蛇各15克。

【制用法】　水煎,1日1剂,分2次温服。同时配合白疕软膏:硫黄、青黛、炉甘石各10克,凡士林100克。将硫黄、青黛、炉甘石共研细末加凡士林调匀,1日2次外擦。

【主　　治】　银屑病。

【方　　源】　浙江中医杂志,1986(7):306

黄芪桂枝汤

【处　　方】　黄芪50克,桂枝15克,当归15克,防风15克,连翘15克,甘草10克。

【制用法】　将上方加适量水浸泡,煎汁,1日1剂,分2次温服。

【主　　治】　银屑病。

【方　　源】　黑龙江中医药,1990(2):18

银复汤

【处　　方】　黄芪15克,生地黄25克,当归15克,丹参25克,牡丹皮15克,红花12克,银花20克,栀子12克,草薢30克,白鲜皮20克,荆芥穗12克。

【制用法】　水煎内服,1日1剂,分2～3次服完。年老体弱,儿童用量酌减。

【主　　治】　银屑病。

【方　　源】　河北中医,1986(6):16

乌蛇汤

【处　　方】　乌蛇、生地黄、川芎、桃仁、蛇床子、白鲜皮、连翘、防风、浮萍、荆芥穗、刺蒺藜各10克,地肤子、红花各6克,丹参15克。

五皮散:刺猬皮、乌蛇皮、土槿皮、黄牛皮、白鲜皮等分研细。

【制用法】　先予乌蛇汤水煎服,1日1剂,分2次温服,见效后再连服五皮散3天,每服10克,1天3次。

【主　　治】　银屑病。

【方　　源】　浙江中医杂志,1983,18(11):527

复方川椒散穴位划痕法

【处　　方】　黑胡椒85克,穿山甲10克,冰片5克。

【制用法】 将上药共研细末,过 80～120 目筛后装瓶备用。取双耳支点穴、阳溪(双)、大椎、解溪(双),先用 75％乙醇消毒,再用手术刀或三棱针在穴位上划"—"或"+"字形痕迹(划痕长 3～5 毫米,以微见血为度,不宜为深,防止感染)。然后撒少许药粉,用胶布贴敷固定,并用指端揉压穴位片刻,以增强局部刺激,1 周 1 次,10 次为 1 个疗程。

【主　治】 银屑病。

【方　源】 中医杂志,1984,25(12):17

野芹菜揉擦法

【处　方】 野芹菜适量。

【制用法】 用新采来的野芹菜茎和叶揉搓成团,在患处反复揉擦,使揉搓出的药液完全湿染患处,每日早、晚各 1 次,每次擦 2～3 分钟。进展期患者不宜直接擦用,可将茎、叶捣出的汁涂于患处。

【主　治】 银屑病。

【方　源】 中西医结合杂志,1987,7(9):540

消银油涂擦法

【处　方】 蜈蚣 5 条,乌梢蛇、乌梅、石榴皮、红花、三棱、莪术、木香各 20 克,紫草、黄柏、银花藤各 30 克,菜油 500 克。

【制用法】 上药放入砂锅,以菜油浸泡 2 小时,后以文火煎熬,至草药发黄微黑时,用纱布过滤,每日于皮损处擦 1～2 次,擦药后用手摩擦 5～10 分钟,使局部微微发热为度,1 个月为 1 个疗程。

【主　治】 银屑病。

【方　源】 辽宁中医杂志,1989,13(5):27

克银膏

【处　方】 蟾蜍 10 只,蜈蚣 20 条,白花蛇 30 克,全蝎 50 只,猪、牛蹄甲各 100 克,大青叶 500 克,杨树叶 1000 克,百草霜 60 克,鼠妇虫 100 只,鲜蛋黄 250 克,小麻油 750 升,梅花点舌丹等。

【制用法】 取小麻油置于铁锅内,将蟾蜍、蜈蚣、白花蛇、全蝎、鼠妇、猪蹄甲、牛蹄甲投于油中浸泡 1 小时。第一步:以文火加热、令沸,炸至枯焦。用细筛铺上丝棉一层,过滤渣,取其油汁,降低火力,防止焦化。第二步:取杨树叶、大青叶在锅中武火煎煮,至杨树叶发铁青色为度,滤渣煎汁呈柏油样入百草霜。第三步:将前 2 次油汁混匀,加入梅花点舌丹极细末,入瓷器内封口,埋地下 7 天,药膏均匀细腻,颜色一致即成。以药用脱脂棉蘸生理盐水,在鳞屑部位外搽,使皮损剥脱,涂上克银膏,反复搓搽至皮肤发热,1 日 2 次,15 天为 1 个疗程。一般 2 个疗程即愈。用药期间避免饮酒、浓茶、腥荤、酸辣等刺激物。

【主　治】　银屑病。

【方　源】　山西中医,1992,8(2):50

加味升麻葛根汤

【处　方】　升麻 9 克,葛根 30 克,赤芍 10 克,生地黄 30 克,大风子 9 克,丹参 9 克,甘草 9 克,水牛角粉 9 克,冰片 6 克。

【制用法】　上药研末过 120 目筛,装瓶密封备用。令患者平躺于诊断床上,解开裤带,暴露脐部,将药粉填满充实脐眼,外贴肤疾宁膏,胶布固定,每 24 小时更换 1 次,7 次为 1 个疗程。

【主　治】　银屑病。

【方　源】　北京中医学院学报,1991,14(1):35

第七章

五官科疾病特效处方

沙　眼

　　沙眼,中医学称为"椒疮",是胞睑内面发生红色细小颗粒的疾患,状若花椒,故名椒疮。主要症状为眼部不适、发痒,胞睑开闭疼痛,眵多流泪,羞明等。沙眼是一种比较常见的传染性眼病,每易并发其他眼病而影响视力。

泻肝饮

　　【处　方】　柴胡、决明子、升麻、苦竹叶、朴硝各 60 克,泽泻 30 克,芍药、大黄、栀子仁、黄芩各 90 克。

　　【制用法】　上药共研细末,每服 10 克,水煎,去渣,温服。以利为度。

　　【主　治】　眼热发痛、赤肿流泪,目昏。

　　【方　源】　《中国眼科历代方剂汇编》

黄胆滴眼液

　　【处　方】　黄柏 10 克,西瓜霜 10 克,胆矾 0.1 克,乌梅 0.5 克。

　　【制用法】　取水 300 毫升,煮沸半小时,过滤,使成约 100 毫升,1 日点眼 3～4 次,每次 1～2 滴。

　　【主　治】　沙眼,痛痒眵多流泪。

　　【方　源】　《偏方妙用》

夏枯草汤

　　【处　方】　夏枯草 30 克,生地黄 9 克,杭白芍 15 克,全当归 9 克,川酒军 9 克,草决明 15 克,红花 6 克。

　　【制用法】　水煎服,早、晚饭后各服 1 次。

　　【主　治】　沙眼初期,眼涩目赤。

　　【方　源】　《祖传秘方大全》

夜明砂洗眼液

【处　方】　夜明砂9克,凤凰壳6只,草决明9克,虫蝉9克。

【制用法】　以米醋煎药洗眼,1天2次。

【主　治】　一切新老沙眼痒甚。

【方　源】　《祖传秘方大全》

消沙汤

【处　方】　荆芥6克,防风6克,赤芍9克,元参12克,苍术9克,陈皮3克,川朴6克,连翘12克,蝉蜕6克,丹参9克。

【制用法】　水煎服,1日1剂。

【主　治】　沙眼,症见眼痒、干燥、视物模糊等。

【方　源】　《常见病验方选编》

桑明煎

【处　方】　桑叶15克,元明粉9克。

【制用法】　用水2大碗煎开后5分钟去渣,倒入净脸盆内,用热气熏眼,水温了再洗眼,1日2次。眼痒重者元明粉用15克。

【主　治】　沙眼,眼痒、摩擦感。

【方　源】　《常见病验方选编》

木连二矾煎

【处　方】　明矾3克,胆矾3克,黄连3克,木贼6克。

【制用法】　水煎后熏眼,每晚熏1次,每剂可熏洗1周,下次熏洗需要加热。如患者感到刺痛较强,可酌加适量开水后重用。

【主　治】　沙眼痒痛。

【方　源】　《常见病简易疗法手册》

麦粒肿

麦粒肿又称睑腺炎,是眼睑腺组织的一种急性化脓性炎症。临床上以眼睑缘皮肤局限性肿、胀痛,3～5日后化脓溃破而肿痛渐消为特点。相当于中医学的"针眼"。

退赤散

【处　方】　黄芩、白芷、当归、赤芍、栀子、桑白皮、连翘各10克,黄连、木通、桔梗各 6 克。

【制用法】 水煎服,1 日 1 剂。

【主　治】 眼睑疖肿,疼痛尚未成脓。

【方　源】 《古今名方》

清脾散

【处　方】 薄荷叶、升麻、山栀仁(炒)、赤芍、枳壳、黄芩、广陈皮、藿香叶、防风、石膏各 30 克,甘草 15 克。

【制用法】 上药共研细末,每服 7.5 克,水煎服。

【主　治】 脾胃热毒壅盛,眼睑掀赤肿痛,有重坠感。

【方　源】 《中医眼科学》

托里消毒饮

【处　方】 黄芪、皂刺、银花、桔梗、白芷、川芎、当归、白术、白芍、茯苓、人参、炙甘草各 10 克。

【制用法】 水煎服,1 日 1 剂,食后服。

【主　治】 老年麦粒肿,反复生疖,迁延难愈,兼见倦怠无力。

【方　源】 《中医诊疗常规》

菊花饮

【处　方】 白菊花、川芎、青皮各 6 克。

【制用法】 上药水煎服,1 日 2 剂。

【主　治】 眼睑疖肿,红肿疼痛。

【方　源】 《家用良方》

双天膏

【处　方】 天花粉、天南星、生地黄、蒲公英各等量。

【制用法】 上药焙干共研细末,用食醋或液状石蜡油调成膏状,经高压消毒后备用。根据麦粒肿的大小,用不同量的膏剂,涂在纱布上敷贴局部,每日换药 1 次。

【主　治】 眼睑疖肿。

【方　源】 新中医,1981,45(8):7

二生膏

【处　方】 生南星、生地黄各等分。

【制用法】 上药共研成膏,贴两太阳穴。

【主　治】　眼睑疖肿。

【方　源】　《万病单方大全》

桑菊败酱汤

【处　方】　荆芥3克,蝉蜕6克,桑叶、菊花、忍冬藤、败酱草、蒲公英、赤芍、决明子、白蒺藜、女贞子各9克。

【制用法】　水煎服,1日1剂。

【主　治】　眼睑疖肿,反复发作,红肿疼痛。

【方　源】　《全国名老中医验方选集》

天行赤眼

　　天行赤眼俗称红眼病,是因疫疠气流行、热毒之邪侵凌于目,致白睛红赤肿痛,怕光羞明,眵多胶结,常累及双眼,能迅速传染并引起广泛流行。本病相当于西医流行性结膜炎。

万金膏

【处　方】　文蛤15克,黄连15克,荆芥穗15克,苦参12克,铜绿1.5克。

【制用法】　上药共研极细末,用薄荷煎汤作丸,弹子大,临用时用热水化开,趁热洗眼,1日3次。

【主　治】　烂弦风赤眼。

【方　源】　《灵验良方汇编》

蝉花散

【处　方】　蝉蜕、菊花、谷精草、羌活、防风、白蒺藜、草决明、密蒙花、荆芥穗、川芎、蔓荆子、木贼、炙甘草、黄芩、栀子各等分。

【制用法】　上药共研细面,每服9克,开水送下,1日2次。

【主　治】　眼目赤痛。

【方　源】　《灵验良方汇编》

荆防洗眼液

【处　方】　荆芥、防风、连翘、白芷、当归尾各1.5克,皮硝1克,胆矾0.3克,明矾0.3克。

【制用法】　上药用水同煎,先熏后洗。

【主　治】　白睛红赤、涩痛。

【方　源】　《家用良方》

白菊黄豆汤

【处　方】　白杭菊 12 克,黄豆 30 克,桑叶 12 克,夏枯草 15 克,白糖 15 克。

【制用法】　前 4 味加水同煎至豆熟,服时加白糖调味。1 日 1 剂。

【主　治】　目赤肿痛。

【方　源】　《偏方大全》

二黄秦谷汤

【处　方】　黄柏 10～15 克,黄连 6～10 克,秦皮 12～15 克,谷精草 13～15 克(小儿剂量酌减)。

【制用法】　水煎服,1 日 1 剂。

【主　治】　白睛红赤疼痛,羞明流泪。

【方　源】　四川中医,1985,3(8):32

银菊退赤汤

【处　方】　金银花、菊花、蒲公英各 15 克,连翘、黄芩、桑白皮各 12 克,夏枯草、牡丹皮、蔓荆子各 10 克,荆芥、薄荷、甘草各 6 克。

【制用法】　上药加水煎煮 2 次,取汁混匀,分 2 次口服。1 日 1 剂。

【主　治】　目赤肿痛,怕光羞明。

【方　源】　广西中医药,1988,11(1):14

耳胀、耳闭

　　耳胀、耳闭都是以耳内胀闷堵塞感为主要症状的耳窍疾病。病初起,耳内闷胀而兼痛,称为耳胀;病久者,耳内如物阻隔,清窍闭塞听力下降,称为耳闭。相当于西医学之急、慢性非化脓性中耳炎。

菖蒲猪肚汤

【处　方】　九节菖蒲 60 克,猪肚 1 个,葱 500 克,食盐 12 克。

【制用法】　洗净猪肚及葱,将菖蒲、食盐共入整个猪肚内与菖蒲同放进砂锅内,同清水适量小火炖,使猪肚炖熟即可,除去菖蒲不要,猪肚及汤在 2～3 天内吃完。

【主　治】　耳闭,听力减退。

【方　源】　《河南省秘验单方集锦》

平肝清热茶

【处　方】　龙胆草、醋柴胡、川芎各 1.8 克,甘菊花 3 克,生地黄 3 克。

【制用法】 上药共制粗末,煎水代茶饮。

【主　治】 肝胆热盛,耳窍不畅,听力下降。

【方　源】《中国药茶》

二甘散

【处　方】 甘草、甘遂各 1.5 克,麝香 0.3 克。

【制用法】 上药研末,入葱管内,塞耳中。

【主　治】 气闭、耳聋。

【方　源】《秘方集验》

加味四苓散

【处　方】 猪苓 13 克,茯苓 12 克,泽泻 9 克,白术 9 克,薏苡仁 18 克,通草 6 克,石菖蒲 9 克,当归 9 克,牛膝 9 克。

【制用法】 水煎服,1 日 1 剂。

【主　治】 耳内闷胀,头重,耳聋等。

【方　源】《中医耳鼻喉口腔科临床手册》

柿饼粳米汤

【处　方】 柿饼 3 枚,粳米 30 克。

【制用法】 柿饼切细,加粳米煮粥,空腹食之。

【主　治】 耳部有堵塞感。

【方　源】《秘方集验》

耳鸣、耳聋

耳鸣是指病人自觉耳内鸣响,如闻蝉声,或如潮声。耳聋是指不同程度的听觉减退,甚至消失。耳鸣可伴有耳聋,耳聋亦可由耳鸣发展而来。它包括西医学很多疾病,五官科中有外耳病变、鼓膜病变、中耳病变。内科中有急性传染病、中枢性疾病。

清耳增听汤

【处　方】 金银花 6 克,杭菊花 10 克,连翘 10 克,龙胆草 6 克,胡黄连 6 克,栀子 6 克,骨碎补 10 克。

【制用法】 水煎服,1 日 1 剂。

【主　治】 耳流脓,听音不聪,头部欠清朗感。

【方　源】 陕西中医,1984,5(1):71

解毒闻声汤

【处　方】 甘草 6 克,黑豆 15 克,骨碎补 10 克,紫草 6 克,菊花 10 克,百合 10 克,石菖蒲 6 克,路路通 6 克,磁石 10 克,荷叶 10 克,黄羊角屑 5 克。

【制用法】 水煎服,1 日 1 剂。

【主　治】 链霉素中毒之耳聋,病程较短者。

【方　源】 陕西中医,1984,5(1):7

乌鸡汤

【处　方】 白毛乌鸡 1 只,甜酒 120 毫升。

【制用法】 同煎熟食,随意食用。

【主　治】 肾虚性耳鸣,耳聋。

【方　源】 《河南省秘验单方集锦》

地柏煎

【处　方】 熟地黄 50 克,黄柏 9 克,石菖蒲 9 克。

【制用法】 将上药放入砂锅内,加水 500 毫升,浓煎 250 毫升,温服。1 日 1 剂。

【主　治】 阴虚火旺所致耳鸣、耳聋。

【方　源】 《河南省秘验单方集锦》

中耳炎

中耳炎是指中耳发生的化脓性或非化脓性(渗出性)炎症,有急性、慢性之分。中医学称"脓耳""聤耳"。

耳聋通气散

【处　方】 柴胡 500 克,香附 250 克,川芎 250 克。

【制用法】 上药共研细末,制成水丸,早晚各服 5 克,10 天为 1 个疗程。

【主　治】 分泌性中耳炎,听力减退。

【方　源】 新中医,1983(12):32

滴耳油

【处　方】 蜈蚣 1 条,冰片 3 克,香油 30 克。

【制用法】 冰片研细备用,香油放入铁勺内烧开,把蜈蚣折成 2～3 段,放油内炸至微黑色取出,蜈蚣不用。将香油一边放凉,待香油未凉前放入冰片溶解,摇匀,放入干净瓶内备用。用时先将耳内脓液用药棉清洗干净,然后将上药滴入耳内,1日2~3次,一般2~3天即愈。

【主　治】　化脓性中耳炎。

【方　源】　新中医,1982(6):29

枯矾散

【处　方】　枯矾6克,龙骨6克,黄丹4.5克,麝香0.3克。

【制用法】　上药共研细末,先以棉签拭去脓,后以鹅毛管盛药放入耳中。

【主　治】　聤耳流脓。

【方　源】　《灵验良方汇编》

三黄汤

【处　方】　黄连9克,黄柏6克,黄芩12克。

【制用法】　上药加水煎煮2次,取汁混匀,分2次内服。1日1剂。

【主　治】　耳痛,耳内流脓。

【方　源】　《家庭实用便方》

麝冰龙枯散

【处　方】　麝香0.3克,冰片0.1克,龙骨30克,枯矾30克。

【制用法】　先取龙骨、枯矾研面,然后加入麝香、冰片,共研调匀,置于广口瓶内,勿泄气。用时先用黄柏煎液外洗患侧耳道,待干后,取少许药末吹入患侧耳道内。1日1次。

【主　治】　中耳炎,双耳流脓。

【方　源】　陕西中医,1986,7(3):128

中耳炎散

【处　方】　枯矾25克,血余炭25克,冰片1克。

【制用法】　上药共研细末后装密封瓶内备用。先用3%双氧水冲洗外耳道,擦拭干净,然后将药粉吹入耳内,用量不宜过多,以防药粉在耳内结块影响疗效,每日上药1次即可。

【主　治】　急、慢性化脓性中耳炎。

【方　源】　陕西中医,1986,7(1):175

加味泽泻汤

【处　方】　白术50克,泽泻30克,柴胡15克,薏苡仁50克,龙胆草20克。

【制用法】 上药加水煎煮2次,取汁混匀,分2次内服,1日1剂。

【主　治】 耳痛,流脓。

【方　源】 成都中医学院学报,1988,11(1):25

脓耳出脓方

【处　方】 香附10克,黄芪15克,柴胡6克,黄芩10克,生地黄10克,龙胆草4.5克,白芍10克,甘草10克,白芷6克,地骨皮10克,当归10克。

【制用法】 水煎,2日1剂,分4次服,7剂为1个疗程。

【主　治】 脓耳出脓(化脓性中耳炎)。

【方　源】 经验方。

鼻　衄

鼻衄是指鼻部不因外伤而出血。西医学中的高血压和动脉硬化、风湿热、某些急性传染病、白血病、再生障碍性贫血、血小板减小性紫癜、尿毒症、维生素缺乏、药物中毒等均可出现鼻衄。

安血饮

【处　方】 白茅根20克,藕节炭20克,龙骨20克,牡蛎20克,生三七粉5克,白及粉10克,生大黄9克。

【制用法】 三七粉、白及粉各分两次冲服。余药加水煎煮2次,将药汁混匀,分为1日2次饮服。

【主　治】 顽固性鼻出血。

【方　源】 上海中医药杂志,1986(12):18

鼻栓

【处　方】 白及80克,麻黄碱0.5克,甘油15克。

【制用法】 将上药制成黏胶状,取中号鼻镜为模,将胶剂充入模内固定成型备用。取1颗鼻栓直接与出血或糜烂面接触填塞,前鼻孔堵一干棉球以防鼻栓滑脱,可重复填塞。

【主　治】 各种原因所致鼻腔出血。

【方　源】 中西医结合杂志,1988,8(4):247

蕹菜白糖饮

【处　方】 蕹菜(空心菜)250克,白糖适量。

【制用法】 将蕹菜洗净,加糖捣烂,冲入沸水饮用。

【主　治】　鼻出血。

【方　源】　《偏方大全》

大黄粉

【处　方】　生大黄50克。

【制用法】　上药共研成细面,口服,每次3克,1日4次,5天为1个疗程。儿童酌减。鼻出血时,采用消毒药棉蘸少量大黄粉进行鼻腔局部用药,6小时左右更换1次。

【主　治】　鼻出血。

【方　源】　经验方。

鼻窦炎

鼻窦亦称鼻旁窦,是上颌窦、额窦、筛窦、蝶窦的总称。鼻窦炎系指鼻窦发生化脓性炎症,可分急性和慢性,而以慢性者居多,急性鼻窦炎可继发于鼻部变态反应性疾病、上呼吸道感染、急性传染病、急性鼻炎等。慢性鼻窦炎常继发于急性鼻窦炎。变态反应、近鼻窦的齿根传染、外伤等亦是慢性鼻窦炎常见的病因。常见的临床表现有:鼻腔多量脓性分泌物、鼻塞、嗅觉失灵、头痛、记忆力减退、耳鸣、听力减退、溢泪等。

桔葛苍耳煎

【处　方】　桔梗、苍耳子各30克,薏苡仁、连翘各15克,葛根、辛夷、白芷、菊花、茜草各10克,薄荷(后下)5克。

【制用法】　上药加水煎煮2次,取汁混匀,分2次内服,1日1剂。

【主　治】　鼻流浊涕,嗅觉减退。

【方　源】　上海中医药杂志,1984(10):31

苍耳解毒活血汤

【处　方】　银花15～30克,连翘12克,苍耳子9克,白芷9克,赤芍9克,桃仁9克,红花9克,薄荷9克,陈皮5克。

【制用法】　上药加水煎2次,滤汁混匀,分2次内服,1日1剂。

【主　治】　上颌窦炎,鼻流浊涕。

【方　源】　山西中医,1987,3(5):18

复方苍耳散

【处　方】　苍耳子15克,辛夷15克,白芷10克,薄荷3克,细辛5克,冰片

1克。

【制用法】 先将前5味药共研细末过筛,再加冰片拌匀研细,装瓶密封备用。取此药0.3～0.5克用棉花包好,塞入患侧鼻孔,每日1～2次,10日为1个疗程,停3～5日可再用。

【主 治】 鼻塞不通,流黄浊涕。

【方 源】 陕西中医,1985,6(8):367

鼻渊灵

【处 方】 辛夷、苍耳子、薄荷、白芷、川芎、赤芍、牡丹皮各6克,桔梗、甘草各3克。

【制用法】 上药水煎2次,滤液混匀,分2次内服,1日1剂。

【主 治】 鼻塞不通,头痛,流浊涕或白涕。

【方 源】 《河南省秘验单方集锦》

清鼻补漏汤

【处 方】 芦根30克,银花20克,党参20克,黄芩15克,薏苡仁15克,败酱草12克,甘草6克。

【制用法】 上药加水煎煮2次,滤液混匀,分2次内服,1日1剂。

【主 治】 鼻塞不通,流浊涕。

【方 源】 湖北中医杂志,1985(2):55

苍芩汤

【处 方】 苍耳子12克,黄芩18克,辛夷花10克,防风15克,甘草6克。头痛甚加羌活、白芷;头昏加菊花、刺蒺藜;鼻塞甚加路路通、通草;涕中带血加茜草、茅根。

【制用法】 水煎服,1日1剂,早、晚分服。

【主 治】 鼻窦炎。以鼻塞、头痛、频流腥臭浊涕为主症。中医辨证属于肺受风寒,郁而化热,热移于脑。

【方 源】 经验方。

慢性咽炎

慢性咽炎为慢性感染所引起的弥散性咽部病变,临床上多将此病分为3型:慢性单纯咽炎,慢性增生性咽炎和慢性干燥性咽炎。诊断要点:①咽部感觉不适,干痒,疼痛,烧灼,或有异物梗塞感,或咽反射敏感,引发刺激性干咳。②咽黏膜充血、肥厚。或干燥少津,或有黏膜萎缩,淋巴滤泡增生,侧壁肥厚。

慢性咽炎汤

【处　方】　青果 8 个,白矾(米粒大)3～4 粒,冰硼散 0.2 克。

【制用法】　每天取青果 7～8 个,置保温茶杯中,倒入白开水后加入白矾,溶解后有微甜味,再加入冰硼散即可。少量频频含咽,药水喝完后,又加入白矾及冰硼散,剂量同前,倒开水,每天服用 3～5 杯。

【主　治】　慢性咽炎。

【方　源】　四川中医,1986,4(12):24

芍药甘草汤

【处　方】　白芍 6 克,甘草 30 克。

【制用法】　水煎服,每剂煎服 2 次,1 日 1 剂。

【主　治】　慢性咽炎。

【方　源】　《全国名老中医验方选集》

苦酒汤

【处　方】　生半夏 6 克,鸡蛋内膜 2 枚,醋 30 克。

【制用法】　加水 300 毫升,微火煮沸 30 分钟去渣,纳鸡蛋 1 枚搅匀,再煮沸即得。服法不拘时,少少含咽为佳,使药力持久作用于咽部。

【主　治】　慢性咽炎,慢性扁桃体炎。

【方　源】　四川中医,1985(1):15

清咽利膈散

【处　方】　薄荷、防风、玄参、甘草各 1.5 克,桔梗、连翘各 3 克,酒大黄、芒硝、牛蒡子、荆芥各 2 克,黄芩(炒)、栀子各 1.5 克。

【制用法】　水煎服,1 日 1 剂,早、晚分服。

【主　治】　急性咽炎,证属风热邪毒上壅肺系。

【方　源】　经验方。

桑清汤

【处　方】　桑叶 6 克,荆芥 6 克,桔梗 6 克,菊花 10 克,银花 10 克,连翘 10 克,大青叶 10 克,山豆根 10 克,马勃 3 克,蝉蜕 3 克。

【制用法】　水煎服,1 日 1 剂,早、晚分服。

【主　治】　急性咽喉炎,证属风热外袭,肺失清肃。症见咽喉疼痛,声音嘶哑,鼻塞流涕,耳痛闭气,恶风发热,头痛。检查:咽鼻部黏膜及鼓膜充血肿胀,扁桃体充血肿大,声带充血。

【方　源】　经验方。

急性扁桃体炎

急性扁桃体炎是指腭扁桃腺的非特异性急性炎症,也可伴有一定程度的咽黏膜及其他淋巴组织的炎症,但以腭扁桃体的炎症为主。可分为急性充血性扁桃体炎和急性化脓性扁桃体炎两类。相当于中医学的"风热乳蛾"。

清蛾汤

【处　方】　蝉蜕 10 克,僵蚕 10 克,片姜黄 10 克,桔梗 10 克,山豆根 10 克,黄芩 10 克,蒲黄 10 克,甘草 6 克,元参 15 克,大黄 9 克。

【制用法】　上药加水煎 1 次,滤药液混匀,分 2 次内服。1 日 1 剂。

【主　治】　急性扁桃体炎,咽喉红肿疼痛。

【方　源】　中医杂志,1985,26(8):591

清咽利膈汤

【处　方】　连翘、黄芩、甘草、桔梗、荆芥、防风、栀子、薄荷、金银花、黄连、牛蒡子、元参各 10 克。

【制用法】　上药水煎 2 遍,混合滤液,分 2 次饭后服。1 日 1 剂。

【主　治】　咽喉肿痛。

【方　源】　《灵验良方汇编》

开关散

【处　方】　枯矾、僵蚕各等分。

【制用法】　以枯矾炒僵蚕,共研细末,每服 6~9 克,蜜水调下,细细饮之。

【主　治】　扁桃体红肿疼痛。

【方　源】　《灵验良方汇编》

神效吹喉散

【处　方】　薄荷、僵蚕、青黛、朴硝、白矾、火硝、黄连、硼砂各 1.5 克。

【制用法】　上药研为细末,与猪胆汁搅匀,阴干。每 30 克加冰片 0.9 克,研细末,取少许吹入患处。

【主　治】　急性扁桃体炎,喉炎。

【方　源】　《古今名方》

六神丸

【处　方】　珍珠粉、牛黄、麝香各 4.5 克,雄黄、冰片各 3 克。

【制用法】　将上药各研细末,用酒化蟾酥,与前药末调匀为丸,如芥子大,百草霜为衣。每服 5～10 丸,1 日 2～3 次。亦可外用。

【主　治】　咽喉肿痛或溃烂。近人试用治疗喉癌亦有一定疗效。

【禁　忌】　孕妇慎用。

【方　源】　《古今名方》

宣透汤

【处　方】　僵蚕 4.5 克,升麻 2.5 克,荆芥 2.5 克,桔梗 3 克,连翘 3 克,豆豉 15 克,射干 2.5 克,薄荷 2 克,竹叶 3 克,芦根 12 克,甘草 2.5 克,葱白(后下)3 寸。

【制用法】　水煎服,1 日 1 剂,早晚分服。

【主　治】　急性扁桃体炎。症见高热呛咳,咽喉红肿,口干欲饮,四肢时凉时热,腹微满,大便 2 日未解,小便多。证属上焦风热闭结。

【方　源】　经验方。

凉膈增液汤

【处　方】　连翘 8 克,银花 8 克,栀子 5 克,黄芩 5 克,生地黄 6 克,元参 8 克,麦冬 8 克,芦根 8 克,蝉蜕 5 克,板蓝根 8 克,大黄 2 克,竹叶 3 克。

【制用法】　先将上药用凉水浸泡 20 分钟,再用文火煎煮 25 钟,每剂煎 2 次。1 日 1 剂,将 2 次煎出的药液混合,分次温服。

【主　治】　扁桃体炎,症见咽喉红肿疼痛,发热不退,口渴喜饮,面红唇赤,口鼻干燥,大便秘结,小便短赤。指纹红紫。

【方　源】　经验方。

白　喉

本病是由白喉杆菌引起的急性呼吸道传染病,以咽、喉等处黏膜充血、肿胀并有灰白色假膜形成为主要特征。中医学也称本病为"白喉",或称"白缠喉""疫喉"。

白喉汤

【处　方】　天冬 10 克,甘草 10 克,黄芩 12 克,连翘 12 克,玄参 15 克,生地黄 15 克。

【制用法】　上药加水煎煮两次,滤过混匀,分 2 次内服。

【主　治】　咽痛,咽部假膜,剥之出血。

【方　　源】　新中医,1986(4):27

芦根茶

【处　　方】　芦根 50 克,萝卜 200 克,葱白 7 个,青橄榄 7 个。

【制用法】　上药煎汤代茶饮。

【主　　治】　咽部白膜,咽痛,音哑等。

【方　　源】　《偏方大全》

十宝丹

【处　　方】　朱砂、冰片、煅壁虎各 3 克,硼砂 1.5 克,川黄连 2.1 克,凤凰衣、熊胆各 1 克,麝香 0.3 克,青黛 4.5 克。

【制用法】　凤凰衣微火焙,川黄连切碎晒干,勿见火,壁虎微火煅,各药研细末,再加入熊胆、麝香、冰片研至无声,密贮固封。用时吹喉,1 日 3～5 次。

【主　　治】　白喉、喉痧、喉炎等。

【方　　源】　《古今名方》

玉钥匙

【处　　方】　月石 15 克,牙硝 45 克,炒白僵蚕 3 克,冰片 0.6 克。

【制用法】　上药共研细末,每用 1.5 克,以笔管吹入喉中。

【主　　治】　白喉,喉痛,喉部假膜。

【方　　源】　《灵验良方汇编》

喉症散

【处　　方】　寒水石 30 克,人中白 30 克,白矾 15 克,西月石 10 克,川连、牛黄、青黛、冰片各 5 克,蜒蚰数条。

【制用法】　将前 6 味药共研末,与蜒蚰拌和,捶捣如泥,置烈日暴晒干透,研细过筛,再放入乳钵内与青黛、冰片共研,至无声为度。封闭于瓶内备用。取药少许,吹入咽部。

【主　　治】　白喉,喉痛等。

【方　　源】　《全国名老中医验方选集》

冰硼散

【处　　方】　玄明粉 15 克,硼砂 15 克,朱砂 1.8 克,冰片 1.2 克。

【制用法】　将上药各研极细末,和匀,用瓶密贮。用吹药器喷涂患部,如药流入喉内,咽下无妨。每日数次。

秘传中医特效处方集

【主　治】　白喉,咽喉肿痛。

【方　源】　《古今名方》

牙　痛

　　牙痛是多种牙齿疾病和牙周疾病常见症状之一。因其疼痛性质和部位不同,因而牙痛的类型和治疗也不一致。包括西医学的急性牙髓炎、牙龈炎、牙周炎等疾病。

露蜂房散

【处　方】　露蜂房1块,纯酒精适量。

【制用法】　将露蜂房放入适量纯酒精中,点火燃烧,待蜂房烧成黑灰后,用此灰涂于患牙。

【主　治】　龋齿牙痛。

【方　源】　新中医,1982(12):51

雄麻膏

【处　方】　雄黄适量,麻油适量。

【制用法】　雄黄研成细末,加麻油调匀,放牙痛处,痛即止,复发再用。

【主　治】　实火牙痛。

【方　源】　《安徽单验方选集》

鸡蛋蜂蜜饮

【处　方】　鸡蛋2个,蜂蜜100克。

【制用法】　鸡蛋去壳打匀,加入蜂蜜,开水同冲。早晨空腹冷服。

【主　治】　风热牙痛,牙龈红肿。

【方　源】　民间验方。

椒辛防芷汤

【处　方】　川椒1克,细辛1克,白芷3克,防风3克。

【制用法】　上药用开水泡透,时时含于口内,片刻吐出再含。

【主　治】　风寒牙痛。

【方　源】　《家庭实用便方》

如神散

【处　方】　川椒(炒出许)30克,炙蜂房30克。

【制用法】 上药共研细末,每用 6 克,水煎数沸,趁热漱口。

【主　治】 各种牙痛。

【方　源】 《灵验良方汇编》

玄地辛膝汤

【处　方】 玄参 30 克,生地黄 30 克,土牛膝 40 克,细辛 2 克。

【制用法】 水煎服,1 日 1 剂。

【主　治】 牙齿痛。

【方　源】 陕西中医,1985,6(2):78

桂附地牛汤

【处　方】 肉桂 3 克,附片 3 克,生地黄 15～30 克,牛膝 6 克。

【制用法】 1 日 1 剂,水煎服,服药时用药液先漱口,后咽下。

【主　治】 虚火牙痛。

【方　源】 陕西中医,1985,6(3):131

止痛酒

【处　方】 川乌 3 克,草乌 3 克,良姜 3 克,细辛 3 克,白芷 3 克,白酒 2 两。

【制用法】 将各药磨成粗末,同酒共置酒壶内,稍浸片刻,煨热。用其液体含漱于龋齿处。只能含漱,不能内服,用时要慎重。有时在含漱中出现舌麻,可将药液兑温水稀释 1 倍,也能达到止痛效果。

【主　治】 龋齿牙痛。

【方　源】 经验方。

齿　衄

　　齿衄,乃指非外伤性从牙缝中或牙龈上渗出血液而言。又称"牙龈出血""牙衄"等。属西医学的牙周炎、牙龈炎等。

栀柏蜂蜜饮

【处　方】 栀子 15 克,侧柏叶 15 克,蜂蜜 30 克。

【制用法】 栀子、侧柏叶煎水兑蜂蜜服。

【主　治】 牙衄。

【方　源】 《锦方选集》

大黄漱口液

【处　方】 大黄炭 90 克,地骨皮 150 克。

【制用法】 上药加水 100 毫升,浸泡 2 小时,煎 15 分钟,取药液,再加水 500 毫升,煎 10 分钟,两煎合并过滤,共得滤液 600 毫升,加食醋 200 毫升,混匀,每次 40～50 毫升,1 日 3～5 次含漱。

【主　治】 牙龈出血,口干口臭。

【方　源】 陕西中医,1983,4(4):封四

胆黄粉

【处　方】 猪胆囊 1 个,锦纹大黄 30～50 克。

【制用法】 大黄粉碎如黄豆大,鲜猪胆将口剪开,放入大黄以装满为度,将口扎紧,悬在阴凉通风处,阴干约 10 天,取下切成块,放在净瓦上焙干,研细面,装瓶密封备用,每次饭前服 0.3～0.5 克,用馍皮包服。

【主　治】 牙龈出血,口臭,消化不良。

【方　源】 《河南省秘单方集锦》

乌姜汤

【处　方】 乌梅 9 克,生姜 1 片,白糖 15 克。

【制用法】 先将乌梅、生姜煎半小时后,去渣加入白糖服。

【主　治】 牙龈出血。

【方　源】 《河南省秘验单方集锦》

三汁饮

【处　方】 白茅根、乌兰(全草)、旱莲草各等量。

【制用法】 将上药分别洗净,切碎捣烂,以纱布分次包裹绞汁,3 种药汁混合,1 日 2～3 次,每次 30～40 毫升,冷饮。

【主　治】 牙龈出血。

【方　源】 江苏中医杂志,1983;(6):44

黑豆生地汤

【处　方】 黑豆 15 克,生地黄 15 克,生黄芪 15 克,三七 5 克,石膏 12 克。

【制用法】 水煎服,1 日 1 剂。

【主　治】 牙龈出血。

【方　源】 《400 种病症民间验方》

龋　齿

龋齿是牙体组织被龋蚀,逐渐毁坏崩解的一种疾病,是口腔的常见和多发病。

如不及时治疗,龋坏组织继续向深部发展,可致牙髓病、牙痈、牙槽风等。

擦牙止痛方

【处　方】　黄蚤蜂巢1个,川椒适量,白盐3克,白芷3克,羊胫骨灰3克。

【制用法】　用川椒填满蜂巢窍孔,以白盐封口,烧存性,与白芷、羊胫骨共研细末,先以清水将口漱净,以药面少许塞于虫蛀孔内。

【主　治】　龋齿疼痛。

【方　源】　《祖传秘方大全》

僵蚕散

【处　方】　白僵蚕(炒)、蚕蜕纸(烧)各等分。

【制用法】　将上药共研细末,擦龋齿患处,良久,盐汤漱口。

【主　治】　龋齿牙痛。

【方　源】　《万病单方大全》

菖雄散

【处　方】　石菖蒲10克,雄黄5克。

【制用法】　将上药共研细末,取少许撒在患牙处。

【主　治】　龋齿牙痛。

【方　源】　《中国民间小单方》

含漱汤

【处　方】　独活10克,当归10克,川芎10克,荜茇10克,黄芩10克,细辛3克,丁香3克,甘草3克。

【制用法】　水煎取汁,待温含漱后,再备服,每次2～3口,每日6～7次。

【主　治】　龋齿牙痛。

【方　源】　山东中医杂志,1983(1):380

雄冰散

【处　方】　雄黄10克,细辛5克,冰片10克,樟脑10克,鲜猪精肉120克。

【制用法】　将猪肉置瓦片上文火焙干,或草纸裹黄泥烘干,各药研细末混合备用。用时取药末适量,用棉签蘸药放入患牙周围,含3～4分钟,然后将药吐掉。

【主　治】　龋齿牙痛。

【方　源】　浙江中医杂志,1987(8):38

石樟散

【处　方】　生石膏 3 克，樟脑 1 克。

【制用法】　将上药共研细末，用药棉包药粉塞于痛处，随痛随换。

【主　治】　龋齿疼痛，齿穿孔。

【方　源】　《广西中医验方选集》

舌　疮

　　本病表现为舌体出现溃疡面，色红、疼痛，甚则有裂纹。中医学认为属心火、胃火、肾阴虚火所致。一般多继发于贫血、银屑病、消化系统病症等，相当于西医学所称游走性舌炎、剥脱性舌炎。

复方黄连散

【处　方】　黄连 12 克，黄柏 20 克，青黛 20 克，龙骨 12 克，白及 30 克，海螵蛸 31 克，轻粉 4 克，冰片 4 克，雄黄 8 克，朱砂 14 克，硼砂 30 克，甘草 10 克。

【制用法】　将上药共研细末，局部喷撒，1 日 5～6 次。

【主　治】　口舌红肿，溃疡糜烂。

【方　源】　《中国中医秘方大全》

甘露饮

【处　方】　枇杷叶 3 克，甘草 1.5 克，生地黄、熟地黄、天冬、黄芩、石斛、山豆根、枳壳各 3 克。

【制用法】　水煎服，1 日 1 剂，饭后服。

【主　治】　舌疮，咽痛，牙龈肿烂。

【方　源】　《灵验良方汇编》

西瓜汁

【处　方】　西瓜半个。

【制用法】　挖出西瓜瓤挤取汁液，饮瓜汁含于口中，2～3 分钟后咽下，再含新瓜汁，反复多次全部用完。

【主　治】　舌疮，口疮。

【方　源】　《偏方大全》

柳花散

【处　方】　黄柏、青黛、人中白、蒲黄各等分。

【制用法】 将上药共为细末,临卧时用少许撒于疮面。

【主　治】 舌疮,溃烂疼痛。

【方　源】 《灵验良方汇编》

连术平胃散

【处　方】 白术9克,厚朴6克,苍术6克,陈皮6克,甘草9克,黄连9克。

【制用法】 以水2碗煎成1碗服。

【主　治】 舌面、舌底及上下唇皆起白疱,日久不愈者。

【方　源】 《广西中医验方选集》

口　疮

口疮又称口疡,其特点是口舌浅表溃烂,形如黄豆,多见于唇、舌、颊黏膜、齿龈、硬腭等部位。青壮年多见,常反复发作。西医学称之为复发性口腔溃疡。

五黛散

【处　方】 五倍子、青黛各等分。

【制用法】 将上药研细末,加入少量冰片混合装于瓶内,密封保存。用时以棉签轻轻擦净溃疡面,将药面撒布于溃疡上。1日4～8次。

【主　治】 口疮。

【方　源】 陕西中医,1985,6(9):119

冰黛甘油合剂

【处　方】 冰片1克,青黛9克,制乳香1克,甘油适量。

【制用法】 前3味药共研细末,用甘油调成糊状贮存,棉签蘸药外涂患处。1日涂3次。

【主　治】 口舌生疮。

【方　源】 陕西中医,1985,6(8):52

青柏五矾散

【处　方】 青黛、黄柏、五倍子、枯矾各等量。

【制用法】 将上药共研细面,搽于患处。

【主　治】 口疮,齿龈溃烂。

【方　源】 《河南省秘验单方集锦》

蜜调青

【处　方】 冰硼散6克,青黛6克,蜂蜜适量。

【制用法】 上药调匀,倒入口内,溶化至满口皆布药液,或用棉签蘸药膏点涂创面,1日5~7次。

【主　治】 口舌生疮。

【方　源】 四川中医,1988,6(8):52

冰山煎

【处　方】 淮山药20克,冰糖30克。

【制用法】 上药适量加水,武火煮沸后,再用文火煎半小时,煎好倒出药液后,照上法重煎1次。两次药液混合后,分早晚两次服用,1日1剂,连服2~3天。

【主　治】 小儿口疮。

【方　源】 经验方。

小儿口疮汤

【处　方】 生地黄5~15克,麦冬5~12克,木通3~9克,车前子3~10克,鲜竹叶5~6克,甘草梢3~6克。

【制用法】 水煎频服,1日服1剂。重症者可日夜服2剂。

【主　治】 小儿口疮。

【方　源】 上海中医药杂志,1988,6(8):22

第八章

男科疾病特效处方

阳　痿

阳痿,指阳事不举,或临房举而不坚。中医学认为与房劳过度或少年误犯手淫、思虑过度、气血两虚、惊恐伤肾等因素有关。

地龙汤

【处　方】 干地龙 10 克,淮山药 10 克,山萸肉 10 克,菟丝子 10 克,天冬 10 克,枸杞子 10 克,龟甲胶 10 克,熟地黄 12 克,牡蛎 12 克,牡丹皮 6 克。阴虚加知母、黄柏,熟地易生地,去枸杞子、菟丝子;肝郁加合欢皮;心神不宁加酸枣仁、炙远志;湿热下注加萆薢、车前子;遗精加莲须、金樱子。

【制用法】 水煎服。龟甲胶烊化。

【主　治】 阳痿,属肾阴虚者。

【方　源】 新中医,1989(2):34

地龙丸

【处　方】 干地龙 40 克,龟甲胶 40 克,熟地黄 40 克,生牡蛎 70 克,淮山药 30 克,枸杞子 30 克,菟丝子 30 克,鹿角胶、山萸肉、牡丹皮、巴戟天、锁阳、肉苁蓉、怀牛膝、酸枣仁各 20 克,蛤蚧 1 对。

【制用法】 上药共炼蜜为丸,每丸 9 克,1 日 2 次,每次 2 丸,淡盐开水送服。

【主　治】 阳痿,治疗巩固期。

【方　源】 新中医,1989(2):34

不倒丸

【处　方】 制黑附子 6 克,蛇床子 15 克,淫羊藿叶 15 克,益智仁 10 克,甘草 6 克。

【制用法】 上药共为细末,以炼蜜 80 克调匀,做成 12 丸,每次服 1 丸,1 日服

3 次,温开水送服。

【主　治】　肾阳不足所致的阳痿或举而不坚。

【方　源】　中医杂志,1981(9):50

加减归脾汤

【处　方】　党参 15 克,黄芪 30 克,焦白术、茯神、远志、巴戟天、龙眼肉各 10 克,淫羊藿 15 克,木香 6 克,炙甘草 5 克。

【制用法】　1 日 1 剂,浓煎 2 次,分服。

【主　治】　阳痿,用脑劳心之人。

【方　源】　四川中医,1988(7):36

加味消遥散

【处　方】　当归 15 克,白芍 30 克,山药 30 克,柴胡 10 克,花粉 15 克,知母 15 克,黄柏 10 克,薄荷 10 克。

【制用法】　水煎服,每日或隔日 1 剂。

【主　治】　青壮年阳痿。

【方　源】　河北中医,1989,11(47):74

麻雀卵

【处　方】　麻雀卵 5 个(1 次量)。

【制用法】　将雀蛋煮熟,早、晚食用。

【主　治】　阳痿。

【方　源】　《中国民间小单方》

振痿汤

【处　方】　淫羊藿、韭菜子、阳起石各 20 克,蛤蚧(研末冲服)1.5 克,人参 6 克(另炖),熟地黄、枸杞子各 12 克。

【制用法】　水煎,1 日 1 剂分 2 次温服,15 日为 1 个疗程。

【主　治】　阳痿。

【方　源】　经验方。

补肾涩精强阳丸

【处　方】　制首乌、山药各 120 克,淫羊藿(羊脂炙)、蛇床子、阳起石(煅透)各 90 克,菟丝子、远志肉、益智仁、补骨脂、当归、茯苓、续断、石莲子(带壳炒)、芡实、金樱子、红参须、韭菜子、小茴香、枸杞子各 60 克。

【制用法】 上药共炒研末,炼蜜为丸,梧桐子大。空腹时每服 50 丸,盐开水送下,1 日 2 次。

【主　治】 阳痿。

【方　源】 经验方。

兴阳丹

【处　方】 石燕子(炒 7 次)9 克,阳起石 9 克,海马 1 对,全蝎(炒)1 个,蛤蚧(酒浸黄色)9 克,鹿茸 9 克,天麻子(去油)9 克,肉苁蓉 9 克。

【制用法】 上药共研细末,以甘草熬膏为丸,如梧桐子大。每服 7 丸,盐酒空腹服下。

【主　治】 阳痿。

【方　源】 经验方。

牛鞭杞子汤

【处　方】 牛鞭 1 具,枸杞子 30 克,盐少许。

【制用法】 牛鞭洗净切段同枸杞子共炖熟,加盐,分 2 次吃完。

【主　治】 体弱肾虚之阳痿。症见阳痿、遗精、腰膝酸冷、夜尿多。

【方　源】 经验方。

金枪不倒丸

【处　方】 人龙(瓦上焙干)1 条,丝瓜子 15 个,乳香 2 克,没药 2 克,杏仁 7 个(去油),麝香 2 克,樟脑 2 克。

【制用法】 上药共为细末,油胭脂和为丸,如麦子大。行房事用 1 丸放入马口,大能展龟长大坚硬,立时见效,但不可常用。

【主　治】 阳痿。

【方　源】 经验方。

遗　精

凡不因性生活而精液遗泄的病证,称为遗精。在睡眠中发生的遗精称为梦遗,在清醒的状态发生的遗精称为滑精。中医学认为本病总由肾气不能固摄导致。多与情志失调、房劳过度、饮食失节、温热下注等因素有关。

甲鱼散

【处　方】 甲鱼 1 只(用头颈、尾,不用身腿)。

【制用法】 取新杀甲鱼的头(带脖子)、尾,各用芝麻油炸焦,分别研成细面。

将甲鱼头面混入食物中,勿使患者察觉,空腹一次服完。百日后再将甲鱼尾面照前法食下。

【主　治】　梦遗失精,或房事过度,体力衰惫,面色憔悴等。

【方　源】　《祖传秘方大全》

韭菜籽方

【处　方】　韭菜子20粒。

【制用法】　每日用盐汤吞服。

【主　治】　梦遗。

【方　源】　《中国民间小单方》

荷叶方

【处　方】　干荷叶30克。

【制用法】　将干荷叶研细末,早、晚服,每次3克。

【主　治】　梦遗、滑精。

【方　源】　《中国民间小单方》

独圣散

【处　方】　生五倍子粉3克。湿热内蕴型加用生茯苓粉、生滑石粉各2克。

【制用法】　将上药用蜂蜜调匀,稀稠适当,敷于神阙穴上,用纱布块覆盖,胶布固定,早晚各1次。

【主　治】　遗精。

【方　源】　中药药理与临床,1989,5(2):61

固精汤

【处　方】　生苍术120克,生韭菜子120克,淮山药60克,芡实60克,金樱子30克,菟丝子30克。

【制用法】　将上药共研细末,过100目筛即得。每次2克,1日2次,温开水送服。

【主　治】　遗精。

【方　源】　广西中医药,1985,8(1):18

金樱子丸

【处　方】　桑寄生75克,砂仁15克,金狗脊45克,盐知母30克,白蒺藜30克,炒丹参30克,盐黄柏30克,沙蒺藜30克,炒丹皮30克,石莲肉60克,五味子

30 克,生地黄、熟地黄各 30 克,芡实末 45 克,五倍子 30 克,金樱子 30 克,莲须 30 克,益智仁 30 克。

【制用法】 将上药共研细末,金樱子膏 600 克,合药为丸,如小梧桐子大,早、晚各服 10 克,白开水送下。

【主 治】 相火妄动、肾气不固之遗精。

【方 源】 经验方。

即济丹

【处 方】 天冬(去心焙)、桑螵蛸(蜜炙)、黄连、鸡内金、麦冬(去心焙)、海螵蛸(蜜炙)、远志、牡蛎(煅)、龙骨、泽泻各 30 克。

【制用法】 上药共为细末,炼蜜为丸,如梧桐子大,朱砂为衣,每服 30 丸,空腹用灯心枣汤吞下,1 日 2～3 次。

【主 治】 心肾不交之遗精白浊,虚败不禁,腰脚无力,日渐羸弱。

【方 源】 经验方。

遗精验方

【处 方】 川连(盐水炒)30 克,苦参 60 克,白术 60 克,煅牡蛎 60 克。

【制用法】 将上药共研末,用雄猪肚 1 个,将药末纳入肚中以线扎好。以水酒各半煮烂,将酒、药共打烂,用建莲粉拌干做丸,每日清晨服 10 丸。

【主 治】 心火炽盛、相火妄动之遗精,伴见心烦急躁,面红舌赤,阴茎中痛,小腹拘急。

【方 源】 经验方。

大封髓丹

【处 方】 黄柏 60 克,砂仁 30 克,甘草 15 克,制半夏、猪苓、茯苓、益智仁、莲蕊各 10 克。

【制用法】 上药研细末,水泛丸。每服 9 克,1 日 2 次。

【主 治】 湿热下注之遗精,脘腹胀满,纳呆,少腹拘急,尿赤涩痛。

【方 源】 经验方。

不 射 精

不射精症指性交活动时有正常的兴奋,阴茎能勃起,但性交过程中达不到性欲高潮,没有精液射出者。

酸枣仁散加味

【处 方】 炒枣仁 30 克,茶细末 60 克,人参须 6 克。

【制用法】 枣仁、细茶研细末,人参须单煎汤。1日2次,每次取枣仁、细茶末6克,以人参汤送服。

【主　治】 有遗精史,不射精症。

【方　源】 经验方。

庆云散

【处　方】 菟丝子(酒浸别捣)156克,天冬(去心焙)280克,桑寄生、天雄(炮裂去皮脐)各31克,石斛(去根)、白术(炒)各90克,紫石英(研)61克,覆盆子313克,五味子219克。

【制用法】 上9味药,捣研极细为散,装瓶置阴凉处备用。1日3次,每次10克。空腹饭前温酒调服。

【主　治】 男子阳气不足,肾虚精乏,不能施化的不射精症。

【方　源】 经验方。

解郁通精汤

【处　方】 柴胡、当归、石菖蒲、郁金、枳实、山甲、王不留行各15克,淫羊藿、蛇床子各20克,炙鳖甲40克,蜈蚣3克。

【制用法】 水煎服,1日1剂,21天为1个疗程。

【主　治】 功能性不射精症。可见情志抑郁之症。

【方　源】 经验方。

马钱通关散

【处　方】 马钱子0.3克,蜈蚣0.5克,冰片0.1克(为1次量)。

【制用法】 上药为末,每晚睡前一个半小时吞服。另以生麻黄9000克,石菖蒲9000克,露蜂房12 000克,虎杖15 000克,白芍6000克,当归6000克,生甘草12 000克,白糖15 000竞,水煎50立升,每晚睡前一个半小时服50毫升,40天为1个疗程。

【主　治】 瘀血痰浊阻滞之不射精症,伴见阳事不举,阴茎青暗,睾丸坠胀而痛等(马钱子有毒,不可过量服之)。

【方　源】 经验方。

精子缺乏症

精子缺乏症指精子稀少,多次精液检查精子数均在每毫升0.6亿以下;或无精子,多次精液检查,均未发现精子。

生髓育麟丹

【处　方】　鱼鳔胶10克,龟甲胶(烊化服)10克,鹿茸粉(冲服)6克,肉苁蓉12克,熟地黄、桑椹子、枸杞子、当归、五味子各12克,山萸肉12克,人参6克,山药15克,柏子仁12克。

【制用法】　水煎服,1日1剂,早晚各服1次。

【主　治】　肾精不足无精子症。多见婚后多年不育,精液无精子,睾丸偏小,或见质地偏软,或性功能减退,阳痿早泄等。

【方　源】　经验方。

五子衍宗丸加减

【处　方】　制首乌120克,菟丝子、枸杞子、五味子、覆盆子、车前子、女贞子、蛇床子、韭菜子、桑椹子、地肤子、决明子、楮实子、石莲子、金樱子、益智仁、潼蒺藜、胡芦巴、补骨脂、芡实、红参须、淫羊藿、远志肉、阳起石(火煅)各60克。

【制用法】　除阳起石另用火煅水飞外,石莲子可带壳共炒熟,合研极细,过筛,炼蜜为丸,如梧桐子大。每次50丸。每日于早、晚饭前1小时以淡盐汤送下各1次。须坚持服1~2年。

【主　治】　无精症,交媾能力及射精均正常。

【方　源】　经验方。

龟鹿二仙膏加减

【处　方】　制龟甲(先煎)15克,鹿角片(先煎)30克,枸杞子30克,菟丝子15克,党参15克,仙茅15克,仙灵脾15克,蛇床子15克。

【制用法】　水煎,1日1剂,早、晚分2次服。

【主　治】　精子数少,不育。

【方　源】　经验方。

通精煎

【处　方】　丹参15克,莪术15克,牛膝15克,柴胡10克,生牡蛎30克,生芪20克。睾丸偏坠,胀痛不舒加橘叶、橘核各10克,荔枝核15克,小茴香10克;阴囊湿痒,小溲黄赤加车前子15克,知母、黄柏各10克;阴囊睾丸下坠不收加党参10克,白术10克;睾丸阴冷阳虚加附子10克,桂枝10克;舌干、五心烦热加生地15克,白芍10克,炙鳖甲10克。

【制用法】　水煎服,3个月1个疗程。

【主　治】　精索静脉曲张造成的少精症。

【方　源】　经验方。

生精种子散

【处　方】　五味子、甘枸杞、山萸肉、鹿角膏、海狗肾各 100 克,红参 50 克,蛤蚧 2 对,北细辛、鹿茸各 15 克。

【制用法】　上药分别用瓦焙干,共研细末,1 日 2 次,每次 6 克,温开水吞服,1 个疗程 50 天。

【主　治】　肾元不足之精子减少症。

【方　源】　经验方。

补肾益精通络方

【处　方】　黄芪、金樱子、枸杞子、熟地黄、丹参各 15 克,巴戟天、淫羊藿、菟丝子、女贞子、山萸肉、牛膝各 10 克,田三七 15 克。

【制用法】　水煎服,1 日 1 剂,早、晚各 1 次。

【主　治】　肾阳不足,精道阻塞之精子减少。

【方　源】　经验方。

精液不液化

健康男性的精液,射出体外时呈胶冻状,15～30 分钟即自行液化。如精液排出体外 1 小时,仍为胶冻状,则称为精液不液化症。中医学无此病名,属"无子""不育"范畴。

化精汤

【处　方】　生薏苡仁 30 克,生地黄 10 克,麦冬 15 克,女贞子 10 克,滑石 20～30 克,茯苓 10 克,虎杖 12 克。

【制用法】　水煎服,1 日 1 剂,15 日为 1 个疗程,服 1～2 个疗程。

【主　治】　阴虚火旺、脾虚湿停之精液不液化。症见婚后不育,精液黏稠不液化,腰膝酸软,五心烦热,脘痞胸闷,舌红苔黄腻。

【方　源】　经验方。

温阳化精汤

【处　方】　生晒参 6 克,桂枝 10 克,细辛 4.5 克,蛇床子 9 克,小茴香 6 克,桔梗 9 克,皂荚子 9 克,红花 12 克,路路通 15 克,竹节三七 30 克。

【制用法】　水煎服,1 日 1 剂,早、晚各 1 次。

【主　治】　肾阳不足,痰瘀阻窍之精液不液化,伴腰膝酸软,阳痿,少腹拘急,会阴部窜痛等症。

【方　源】　经验方。

液化丸

【处　方】　生地黄 200 克,黄柏 100 克,石菖蒲 100 克,菟丝子 100 克,泽泻 100 克,萆薢 150 克,车前子 150 克,淫羊藿 150 克,牡丹皮 50 克。

【制用法】　先将生地、车前子、菟丝子 3 味浓煎,滤取汁,浓缩成膏状;再将余药研碎过筛,纳入膏中晾干,炼蜜为丸,每丸重 10 克,每日早、晚空腹各服 1 丸,1 个月为 1 个疗程。

【主　治】　湿热下注、阴液不足之精液不化症,伴见小腹拘急,腰酸身困。

【方　源】　经验方。

前列腺炎

前列腺炎分为特异性和非特异性两类。以尿频、排尿不适、尿液滴沥,睾丸会阴或腰骶部酸胀不适、有性功能障碍或神经官能症为特征。本病分述于中医学的"淋浊""遗精""阳痿"诸门。

土茯苓汤加减

【处　方】　土茯苓、败酱草、马齿苋、露蜂房各 30 克,赤芍、泽兰、桃仁、路路通各 10 克,连翘、川牛膝各 12 克,甘草 6 克。

【制用法】　水煎服,1 日 1 剂,早、晚分服。

【主　治】　湿热下注型前列腺炎。便秘者加大黄,尿后带白量多者加萆薢、薏苡仁;伴有阳痿、早泄、畏寒肢冷加附子、肉桂、淫羊藿;伴腰痛、遗精、失眠等虚火旺症加知母、黄柏、山茱萸、枣仁。

【方　源】　经验方。

前列腺汤

【处　方】　丹参、泽兰、赤芍、桃仁、红花、青皮、王不留行、白芷、制乳香、制没药、川楝子、小茴香各 9 克,败酱草 15 克,蒲公英 30 克。

【制用法】　1 日 1 剂,水煎分 3～4 次服。

【主　治】　慢性前列腺炎气滞血瘀型。

【方　源】　经验方。

参苓六黄汤

【处　方】　党参、黄芪、生地黄、茯苓、车前子各 15 克,黄连、蒲黄、黄柏、黄精各 10 克,怀牛膝 12 克。

【制用法】　1 日 1 剂,水煎 2 次分服。

【主　治】　前列腺炎。

【方　源】　经验方。

加减固阴煎

【处　方】　熟地黄、金樱子、芡实各 15 克,覆盆子、仙灵脾、锁阳各 12 克,五味子、山茰肉、刺猬皮各 10 克,制首乌 30 克。

【制用法】　1 日 1 剂,水煎 2 次分服。

【主　治】　肾阳虚衰型慢性前列腺炎。

【方　源】　经验方。

前列腺肥大

前列腺肥大又称前列腺增生,是老年人的常见病,增生的前列腺压迫后尿道或膀胱颈部引起尿路梗阻,导致排尿困难,甚则小便闭塞不通。属于中医学"癃闭"范畴。

蟋蟀通关汤

【处　方】　蟋蟀(分吞)10 只,知母、黄柏各 10 克,肉桂 6 克,黄芪 30 克,生大黄(后下)、木通、地龙、甘草各 9 克,槐花、萆薢、山楂各 15 克。

【制用法】　水煎服,1 日 1 剂。另取生甘遂 9 克,冰片 6 克,共为细末,加适量面粉,开水调成糊状,外敷于脐下 4 寸中极穴上,直径 4～5 厘米,并于其上加热敷。1 天 1 换。

【主　治】　热邪内蕴之前列腺肥大。

【方　源】　经验方。

化坚汤

【处　方】　醋炙鳖甲、生牡蛎、皂角刺各 30 克,胡桃夹 6 克,夏枯草、瓦楞子、穿山甲、昆布、海藻各 15 克,生白芍 50 克,花粉 10 克。

【制用法】　水煎服,1 日 1 剂,早、晚各服 1 次。

【主　治】　血瘀型前列腺肥大。

【方　源】　经验方。

贝母合剂

【处　方】　贝母、党参、苦参各 25 克。

【制用法】 水煎服,1日1剂,早、晚各服1次。

【主　治】 痰热内蕴之前列腺肥大。

【方　源】 经验方。

睾 丸 炎

睾丸炎是指睾丸的急性化脓性炎症。临床以一侧或两侧睾丸急性肿痛、拒按为特征。属中医学"子痈"范畴。

温阳消结汤

【处　方】 制附片、干姜各30～60克,白芍、甘草各30克,大黄、桂枝、细辛、路路通、橘核、当归各10克。

【制用法】 每日1剂,水煎2遍,早、晚各服1次。煎后药渣再煎,药汤熏洗患处。

【主　治】 寒痰结滞之子痈。

【方　源】 经验方。

疏风清热解毒汤

【处　方】 金银花15克,连翘15克,板蓝根12克,鲜芦根24克,生石膏15克,龙胆草9克,葛根15克,花粉15克,赤芍9克,郁金9克,牡丹皮9克,川楝子9克。

【制用法】 水煎服,每日1剂,早、晚各服1次。同时,取青黛1.5克,冰片1.5克,雄黄5克,明矾3克,共研为细末,用花生油适量调为糊状,摊在纱布上,外敷睾丸部,并将其固定。1日换药1次。

【主　治】 热毒壅盛之子痈。

【方　源】 经验方。

透脓散加减

【处　方】 黄芪、金银花、当归、川芎、乳香、没药、防风、白芷、贝母、天花粉、穿山甲、皂刺、牛蒡子、白芷各适量。

【制用法】 水煎服,1日1剂,早、晚各服1次。

【主　治】 热毒炽盛,脓液已成之子痈。

【方　源】 经验方。

大黄昆藻汤

【处　方】 大黄、昆布、海藻各15克,芒硝3克。

【制用法】 水煎服,1 日 1 剂,早、晚各服 1 次。

【主　治】 气滞血结之子痈。

【方　源】 经验方。

精液异常

精液异常为男性不育症的首要因素,一般可分为无精或少精、精液差和精液不液化 3 类。中医学认为,肾主藏精,有繁衍后代的功能,若肾虚则精之生化失权,可出现精子异常病变。如临床所见肾阴阳俱虚,常致精子计数低,肾阳虚反映精子活动迟缓和成活率低,肾阴虚多见精子数量少等。均可说明肾与男性不育症及精液生成的密切关系。因此,中医治疗精液异常多以补益肾精,调整阴阳为大法。

嗣育汤

【处　方】 党参 15 克,白术 10 克,茯苓 15 克,当归 15 克,川芎 10 克,白芍 20 克,生地黄 15 克,牡丹皮 12 克,菟丝子 18 克,肉苁蓉 15 克,仙灵脾 15 克,甘草 5 克,紫河车 10 克。如精子数目、精液量少者重用紫河车,加鹿茸、鹿鞭、驴鞭等。

【制用法】 水煎服,1 日 1 剂。服药 1 个月为 1 个疗程。紫河车研末冲服。

【主　治】 精子成活率低下。

【方　源】 河北中医,1989(6):封 4

鱼鳔生精丸

【处　方】 鱼鳔胶、沙苑蒺藜、菟丝子、枸杞子、淫羊藿、急性子、杜仲各适量。

【制用法】 制成蜜丸,每丸 9 克,每日 2 次,早饮淡盐开水 200 毫升,晚喝黄酒 50 克。

【主　治】 精子缺乏症。

【方　源】 中国医药学报,1988(6):35

死精 1 号方

【处　方】 金银花 30 克,丹参 30 克,蒲公英 15 克,生地黄 15 克,川断 15 克,当归 12 克,知母 9 克,黄柏 9 克,赤芍、白芍各 9 克,生甘草 9 克。

【制用法】 水煎服,1 日 1 剂。

【主　治】 有前列腺炎和精囊炎的死精症。

【方　源】 山东中医杂志,1987(1):28

生精汤

【处　方】 枸杞子 15 克,菟丝子 9 克,覆盆子 9 克,五味子 9 克,桑椹子 9 克,当归 12 克,熟地黄 12 克,首乌 15 克,党参 15 克,黄芪 18 克,仙灵脾 12 克,川断 15 克,车前子 9 克,陈皮 9 克。

【制用法】 水煎,1 日 1 剂,分 2 次服。

【主　治】 精子数量少,成活率低或活动力差,证属肾阳虚者。

【方　源】 中医杂志,1988(5):43

液化汤 1

【处　方】 知母、黄柏、生地黄、熟地黄、赤白芍、天冬、牡丹皮、花粉、茯苓、车前子各 9 克,连翘 12 克,丹参 30 克,仙灵脾 15 克,生甘草 6 克。

【制用法】 水煎,1 日 1 剂。

【主　治】 有前列腺炎病史,性欲亢进的精液不液化症。

【方　源】 山东中医杂志,1987(1):28

液化汤 2

【处　方】 知母 6 克,黄柏 3 克,生地黄、熟地黄各 9 克,元参 12 克,枸杞子 12 克,花粉 9 克,丹参 30 克,赤芍、白芍各 9 克,仙灵脾 12 克,麦冬 9 克,车前草 12 克,竹叶 9 克。

【制用法】 水煎,1 日 1 剂,分 2 次服。

【主　治】 精液不液化,属肾阴虚者。

【方　源】 中医杂志,1988(5):43

育精汤

【处　方】 制首乌 15 克,韭菜子、当归、熟地黄、菟丝子、覆盆子、仙灵脾、川牛膝各 12 克。

【制用法】 水煎,1 日 1 剂。

【主　治】 肾阴阳两伤之精液不液化者。

【方　源】 浙江中医学院学报,1987,11(2):21

化精丸

【处　方】 熟地黄 30 克,山萸肉、山药、麦冬、茯苓各 15 克,牡丹皮、玄参、泽泻各 12 克,知母、黄柏各 10 克,五味子 9 克。

【制用法】 与颠茄片 30 毫克共为蜜丸。

【主　治】 精液 24 小时内不液化者。

【方　源】 浙江中医杂志,1987(5):204